JN297931

Independent and Supplementary Prescribing
An Essential Guide

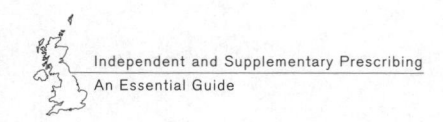

独立処方と補助的処方

英国で広がる
医療専門職の役割

Molly Courtenay,
Matt Griffiths [編]

土橋 朗、
倉田香織 [訳]

薬事日報社

The original English book, *Independent and Supplementary Prescribing: An Essential Guide*, has been published by: Cambridge University Press, Cambridge, UK.
Copyright ©Cambridge University Press 2010.

本書は、2010年に英国で出版された Independent and Supplementary Prescribing: An Essential Guide（第2版）を、ケンブリッジ大学出版との契約により翻訳したものである。

訳者まえがき

　本書のタイトルをどうするかで悩みました。本書の原題は *Independent and Supplementary Prescribing: An Essential Guide* です。そのまま訳せば「独立処方と補助的処方、その基本ガイド」となります。しかし、これでは医師以外の医療専門職による処方が、どのように英国で展開してきたのかが伝わりません。そこで『独立処方と補助的処方　英国で広がる医療専門職の役割』というタイトルを付けました。なんとか、看護師や薬剤師の方々に本書を手にとってもらいたい。しかし、日本の現行法制下で「処方」は医師の絶対的な医行為であり、その他の医療専門職が「処方」と書かれた本を手にとってくれないことは想像に難くありません。でもですね、ここで、今このまえがきを読んでくださっているあなたが、「独立処方」とは何か、「補助的処方」とは何かとお考えくださっているなら、この本を翻訳した価値があったといって良いでしょう。この2つを厳密に分けて考えるところに、日の元の読者にも明日を考える余地が生まれます。

　本書は、そもそも処方するとはいかなることであるのか、その医学的な「りっぱな」理由だけではない、心理的あるいは社会的理由を述べています。また、患者はなぜ処方してもらいたいのか、せっかく薬を手に入れたのに、なぜその薬を飲まないのかという、看護師にも薬剤師にも関心のある難問が書かれています。この難問への手がかりが「患者とパートナーシップを築くコンコーダンスにある」ことも、エビデンスベースで綿密に（かなりわかり難く）、たっぷりと書いてあります。

　英国の看護師が限定的な医薬品集（フォーミュラリー）から独立処方できるようになったのは1994年、薬剤師が独立処方できるようになったのは2006年です。この間に、補助的処方（あるいは依存的処方）という発想が生まれ、2002年に法整備されました。それは医師と薬剤師、あるいは医師と看護師がチームを組んで、医師の診察を前提として、その後の薬物治療あるいは処置を薬剤師あるいは看護師が主体的に行うというものです。定期的な医師の診察を定めたうえで、両者が合意した処方薬物、その使用法、起きるかもしれない副作用に対するモニタリング方法、検査方法、両者の患者情報の共有方法などを臨床マネジメント計画（Clinical Management Plan, CMP）として

まとめます。これには患者の同意がもちろん必要です。この書面には治療で準拠する診療ガイドラインやプロトコルが明記されます。そのうえで、三者合意に基づいて、看護師による、あるいは薬剤師による薬物治療もしくは処置が実践されます。この合意文書内容に依存しますが、使用できる薬物に（規制薬物を除いて）制限はありません。米国でも、この発想は共同薬物治療管理（Collaborative Drug Therapy Management, CDTM）として1979年から実施され始めました。英国が手本としたナースプラクティショナーですが、米国ナースプラクティショナー協会（American Association of Nurse Practitioner, AANP）の2014年報告（2014 Nurse Practitioner State Practice Environment, http://www.aanp.org/images/documents/state-leg-reg/stateregulatorymap.pdf）によれば、米国50州の中で医師に依存せず独立処方することを法律あるいは規則によって認めているのは19州（ワシントンD.C.も加えると19州と1特別区）、CDTMによって処方できる州は19州です。英国の看護師処方者の中には、今では英国医薬品集（British National Formulary, BNF）の収載医薬品のすべてを処方できる人たちが誕生しています。米国におけるナースプラクティショナーを倣いつつ、英国における地域医療がGP（一般診療医）により支えきれなくなったこととも関係し、従来の伝統的で自律的な医療専門職としての訪問看護師（District Nurse, DN）や保健師（Health Visitor, HV）が、さらに処方権をもって地域活動に加わってきたものとも捉えられます。そうしたうねりの中で薬剤師による独立処方と補助的処方が制度化され、さらに看護師と薬剤師以外の医療関連職へ処方が拡大展開していきました。こうした人々がどのような教育を受け、診療所や病院でどのようにその処方の権限を行使し、患者ケアを充実させてきたかが本書に書かれています。

　本書の第5章「独立処方と補助的処方における倫理的問題」には、イマヌエル・カントが登場します。処方者は倫理的に行動しなければならない。その行動規範とは何かが極めてコンパクトに、しかし、充実した内容で書かれています。医療裁判に関わる法律についても、英国あるいは米国における医療裁判の判例を挙げながら、医師以外の医療専門職の責任（遂行責任と結果責任）を論じています。

　本書の初版は2004年に出版され、この第2版は英国で2010年に出版されま

した。2011年に私たちが手にしたこの本、これは良い本だと翻訳に取り掛かりましたが、あれよあれよという間に3年が経過してしまいました（英国人のなんともいえない嫌味な英語が悪いのです）。でもですね、言い訳なのですが、ちょうど良い時期に出版されるのではないかと思っています。本書の第9章の冒頭には、「医師以外の医療専門職による処方を取り入れ、広めていくことは医療の近代化である」と書かれています。そうお考えになる方、どうぞお買い求めください。

訳者の一人、土橋　朗
センター長・教授
東京薬科大学　情報教育研究センター

第2版への序文

　医師以外の医療専門職が処方するようになったのは、看護師、薬剤師、その他の関連する医療専門職（Allied Health Professional, AHP）、検眼士（optometrist）などがその業務範囲を広げる必要があったこと、それゆえに多くの領域で新たな知識やスキルを身に付ける必要があったことを示している。こうした新たな知識は、業務する施設の中で、処方を取り巻く多くの課題に適用されなければならなかった。今日、医師以外の処方者に対して、その処方の役割を支援する情報を提供するために書かれた書籍が、わずかではあるが出版されている。医師以外の処方者の数は増え続け、また、処方の役割が広がり続けているため、こうした情報の必要性もまた増え続けている。本書は、こうした医薬品処方に加わった医師以外の医療専門職に狙いを定めている。

　第1章では医師以外の医療専門職による処方の概要を述べ、拡大する独立処方者（Independent Prescriber, IP）と補助的処方者（Supplementary Prescribet, SP）が利用できる現行の教育とトレーニングを述べる。第2章から5章では、多職種連携の文脈の中で医師以外の処方を考察する。また、こうした処方者によって使われるこれまでとは違った診察モデルや、処方を取り巻く法的あるいは倫理的課題を考察する。第6章から8章では、処方における心理学と社会学、臨床薬理学、モニタリングスキルを探る。第9章から12章では、コンコーダンスの推進、エビデンスに基づく処方、公衆衛生的な文脈における処方、処方に要求される計算スキルを取り扱う。第13章では、皮膚科領域で働く処方者がどのように処方するかを述べる。同章から得られる洞察が、他の業務領域にも応用されることを期待したい。最終章、第14章では処方過誤を扱い、その原因、処方過誤のリスクを最小化するための行動を考察する。

　各章は十分な文献を挙げており、必要に応じて、こうした文献あるいは情報源を参照することで、さらに多くの示唆を受けられるだろう。本書が患者ケアの重要な局面で、実際的に寄与することを望んでいる。

Dr June Crown CBE

第2版へのまえがき

　1999年の「薬物の処方、供給、投与に関するレビュー」の公表後、処方権は急速に拡大していき、現在では、医師や歯科医師と同様に、看護師、薬剤師、その他の関連する医療専門職（AHP）、検眼士が処方できるようになった。こうした急速な展開は医療専門職に、専門職資格の管理団体に、そして個々のプラクティショナーに重大な任務をもたらした。しかし、すべての専門職は勢力的にこの挑戦に応じて立ち上がった。訓練プログラムは周到に準備され、多くの看護師、薬剤師、その他の医療専門職はこのプログラムを完璧にこなし、患者に対する有益性はすでに確かめられている。

　本書の出版は時宜を得たものであり、編著者のMolly CourtenayとMatt Griffithsの両氏が処方のあらゆる観点を専門的かつ包括的に解説した各章の寄稿者を取りまとめたことに祝辞を述べたい。本書は新たな処方者への実践的な手引きとして、また今後も活用できる文献集として非常に貴重であると確信している。

　本書が新たな処方者に留まらず、多くの医療専門職に読まれることを期待したい。本書が取り扱う処方プロセスにおける諸相の徹底的な検討と、多職種連携チームと医師以外の医療専門職に拡大した処方行為との関わりは、従来からの処方者にも一読を勧めたい内容である。処方を学習している医療専門職、あるいは自らの業務を改善したいと望んでいる医療専門職のすべてにとって価値ある書籍である。

　本書が処方者に情報を提供し、その業務を支援すること、また、患者ケアの質とアクセシビリティの改善に大きく寄与することは疑う余地がない。

目次

訳者まえがき …………………………………………………………… i
（東京薬科大学薬学部　土橋　朗）

第2版への序文 ………………………………………………………… iv
（Dr June Crown CBE）

第2版へのまえがき …………………………………………………… v

寄稿者 …………………………………………………………………… viii

略称表 …………………………………………………………………… xiii

第1章　医師以外の職種による処方：概説 …………………………… 1
（Molly Courtenay and Matt Griffiths）

第2章　チーム医療における医師以外の医療専門職
　　　　による処方 ……………………………………………………… 13
（Barbara Stuttle）

第3章　診察スキルと意思決定 ………………………………………… 25
（Anne Baird）

第4章　独立処方と補助的処方の法的側面 …………………………… 49
（Mark Gagan）

第5章　独立処方と補助的処方における倫理的問題 ………………… 71
（John Adams）

第6章　処方の心理学と社会学 91
(Tom Walley and Robin Williams)

第7章　臨床薬理学 111
(Michele Cossey)

第8章　モニタリングスキル 145
(Trisha Weller, Paul Warburton and Jill Hill)

第9章　処方に関わるインターラクションにおける
　　　　コンコーダンスの推進 181
(Sue Latter)

第10章　エビデンスに基づく処方 201
(Trudy Granby and Stephen R. Chapman)

第11章　拡大処方あるいは補助的処方、公衆衛生の
　　　　視点から 219
(Sarah J.O'Brien)

第12章　計算スキル 245
(Alison G. Eggleton)

第13章　処方をどのように実践するか 297
(Polly Buchanan)

第14章　処方過誤のリスクを最小化する 309
(Gillian Cavell)

寄稿者

John Adams RGN, MA, MPhil
Senior Lecturer
Faculty of Health and Social Care
Peterborough District Hospital
Anglia Ruskin University
Peterborough, UK

Anne Baird RGN, MA
Nurse Practitioner and Associate Lecturer
Porter Brook Medical Centre, Sheffield and
Sheffield University and Sheffield Hallam University
Sheffield, UK

Polly Buchanan RGN, RM, ONC, DipN, BSc (Hons)
Department of Chemistry
King's College London
London, UK

Gillian Cavell
King's College Hospital
Denmark Hill
London, UK

Stephen R. Chapman BSc (Hons), PhD, Cert H Econ, FRSM, MRPharmS
Professor of Prescribing Studies
Technical Development
School of Pharmacy
Keele University
Staffordshire, UK

Michele Cossey MSc, BPharm (Hons), MRPharmS
Prescribing and Pharmacy Lead
NHS Yorkshire and the Humber
York, UK

Molly Courtenay PhD, MSc, BSc, CertEd, RGN, RNT
Professor, Division of Health
and Social Care
University of Surrey
Marlow
Surrey, UK

Alison G. Eggleton MEd, MSc, BSc, SP
Principal Pharmacist, Education
and Training
Addenbrooke's Hospital
Cambridge, UK

Mark Gagan RN, RNT, LLM, PGDip Social Research, CertEd
Senior Lecturer

Bournemouth University School of
Health and Social Care
Bournemouth, UK

Trudy Granby RN, DN, MSc Clinical Nursing
Assistant Director, Prescribing and
Development Support
NPC Plus
Keele University
Staffordshire, UK

Matt Griffiths RGN, A&E Cert, FAETC
Senior Nurse, Medicines Management
University Hospitals of Leicester NHS
Trust and Visiting Professor of Prescribing and
Medicines Management
University of the West of England
Bristol, UK

Jill Hill
Birmingham East and North PCT
Community Diabetes Team Office
Washwood Heath
Birmingham, UK

Sue Latter PhD, BSc (Hons), RN, PGDipHV
Professor of Nursing
School of Health Sciences

University of Southampton
Southampton, UK

Sarah J. O'Brien MB BS, FFPH, DTM&H
School of Transitional Medicine
Clinical Sciences Building
Salford Royal NHS Foundation
Stott Lane
Salford, UK

Barbara Stuttle CBE, MHA, RN, DN, FQNI
Director of Quality and Nursing
Chair, Association for Nurse Prescribing
South West Essex
Basildon
Essex, UK

Tom Walley MD, FRCP, FRCPI
Professor of Clinical Pharmacology
University of Liverpool
Department of Pharmacology and Therapeutics
Liverpool, UK

Paul Warburton RN, MSc, CertEd, ENB 125
Senior Lecturer and Non-Medical Prescribing Programme Co-ordinator
Edge Hill University
Faculty of Health

Ormskirk
Lancashire, UK

Trisha Weller MHS, RGN, NDN Cert, CPT, DPSCHN (PN)
Formerly Asthma Lead
Education for Health
Warwick, UK

Robin Williams MSc, RMN, RGN, CPN Cert, Dip Nursing (London), IHSM
Nurse Clinician and Honorary Lecturer
Department of Pharmacology and Therapeutics
University of Liverpool
Liverpool, UK

略称表

本書に頻出する主な組織名、職名、疾患名、薬効分類名などの日本語表記（暫定日本語訳）、正式名称および略称については、下記を参照すること。

日本語表記	正式名称	略称
英国製薬企業協会	Association of the British Pharmaceutical Industry	ABPI
アンジオテンシン変換酵素阻害薬	Angiotensin Converting Enzyme Inhibitor	ACEI
食品の微生物学的安全性に関する諮問委員会	Advisory Committee on the Microbiological Safety of Food	ACMSF
有害薬物反応	Adverse Drug Reaction	ADR
医師、看護師、薬剤師以外の医療専門職	Allied Health Professional	AHP
アンジオテンシンII受容体拮抗薬	AngiotensinII Receptor Antagonist	AIIA
アンジオテンシンII受容体遮断薬	AngiotensinII Receptor Blocker	ARB
絶対リスク減少	Absolute Risk Reduction	ARR
英国医薬品集	British National Formulary	BNF
単位累積互換	Credit Accumulation and Transfer	CAT
カルシウム拮抗薬	Calcium Channel Blocker	CCB
規制薬物	Controlled Drug	CD
冠動脈性心疾患	Coronary Heart Disease	CHD
ヒト用医薬品委員会	Commission of Human Medicines	CHM
臨床マネジメント計画	Clinical Management Plan	CMP
継続的能力開発	Continuing Professional Development	CPD
公認理学療法士協会	Chartered Society of Physiotherapists	CSP
臨床試験許可証明	Clinical Trial Certificate	CTC
臨床試験免除	Clinical Trial eXemption	CTX
心血管疾患	Cardiovascular Disease	CVD
シトクロムP450アイソザイム	Cytochrome P450 isoenzyme	CYP 450

訪問看護師	District Nurse	DN
保健省	Department of Health	DoH
エビデンスに基づく医療	Evidence-Based Medicine	EBM
一般診療医	General Practitioner	GP
一般販売用リスト	General Sales List	GSL
院内感染症（医療関連感染症）	Healthcare-associated infection	HCAI
高密度リポたんぱく	High Density Lipoprotein	HDL
ヒト免疫不全ウイルス	Human Immunodeficiency Virus	HIV
健康保険局	Health Protection Agency	HPA
医療専門職評議会	Health Profession Council	HPC
ヒト乳頭腫ウイルス	Human Papillomavirus	HPV
保健師	Health Visitor	HV
独立処方者	Independent Prescriber	IP
低密度リポたんぱく	Low Density Lipoprotein	LDL
地域研究倫理委員会	Local Research Ethics Committee	LREC
ロイコトリエン受容体拮抗薬	Leukotriene Receptor Antagonist	LTRA
医薬品・医療製品規制庁	Medicines and Healthcare products Regulatory Agency	MHRA
若年発症成人型糖尿病	Mature Onset Diabetes in the Young	MODY
医薬情報担当者	Medical Representative	MR
メチシリン耐性黄色ブドウ球菌	Meticillin-resistant *Staphylococcus aureus*	MRSA
国民保健サービス	National Health Service	NHS
国民保健サービス訴訟局	National Health Service Litigation Authority	NHSLA
国立医療技術評価機構	National Institute for Health and Clinical Excellence	NICE
看護助産評議会	Nursing and Midwifery Council	NMC
治療必要数	Number of Needed to Treat	NNT
ナースプラクティショナー	Nurse Practitioner	NP
国立処方センター	National Prescribing Centre	NPC
看護師処方者医薬品集	Nurse Prescribers' Formulary	NPF

国立患者安全局	National Patient Safety Agency	NPSA
ニコチン置換療法	Nicotine Replacement Therapy	NRT
非ステロイド系抗炎症薬	Non-Steroidal Anti-Inflammatory Drug	NSAID
国民サービスフレームワーク	National Service Frameworks	NSF
プライマリーケアトラスト	Primary Care Trust	PCT
患者群別治療指示	Patient Group Direction	PGD
処方医薬品規制実施局	Prescription Medicines Code of Practice Authority	PMCPA
診療所看護師	Practice Nurse	PN
要処方せん薬	Prescription Only Medicine	POM
北アイルランド薬学会	Pharmaceutical Society of Northern Ireland	PSNI
理学療法士	Physiotherapist	PT
王立薬剤師会	Royal Pharmaceutical Society of Great Britain	RPSGB
相対リスク減少	Relative Risk Reduction	RRR
標準医療諮問委員会	Standard Medical Advisory Committee	SMAC
補助的処方者	Supplementary Prescriber	SP

第 1 章

医師以外の職種による処方：概説

Molly Courtenay and Matt Griffiths

　1986年、Cumberlege報告「近隣住区の看護：ケアへの焦点（Neighbourhood nursing: a focus for care）」（保健社会保障省（DHSS[*1]）1986）は看護師に処方権を与えることを勧告した。同報告書は訪問看護師（DN）[*2]と保健師（HV）[*3]の患者居宅におけるケアについて検討し、地域での処方の際に非常に複雑な作業が生じていることや、看護師が創傷包帯や軟膏のような品目の処方をGP（一般診療医）[*4]に要求することで無駄な時間を費やしていることを明らかにした。同報告は、地域看護師[*5]が通常の看護業務の一部として、保健社会保障省が承認した限定的な品目と医薬品のリストから処方することができれば、患者ケアは改善され、医療資源も一層有効に利用

訳注：[*1] 保健社会保障省（Department of Health and Social Security, DHSS）：同省は1988年に保健省（Departmentb of Health, DoH）と社会保障省（Department of Social Security）に分割され、今日の保健省が誕生した。
[*2] 訪問看護師（District Nurse, DN）：国民保健サービス（National Health Service, NHS）に所属する上級看護師で、地域看護師（community nurse）などのチームを指導して地域におけるケアをマネジメントする。
[*3] 保健師（Health Visitor, HV）：助産師（midwife）の資格を持ち、一定年限の実務経験と訪問看護に関わる専門教育を受けている。
[*4] 国民保健サービス（NHS）は、予防やリハビリテーションサービスを含んだ包括的な医療の供給システムであるが、その制度はプライマリケア（1次医療）とセカンダリーケア（2次医療）に分けられ、前者の担い手は一般診療医（General Practitioner, GP）であり、後者は病院（専門医）である（イギリス医療保証制度に関する調査研究報告書（2013年版）（平成26年3月）、医療経済研究機構、p26）。GPは訪問看護師、保健師、助産師などで構成されたチームの中心として、診療所に登録された住民の診療などを行い、病院は、原則としてGPの紹介のもとで治療を行う。
[*5] 地域看護師（community nurse）：病院看護師の対語と考えられる。

できると提言した。

　Cumberlege 報告に続けて、看護師の処方とその意義に関する勧告を検討するために、保健省（DoH）は諮問機関を設立し（DoH 1989）、June Crown 博士が議長となった。

　以下は、Crown 報告からの抜粋である。

> 　看護師は地域において、在宅患者のケアで中心的役割を果たしている。しかし、看護師は患者のマネジメントにおいて事実上、職業的責任を負っているにもかかわらず、患者ケアに必要な品目を処方することができない。看護業務に経験を積み、どれほど熟練していても、看護師は医師に処方を依頼しなければならない。多くの場合、看護師が代行した処方に医師が捺印していることは周知の事実である。このやり方は職業的責任の所在を不明瞭にするもので、看護師と医師の品位を貶めるものである。処方権限を職業的責任と整合させるための方策が必要であることには多方面からの同意がある（DoH 1989）。

　Crown 報告は看護師が処方できる品目の分類について、それらを処方するであろう状況を含めて、多くの勧告を行った。その内容は次のようなものである。

> 　地域社会で働く適切な資格を有する看護師は、明確に定められた状況において、限定的な品目のリストから処方し、定められたプロトコールに従って医薬品の用法と用量を変更することができなければならない（DoH 1989）。

　Crown 報告では、看護師が処方することで恩恵を受ける患者として、カテーテルを装着した患者やストーマ（ろう）をもつ患者、術後傷に悩んでいる患者、GP に登録されていないホームレスなどを挙げている。また、同報

告は看護師が処方権限をもつことで、他にも多くの利益が生じるとした。患者ケアの質の向上に加えて、看護師と患者の双方が時間を有効に使えること、職業的責任の明確化の結果として看護師と他の医療チームメンバー間のコミュニケーションが改善できることなどを挙げている。(DoH 1989)。

1992年には、看護師に限定一覧の医薬品などを処方することを認める主たる法案が可決された（医薬品：看護師等による処方法（Medicinal Products：Prescription by Nurses etc. Act) 1992)。1994年にはさらに法改正がなされ、処方権を有する看護師向けの医薬品などの改訂版リストが、看護師処方者医薬品集（NPF）に掲載された（NPF 2009)。1994年にはイングランド内の8つの実証地域が定められ、看護師による処方が実施された。その後、2001年春までに、約20,000人のDNとHVに独立処方の資格が与えられ、DNやHVの登録後プログラムには処方資格を得るために必要な教育内容が加えられた。その後の看護助産評議会（NMC）による資格の拡大により（NMC 2005；2007a)、スペシャリスト・プラクティショナー資格[6]のない地域看護師を含めて、地域看護師は看護師処方者医薬品集から処方できるようになった。

DNやHVによる独立処方を調査したこれまでの研究では、患者の多くが

---

[6] 登録看護師の資格は、看護助産評議会（Nursing and Midwifery Council, NMC）によって次の4つに分類されている。
1) サブパート1の登録看護師（Nurses part of the register Sub part 1)
　　レベル1の看護師で、看護教育プログラムでは基礎プログラムの履修後、次の4分野の1つを選択して専門性を高める（Adult nursing（成人看護）、Children's nursing（小児看護）、Mental health nursing（精神保健看護）、Learning disabilities nursing（学習障害看護))。
2) サブパート2の登録看護師（Nurses part of the register Sub part 2)
　　レベル2の看護師で、サブパート1の看護師とほぼ同様の分野に別れる。ただし、General nurseとFever nurseが新たに加わる。
3) 登録助産師（Midwives part of the register)
4) 登録地域保健専門看護師（Specialist community public health nursing part of the register)
　　地域保健専門看護師（Specialist community public health nurse) は、英国で長い伝統をもつ訪問看護師（District nurse, DN）と保健師（Health visitor, HV）の活動を内包し、これらの職種と置き換わりつつあるようである。このグループのプラクティショナーにはHealth visitor、School nurse、Occupational health nurse、Family health nurseが含まれる。
　　これらの登録資格をもつ看護師の他、スペシャリスト・プラクティショナー（Specialist practitioner) は看護助産評議会によって認定された上級看護師の資格で、次の分野で活動する（Adult nursing, Distinct nursing, General practice nursing, (Community) mental health nursing, (Community) children's nursing, (Community) learning disablties nursing（括弧内のcommunityが付く資格と、ない資格の2種類がある))。

看護師の処方にGPの処方と同様、もしくはそれ以上に満足していることが示されている。患者が認める看護師による処方の長所は、患者と看護師の人間関係の良さ、看護師の近づきやすさと親しみやすさ、相談や情報提供の仕方、看護の専門知識の高さである（Luker et al. 1998）。看護師が処方することで、医師と看護師はこれまで以上に効果的に時間を使うことができ、迅速に治療を行うことができる（Brooks et al. 2001）。処方してもらうためにGPに会わなくても良いことによる時間の節約や利便性は、独立処方を行う看護師によって報告された利点である（Luker et al. 1997）。さらに、看護師は自分たちが患者の治療に関して優れた情報を提供できると考えており、充実感や地位、職業的な独立性が向上したと感じている（Luker et al. 1997；Rodden 2001）。

　1999年にはCrown委員会より、さらに医薬品の処方と供給、投与について再調査した報告書が公開された（DoH 1999）。同報告書は特定分野において専門知識を備え、訓練された他の専門職種へも処方権限を拡大するべきであると提言した。2001年には政府によってこの処方権限の拡大が支援され（DoH 2001）、現在、処方資格をもつ看護師と同じく、他の看護師も財政支援によって、拡張医薬品集（Extended Formulary）から処方するために必要な訓練を受けられるようになった。
　この拡張医薬品集には以下の医薬品が含まれる。
- 要処方せん薬（POM）
　多くの医薬品があり、軽疾患、軽傷、健康増進、緩和ケアの4つの治療領域でリストされた多くの症状に対して看護師が処方できるもの。
- 一般販売用リスト（GSL）に記載された医薬品
　先の4領域を治療するために使われる医薬品のうち、薬剤師の監督なしで一般に販売されるもの。
- 薬局（P）販売医薬品
　先の4領域を治療するために使われる医薬品のうち、薬剤師の監督下で販売されるもの。

　2003年から2005年の間に、救急ケアとプライマリーケアのための医薬品を

含めた多くの医薬品や症状がこの医薬品集に追加された。2006年に法案が可決されると（DoH 2005）、看護師はその権限内であらゆる症状に（英国医薬品集[*7]（BNF）に収載された）承認医薬品（licensed medicine）と多くの規制薬物（Controlled Drug, CD）を独立処方できるようになった。

薬剤師の独立処方権は2006年に認められた（DoH 2005）。2009年には法律の改正により、独立処方権を有する看護師と薬剤師は、患者に未承認医薬品[*8]を処方することができるようになると共に、自ら医薬品を混合し、あるいは混合するよう指示することができるようになった（医薬品・医療製品規制庁（MHRA）2009）。本書の出版時点では、看護師と薬剤師によるCDの処方は依然として制限されている。しかし、この制限を取り除き、看護師と薬剤師が事実上いかなるCDも処方できるようにすることが急務である。

検眼士[*9]の独立処方権は2007年に認められた（DoH 2007）。検眼士はその権限内でいかなる眼症状に対しても必要な眼科医薬品を処方することができる。

補助的処方権

1999年に、医薬品に関連する専門職へ新しい処方形式を導入することが提案された（DoH 1999）。この新しい処方形式とは「依存的処方（dependent prescribing）」で、医師が診断し、患者に対して臨床マネジメント計画（CMP）が作成された後に実施されるものである。この「依存的処方」という用語は「補助的処方（supplementary prescribing）」という用語に置き換わりつつある。

補助的処方とは「独立処方者（(Independent Prescriber, IP)、医師）と補助的処方者（(Supplementary Prescribet, SP)、看護師や薬剤師）の随意的な処方に関する協働を指し、患者が合意した患者個別の臨床マネジメント

[*7] 英国医薬品集（British National Formulary, BNF）：王立医師会と王立薬剤師会が共同作成する医薬品集（薬剤使用状況等に関する調査研究報告書（平成26年3月）、医療経済研究機構、p60）。
[*8] 未承認医薬品（unlicensed medicine）：成人には承認されているが小児には承認されていない医薬品
[*9] 検眼士（optometrist）：眼科専門医はophthalomogist（eyeMD）で、検眼士とは異なる。

計画を実施する（DoH 2002）。喘息、糖尿病、冠動脈性心疾患などの慢性疾患や、抗凝固療法のように長期治療が必要な患者は補助的処方によって恩恵を受けられると考えられる。

独立処方とは違って、SPが処方できる臨床状態に法的な制限はない。SPは次の医薬品を処方できる。
- すべてのGSL医薬品とP医薬品、機器および装置、境界物質審議会（Advisory Committee on Borderline Substances）によって承認された食品とその他の境界線上の物質
- すべてのPOM（CDを含む）
- BNFに収載されたオフーラベル医薬品（off-label medicine、承認された適応以外で使われる医薬品）、新薬（新薬には約2年間、黒三角印が付けられる）、「処方の適切性が低い（less suitable for prescribing）」と記載された医薬品

未承認医薬品は、臨床試験許可証明（CTC）による臨床試験中のもの、あるいは臨床試験免除（CTX）[*10]による臨床試験中のものだけが処方できる（この内容は、SPが未承認医薬品を処方できるようにする医薬品・医療製品規制庁（MHRA）の提言（MHRA 2004）で変わる可能性がある）。

補助的処方のための訓練は2003年に看護師と薬剤師に導入され（DoH 2002）、2005年には検眼士や理学療法士、ポディアトリスト（podiatrist）/カイロポディスト（chiropodist）（足治療士、足治療の専門職）、レントゲン技師などのその他の医療専門職（AHP）に導入された（DoH 2005）。

補助的処方のための訓練は独立処方のための訓練に基づいている。訓練は26日ないし27日間行われ、そのかなりの部分が対面での訓練に当てられるが、公開された遠隔教育のような他の学習方法が用いられることもある。さらに、訓練生は自己決定学習[*11]や、処方者のもとで12日ないし13日間の実務を通じて学習を行う必要がある。

[*10] 臨床試験免除（Clinical Trial eXemption, CTX）：臨床試験を簡略化するための制度。医薬品・医療製品規制庁はスポンサー企業からのCTXを承認することで、臨床試験許可証明（Clinical Trial Certificate, CTC）の取得義務を免除する。

[*11] 自己決定学習（self-directed learning）：学習者が学習の目的と手段の両方に決定権をもつ学習。何を、いつ学習すべきなのかに関して学習者自身が決定する。

現在、すべての高等教育機関（Higher Education Institution, HEI）では、独立処方と補助的処方に対する訓練が統合的に実施されている。王立薬剤師会（RPSGB）は薬剤師のためのSPプログラムの認証を担っており（RPSGB 2003）、SP養成カリキュラムの60％から70％が看護師と共通している。このため、看護師にSP養成カリキュラムを提供する機関は、医療専門職間で共通の学習を経験する共有学習の理想的な機会を提供できるとしている。多くのHEIは看護師、薬剤師、その他の医療専門職に独立処方と補助的処方を組み合わせたプログラムを実施している。看護師と薬剤師はIPとSPの両方として、AHPはSPとして認定される。

拡大した処方者への教育活動

2001年9月、英国国立委員会（English National Board, ENB）は、独立処方に対する教育活動のカリキュラム概要を作成した（ENB 2006）。英国国立委員会の解散後、看護助産評議会（NMC）は引き続き、高等教育機関のプログラム登録・保管に関する承認に英国国立委員会の作成した基準とガイダンスを用いている。看護師と助産師の処方に対する標準的な熟練度が、2006年に公表された（NMC 2006）。

独立処方と補助的処方の訓練を受ける人々には、多くの前提条件が求められる。

• レベル1の看護師あるいは助産師として看護助産評議会に登録されていること、薬剤師に対しては王立薬剤師会（RPSGB）か北アイルランド薬学会（Pharmaceutical Society of Northern Ireland, PSNI）、あるいはその両方に登録されていること[*12]。その他の医療専門職が合法的に処方するためには、適切な医療専門職として医療専門職評議会（HPC）に登録されていなけれ

[*12] 英国における看護師資格は国家資格ではなく、医師資格や薬剤師資格と同様に、各専門職に対する規制団体の定める教育を受け、同団体に登録されることで発生する資格である。看護師の場合、この規制団体が看護助産評議会（NWC）である。したがって、看護師助産評議会に正式に登録されることで、看護師と認定され、活動することができる。

ばならない。
- レベル3の学力（学位レベル）をもつこと。
- 登録された看護師として少なくとも3年の経験をもつこと（訓練プログラムへの応募者は、直前年には処方を希望する臨床分野に従事している必要がある）。薬剤師の場合は、関連する知識や経験のレベルは実務の質と経験の長さに左右される。その他の医療専門職の場合は、少なくとも認定の取得後3年間の経験が必要である。
- 12日ないし13日間の実務を通じて学習すること（評価プロセスを含む）に対する医師の同意があること、また、認定取得後の実務経験が求められる。
- 雇用者から、研修を受けることに対する同意[*13]と、継続的能力開発（CPD）を支援することに対する同意を得ること。処方予算に関与できるという雇用者との同意、その他の実際の処方に必要な準備ができていること。
- 処方することが期待される職位を確保すること。

　看護師、薬剤師、その他の医療専門職（AHP）は病歴を聴取し、臨床評価し、診断を下す能力がある者として雇用者によって評価されなければならない。看護師とその他の医療専門職はさらに、適切な計算能力があることを実証する必要がある。
　独立処方と補助的処方のための訓練プログラムには、少なくとも26日間の講義（遠隔教育プログラムでは8日間の対面講義）と、指定された医療専門職との12日間の実務学習が含まれる。プログラムは一般に3ヶ月から6ヶ月を越えるが、1年以内に完了しなければならない。講義テーマには次のようなものがある。
- 診察スキル
- 処方が与える心理的な影響
- チーム医療における処方のあり方

[*13] 雇用者である医療機関の役割　「特定の業務に対してその専門職が十分な対処能力をもつかどうかを保証するのは、雇い主の重要な役割である（医療規制評議会（Council for Healthcare Regulatory Excellence, CHRE), 2009, Advanced Practice: Report to the four UK Health Departments)。そして、技能に見合った業務の配分、複雑な仕事の管理、技能の向上へ適切なサポートなどを確保することは、雇い主の義務である」。（白瀬由美香、「イギリスにおける医師・看護師の養成と役割分担、海外社会保証研究」Spring 2011 No.174、p56）

- 臨床薬理学
- エビデンスに基づく実務
- 法的、政策的、倫理的な観点
- 専門職としての結果責任と遂行責任[*14]
- 公衆衛生における処方のあり方

　100％の正答率を達成しなければならない計算能力を含め、受講者の知識やスキルを評価するためにさまざまな評価手法が使われている。さらに、看護師は小児と成人の間の解剖学的差異や生理学的差異を理解していること、適切に病歴を聴取し、臨床評価できること、自らが診断するか、他の処方者に照会するかの適切な決定ができることを実証しなければならない（NMC 2007b）。

　処方者としての看護師がCPDの要件を満たすために、実務時間を延ばす必要はない。しかし、CPDの評価は勤務評定の一部として毎年定期的に行われるべきであり、CPDの要件を満たすための支援は雇用者によって提供されなければならない（NMC 2008）。

　独立処方と補助的処方を統合した訓練プログラムは、単位累積互換（CAT）ポイントに対する評価によっても変わるが、一般にCATポイントが20点から40点の間にある。多くの大学や高等教育機関（HEI）はナースプラクティショナーコースのような認定取得後のコースに処方訓練プログラムを組み込んでいる。これらのプログラムの中には、履修単位が修士課程で利用できるものがある。

　補助的処方に関するさらに踏み込んだ考察については、第2章を参照すること。

[*14] 結果責任（accountability）は決定や行為の結果に対する責任で、その決定や行為の結果を説明する責任を表す。一方、遂行責任（responsibility）は決定によって定められた方法に従って業務を遂行する責任を表し、結果は問われない。

結論

　医師以外による処方権の拡大は、初期にはゆっくりとしたものであった。1986年に初めて英国政府によって看護師による処方が検討されたが、訪問看護師（DN）と保健師（HV）が処方できる最初の医薬品集は極めて限定的なものであった。2002年から2006年にかけて、政策が急速に変更され、現在、看護師と薬剤師は実質的に医師と同じ処方権をもつ。その他の医療専門職（AHP）は今のところ補助的処方に限定されているが、将来の政策変更によって、他の医療専門職へも独立処方権が拡大し、さらに他の医療専門職へも補助的処方権が広がっていくことだろう。

　英国における医療供給体制は常に変化している。国民保健サービス（NHS）を維持し、将来のサービスの発展を確保するために、医師以外の医療専門職（プラクティショナー、practitioner）の能力が適切に活用されなければならない。プラクティショナーが処方のような役割を担える知識とスキルをもち、患者がプラクティショナーの提供するサービスに満足するならば、彼らに処方する機会を与えなければならない。

参考文献

Brooks, N., Otway, C., Rashid, C., Kilty, E., Maggs, C. (2001). The patients' view: the benefits and limitations of nurse prescribing. *British Journal of Community Nursing* 6(7): 342-348.

DHSS (1986). *Neighbourhood Nursing: a Focus for Care (Cumberlege Report)*. London: HMSO.

DoH (1989). *Report of the Advisory Group on Nurse Prescribing (Crown Report)*. London: DoH.

DoH (1999). *Review of Prescribing, Supply and Administration of Medicines (Crown Report)*. London: DoH.

DoH (2001). *Patients to get Quicker Access to Medicines (Press Release)*. London: DoH.

DoH (2002). *Supplementary Prescribing*. London: DoH.

DoH (2005). *Written ministerial statement on the expansion of independent nurse prescribing and introduction of pharmacists independent prescribing*. London: DoH.

DoH (2007). *Optometrists to get Independent Prescribing Rights (Press Release)*. London: DoH.

Luker, K., Austin, L., Ferguson, B., Smith, K. (1997). Nurse prescribing: the views of nurses and other health care professionals. *British Journal of Community Health Nursing* 2: 69-74.

Luker, K.A., Austin, L., Hogg, C., Ferguson, B., Smith, K. (1998). Nurse-patient relationships: the context of nurse prescribing. *Journal of Advanced Nursing* 28(2): 235-

242.

MHRA (2004). *Supplementary Prescribing: Use of Unlicensed Medicines, Reformulation of Licensed Products and Preparations made from Active Pharmaceutical Ingredients and Exipients.* London: MHRA.

MHRA (2009). *Revised statement on medical and non-medical prescribing and mixing medicines in clinical practice.* London: MHRA.

NMC (2005). V100 nurse prescribers. Circular 30/2005 (SAT/1P).

NMC (2006). *Standards of proficiency for nurse and midwife prescribers.* London: NMC.

NMC (2007a). Standards of educational preparation for prescribing from the community NPF for nurses without a specialist practice qualification. V150.

NMC (2007b). Prescribing for children and young people. Circular 22/2007.

NMC (2008). Guidance for CPD for nurse and midwife prescribers. Circular 10/2008.

Nurse Prescribers' Formulary for Community Practitioners (NPF) (2009). London: British Medical Association and Royal Pharmaceutical Society of Great Britain.

Rodden, C., (2001). Nurse prescribing: views on autonomy and independence. *British Journal of Community Nursing* 6(7): 350-355.

RPSGB (2003). Outline curriculum for training programmes to prepare pharmacist supplementary prescribers. www.rpsgb.org.uk

第2章

チーム医療における医師以外の医療専門職による処方

Barbara Stuttle

　近年、医療専門職の役割は劇的に変化している。患者が、合理的で利用しやすく、柔軟な医療サービスを求め（DoH 2000）、統合され（DoH 2008）、高い品質で、結果責任の所在が明らかなサービスを求めてきたからである。また、患者がプラクティショナーのさまざまな知識とスキルを認め、その能力を最大限に発揮する機会を与えるような、従来の境界を越えた役割（DoH 2001、2002）を求めてきたからである。これらの変化は、多職種連携やチーム医療のあり方に重点がある。

　専門看護師（specialist nurse）、薬剤師、医師を始めとする多くのプラクティショナーが関わり、チームとして取り組む能力をもつことで、医師以外の職種による処方が成功する。本章では、医師以外の職種による処方を効果的に実施するために、医療専門職によって検討されるべき主要な問題を扱う。チームワークについて最初に述べ、クリニカルガバナンス（臨床統治）[*15]について検討する。その後に、コミュニケーション、情報の共有、補助的処方について述べていく。

[*15]　クリニカルガバナンス（臨床統治）：臨床組織を、より安全で高質のサービスを提供するための組織として規律付け、統治する仕組み作りのこと。

チームワーク

　チームとして効果的に働くためには、次に挙げるような多くの要素が必要である。
- 口頭と書面による効果的なコミュニケーション
- 特定の権限を付与し、支援する統括マネジメント
- 協働すること、共通の目標をもつこと
- チームメンバーごとの貢献を評価し、チーム内での役割を各メンバーの能力に合わせること
- チームメンバーに助けを求めることを奨励する文化
- チームの内部構造（Vincent et al. 1998）

　これらの要素は、チームメンバーがそれぞれの役割を明確に理解し、互いに意思疎通する能力をもつために必要である。医師以外の職種による処方が医薬品に関わる専門職の役割分担を変えたため、医療専門職の役割やその関係は変化した。例えば、医薬品を処方する看護師は、薬剤師の役割に影響を与える。以前は医薬品に関する会話は薬剤師と医師の間で交わされていたが、現在では薬剤師、医師、看護師の間で交わされるようになった。
　逆に、看護師は薬剤師が提供できる支援を認識しておくことが重要である。この支援の内容は薬剤師が働く環境によって左右される。

　薬剤師が病棟チームの一員として院内で業務を進める場合、患者の状態や特定の問題に関する多くの患者情報をもつ。そのため薬剤師の役割は大きい。彼らは処方の解釈、医薬品投与量の確認、薬物相互作用を考慮した処方薬のモニタリングだけでなく、薬物治療に関する多くの問題で同僚に助言したり、薬歴や退院計画の作成、患者教育を請け負うことができる（Downie et al. 2003）。さらに、独立処方権と補助的処方権が導入されたことによって、薬剤師は抗凝固療クリニックや疼痛管理クリニックのようなクリニックをうまく先導していくだろう。また、薬剤師は看護師に豊富な情報を与えることができ、すべての処方と薬物治療マネジメントの領域で大きく貢献するだろ

う。

　互いの役割が十分に理解されていない場合、混乱が起こり得る領域が個々のコンピテンシーレベルである。例えば、看護師に処方能力があるということは、彼らが患者の治療を全面的に遂行できるということである。しかし、チーム内のすべての看護師が処方資格をもつわけではない。そのため、処方資格のない看護師が患者のケアを行う場合、治療が一貫性と継続性を欠くことがあるかもしれない。処方に関するこうしたコンピテンシーの差をチームメンバーの間で理解していないと、サービスの不公平や患者の困惑が生じる可能性がある。だれが患者の治療を指示するかということも明確にする必要がある。

　医師以外の職種による処方の登場により、チームメンバーの役割、特に複数の専門職に共通している活動、あるいは特定の職種に役割が特化している活動を明確にする必要性が高まっている。これらを明確にしておかないと、チームメンバーは共通の領域内でその役割が曖昧になり、ある種の実務がどの医療専門職からも行われないといった懸念が出てくる（McCray 2002）。

　多職種が連携する業務の核となるものは、チームメンバー同士の信頼と業務の共有である（Loxley 1997）。そして、こうした信頼と共有は双方向でなくてはならない。個々人が責任を負う業務をチームが信頼するだけでなく、メンバー自身がチームの一員であるという信念をもち、期待に応えなければならない。チームメンバー同士が信頼し、お互いの業務を共有するためには、自信をもつこと、自分自身の専門職としての役割を明確に理解することが不可欠である（Loxley 1997）。

　例えば、看護師は半自律的なプラクティショナーで、医師が決定したガイドラインに従って働くものと古くから見なされている。医師は実務において自律的に決定し、助言するプラクティショナーと見なされている。医薬品に関連する医療専門職の中で、例えば理学療法士は、自律的に業務を行っているが、患者には主に個別的に接している。こうした違いによって、チームで協働する際に権限と立場が問題となり、信頼と業務の共有に影響することがあると言われている（McCray 2002）。医師は医師以外の医療専門職から助言を受けることに抵抗があるかもしれない。対照的に、看護師は自身の業務領域に関して他の医療専門職に助言することに十分な自信をもてないかもし

れない。

クリニカルガバナンス

クリニカルガバナンスは以下のように定義されている。

> 国民保健サービス（NHS）組織が継続的にサービスの質を改善し、高水準のケアを着実に展開する環境を整備することにより、高水準のケアを維持することに結果責任をもつフレームワークのこと（Scally and Donaldson 1998）。

クリニカルガバナンスは専門職を多職種チームにまとめ、専門職がお互いを知り、協働することに責任を負う。これは自らを擁護し、他者を咎める文化から、自らを律し、経験から学ぶことを尊重する文化に移行することを意味する（Jasper 2002）。チームメンバーが協働し、互いのスキルと知識を示すことで、計り知れない患者ケアの進歩や改善の機会がある。ブリストル王立小児病院調査研究（http://doh.gov.uk/bristolinquiry）[16]やヴィクトリア・クリンビー事件（http://www.victoria-climbie-inquiry.org.uk/finreport/finreport.htm）[17]の調査報告は、チームワークやコミュニケーションの失敗例を指摘しており、チームワーク、コミュニケーション、情報の共有、共有学習の重要性を強調している。

薬物治療は複雑化しつつある。多くの患者が複数の医薬品を服用しているため、医薬品投与にまつわる過誤の起きる可能性は高い。投薬過誤は、患者にとって思いもよらない災難である。一般に、医薬品投与には多職種チーム

---

[16] ブリストル王立小児病院調査研究：国民保健サービス（NHS）に関して実施された広範で詳細な研究の1つであり、ヘルスサービスにおける臨床安全、結果責任、専門的文化、患者の権利などの基本的課題を扱っている。

[17] ヴィクトリア・クリンビー事件：2000年2月、当時8歳の少女、ヴィクトリア・クリンビーが保護者の役割を担った大叔母とその同居人によって、長期にわたり虐待され、殺害された事件である。

の複数のメンバーが関わり、さらに、製造業者、流通業者、薬剤師、処方者、病院マネージャー、患者などが起こすイベントの連鎖が絡んでいる。こうした各段階で生じる多くの過誤がDownieらによって分類されている（Downie et al. 2003）。

処方者の過誤
- 悪筆
- 略語
- 類似した製品名の混同
- 重要な情報の記載を怠ること

薬剤師の過誤
- 医薬品へのラベルの貼り間違い
- 医薬品を作用、投与量、用法などの情報なしに病棟へ供給すること
- 誤って、医薬品が回収されないこと。すなわち、薬局スタッフから病棟スタッフへ迅速に回収情報などが伝達されないこと
- 臨床試験中の薬物に関する情報不足。臨床試験に参加する病棟スタッフへ情報を提供しなければ、薬物を安全に使用することはできない。

看護師の投薬過誤
- 処方記載の誤った解釈
- 投与医薬品の取り違え
- 不正確な投薬記録

看護師マネージャーによる過誤
- 最新の医薬品情報の不足。すなわち英国医薬品集（BNF）や地域医薬品集が使えないこと
- 病棟薬剤師とDI部門（Medical Information Service）に明確な連携がないこと
- 不適切なスタッフによる投薬
- 投薬に関する不正確または判読不能な記録

- 医薬品の不適切な保管
- 使われなくなった医薬品を回収しないこと
- 医薬品に関わる巡回の回数と時期が考慮されていないこと
- 必要な基準を満たしていない処方と記録文書、また、実務上、不適切な処方と記録文書
- 看護師に威嚇と映るような投薬過誤への対応、つまり、「咎める文化」
- 医薬品マネジメントの問題を検討する多職種による医薬品と治療の委員会がないこと
- リスクの高さが評価されていないこと。つまり、医薬品によっては看護師の投与が難しい場合がある。

患者の過誤
- 患者が薬物治療の効果を上げるために必要な協力をしないこと
- 患者が薬物治療の必要性を理解しないために起こす治療拒否

　クリニカルガバナンスは多職種チームで医師以外の処方の質を維持し、向上させ、処方を患者の「最大の利益（the best interest）」につなげるための有効な武器である。処方する各メンバー（医師、看護師、薬剤師）は質の高い患者ケアを提供する自らの役割と、処方の標準を改善するためのチーム全体の取り組みを確実に認識しておかなければならない。

　定期的なチーム内会議は、多職種チームのメンバーが共通の目標を達成し、標準的なケアと処方プロトコールを開発するために共に取り組む場である。チーム内会議では、医師、歯科医師、薬剤師、検死官、看護師が副作用の疑いを自発的に報告するイエローカード制度（Yellow Card Scheme, http://medicines.mhra.gov.uk）や、投薬過誤を報告する国立患者安全局（NPSA, http://www.npsa.nhs.uk）のような制度に対する認識を高める必要がある。国立患者安全局は、国民保健サービスの中に公平で開かれた文化を醸成することで、医療スタッフが積極的にインシデントを報告し、患者の安全性に影響する諸問題から学ぶことを期待している。チーム内会議によって、メンバーの国立患者安全局への認識が高まり、過誤が議論されれば、メンバーそれぞれが過誤について考え、過誤から学び、再発防止のために適切な措置を

とることができる。「咎める」文化から脱却することで、患者の安全性は向上するだろう。

　治療ケアの標準が設定され、多職種チームのメンバーによって実践されれば、チームは処方業務の定期的な監査を受けられるようになる。これらの監査の結果から、改善すべき処方業務を特定し、個人の教育や研修につなげることができる。すべての医療専門職は、それぞれに処方に関わる知識を専門的に改善し、維持する責任がある。多職種チームとして協働することで、各メンバーのニーズが特定され、教育と訓練プログラムが利用され、学習することが職域の境界を越えて共有されるようになる。

コミュニケーションおよび情報の共有

　多職種チームのメンバーの間では、正確に情報を共有することが必要不可欠である。Crown報告（DoH 1989）は、医療専門職と患者の間、異なる専門職の間で良好にコミュニケーションをとることが質の高いケアに欠かせないことを強調している。

　また、良質な処方記録を維持することが不可欠であり、この記録は多職種チームのメンバー間のコミュニケーションや情報の共有化に効率的な方法を提供する。ケア記録は、チームにおけるコミュニケーションツールである。計画されたケア、下された決定、患者に与えられたケア、共有された情報に対して明確な証拠を提供するものでなければならない。

　処方内容の詳細は、患者の診察内容と共に、患者のケア記録に記入されなければならない。ケア記録には、処方せん作成時の日付、処方者の氏名、処方された品名、処方量（あるいは投与量、投与回数、投与日数）が明記されなければならない。看護師が別の看護記録をとっている場合、看護師はできるだけ早く、なるべくなら同時に、その情報を確実に患者のケア記録に記入する責任がある。処方資格をもつ医療専門職全員が関係する患者のケア記録を閲覧できるようにするべきであり、ケア記録はチームメンバーの中で共有されるのが理想的である。

補助的処方とチームワーク

　補助的処方については第1章で説明した。ここで概説する内容の詳細はwww.doh.gov.uk/supplementaryprescribing で知ることができる。補助的処方を行うためには、優れたチームワークが必要である。患者、IP（独立処方者）、SP（補助的処方者）は、臨床マネジメント計画（CMP）を作成するためにパートナーとして働くことが求められる（図2.1と図2.2を参照）。IPには診断を行い、臨床マネジメント計画の必要事項を設定する責任がある。ただし、臨床マネジメント計画をIPだけで作成する必要はない。IPあるいはSPが事前に患者に説明し、患者の同意を得なければならないということは、補助的処方の概念の基礎となる原則である。IPとSPもまた臨床マネジメント計画に同意し、署名しなければならない。

　IPによって計画が見直される時期も、臨床マネジメント計画に明示されていなければならない。補助的処方では、患者の病状や処方された医薬品に適したあらかじめ設定された間隔で、IPが患者の病状を定期的に臨床評価しなければならない。IPとSPが協働して評価することもある。これができない場合、IPは患者を評価し、その後に患者の今後のマネージメント方法をSPと検討する。通常、その間隔は1年未満であるべきである。

　臨床マネジメント計画が法的に正当なものであるためには、IPとSPの双方が臨床マネジメント計画の継続あるいは修正に同意し、患者は補助的処方の継続に同意していることを記録しておかなければならない。同時にIPとSPは次の評価期日を設定しておく必要がある。SPによる処方は、次の期間への臨床マネジメント計画の継続に対する同意がない限り、評価期日を超えて実施してはならない。

　補助的処方の中止は、IPの判断に委ねられる。しかし、補助的処方は、SPまたは患者からの要請で中止することもできる。さらに、IPが1人しかおらず、なんらかの理由により別のIPに交代する場合、臨床マネジメント計画は後任のIPによって再評価されなければならない。

　有効な補助的処方の実施のためには、以下の事項が重要である。
- 簡潔でなければならない。つまり、臨床マネジメント計画ではすでに記録

患者氏名			薬物アレルギー歴	
患者識別（患者ID、生年月日など）				
IP（独立処方者）			SP（補助的処方者）	
治療する疾患			治療目的	
SPにより処方する医薬品				
製剤	適応		投与予定	IPに照会するべき特別な兆候
CMPを支持するガイドラインあるいはプロトコル				
臨床評価およびモニタリングの頻度				
SP		IPとSP		
薬物有害反応（ADR）の報告方法				
IPとSPが使用する共有記録				
IPの同意	日付	SPの同意	日付	患者あるいは介護者が同意した日付

図2.1 臨床マネジメント計画（CMP）（すべてのケア記録にアクセス権を有するチーム用）(http://doh.gov.uk/supplementary prescribing)

として共有されている情報を繰り返すべきではない。
• 臨床マネジメント計画は治療のために適切なガイドラインを参照している必要がある。医薬品のリストを作成する必要はない。
• 補助的処方は柔軟でなければならない。IPとSPは別々の医療施設で働くことが求められる（同じ施設で働く場合には、臨床マネジメント計画を締結する価値はかなり薄れてしまう）。例えば、IPとSPが近くにいない場合には、電子情報の共有が必要となるだろう。チームが連携する必要性もあるだろう。すなわち、SPは複数のIPとパートナー関係をもつ必要がある（http://www.doh.gov.uk/supplementary prescribing）。

興味深いことであるが、共有できる電子化されたケア記録が開発され、一層ケア記録や処方が広く使用されるようになると、特に長期的な治療を必要とする患者の治療においては、一貫性と透明性が向上し、全プロセスを監査しやすくなる。

患者氏名			薬物アレルギー歴	
患者識別（患者ID、生年月日など）				
現在の薬物治療			既往歴	
IP（独立処方者）			SP（補助的処方者）	
連絡方法：[電話/email/住所]			連絡方法：[電話/email/住所]	
治療する疾患			治療目的	
SPにより処方する医薬品				
製剤	適応		投与予定	IPに照会するべき特別な兆候
CMPを支持するガイドラインあるいはプロトコール				
臨床評価およびモニタリングの頻度				
SP		IPとSP		
薬物有害反応（ADR）の報告方法				
IPとSPが使用する共有記録				
IPの同意	日付	SPの同意	日付	患者および介護者が同意した日付

図2.2　臨床マネジメント計画（CMP）（SPがケア記録へのアクセス権をもたないチーム用）（http://doh.gov.uk/supplementary prescribing）

結論

　医師以外の職種による処方の導入は成功しており、広く実施されている。処方に携わる医療専門職が互いに良好な関係を維持することが重要であり、これが信頼、自信、尊重、情報の共有、互いの役割への明確な理解につながっていく。個々の医療専門職が、患者に良質で一貫したケアを提供することを保証するチームとなり、効果的に協働することができる。

　クリニカルガバナンスは、医師以外の職種による処方の質を維持し、さらに向上させるために医療チームによって使用されるべき有効なツールである。クリニカルガバナンスの基準は高いものでなければならないし、組織内

の最も高いレベルで定期的に点検されるべきである。質はすべての医療において重要であり、クリニカルガバナンスが設定する厳格さの中で、医師以外の職種による処方は機能しなければならない。この単純なフレームワークにおいては、チームワークが不可欠である。

参考文献

DoH (1989). *Report of the Advisory Group on Nurse Prescribing (Crown report)*. London: DoH.

DoH (2000). *A Health Service of All the Talents: Developing the NHS Workforce*. London: DoH.

DoH (2001). *Essence of Care*. London: DoH.

DoH (2002). *Liberating the Talents*. London: The Stationery Office.

DoH (2008). *High Quality Care for All: NHS Next Stage Review Final Report*. London: DoH.

Downie, G., Mackenzie, J., Williams, A. (2003). *Pharmacology and Medicines Management for Nurses* (third edition). London: Churchill Livingstone.

Jasper, M. (2002). Challenges to professional practice. In: Hogston, R., Simpson, P. *Foundations of Nursing Practice*. Basingstoke: Palgrave Macmillan.

Loxley, A. (1997). *Collaboration in Health and Welfare*. London: Jessica Kingsley.

McCray, J. (2002). Nursing practice in an interprofessional context. In: Hogston, R., Simpson, P. *Foundations of Nursing Practice*. Basingstoke: Palgrave Macmillan.

Scally, G., Donaldson, L.J. (1998). Clinical governance and the drive for quality improvement in the new NHS in England. *British Medical Journal 317*: 61-65.

Vincent, C.A., Adams, S., Stanhope, N. (1998). A framework for the analysis of risk and safety in medicines. *British Medical Journal 316*: 1154-1157.

第3章

診察スキルと意思決定

Anne Baird

　診察に関する研究の多くは一般診療からの求めに応じて開拓され、病院の医療とは違った一般診療に特有な一連の専門知識を作り出すことを目的としている（Drucquer and Hutchinson 2000）。GP（一般診療医）による一般診療での診察に関する文献は多数あるが、他の医療専門職による診察に関する文献や、病院でのセカンダリーケアにおける診察に関する文献は非常に少ない。本章では診察モデルとコミュニケーションスキルに関する基本的な論文を紹介し、これらのモデルとスキルの医師以外の処方者に対する関連性を論じていく。健康信念（health belief）についての文献、医師と他の医療専門職による診察のアウトカムを比較した文献についても簡潔に触れていく。診察における意思決定のための戦略や診断（diagnosis）についても、コンピュータによる意思決定支援の概要と共に、触れていく。本章ではこれらの問題の概要を示すのみであるため、特に関心をもつ領域については、章末にある参考文献のリストを利用して詳細を調べてほしい。

診察モデル

　看護師や他の医療専門職が診察を行うという発想は比較的最近のものである。多くの処方者は、診察によって処方するためのインターラクション（相互行為）*[18]の素地を作るが、例えば、病棟や患者居宅で働くプラクティショ

ナーにとっては、この診察の意味があまり明確ではない。しかし、働く場所の違いはあっても、すべてのプラクティショナーにとって、多くの概念は共通である。GP研修医（registrar）は診察スキルに関して幅広く訓練され、その能力が入念に評価される。一方で、診察になじみがない他のプラクティショナーには、こうしたスキルを獲得するための支援がほとんどないか、まったくないことに注意しなければならない。他のプラクティショナーは、すでに有しているコミュニケーションスキルを使うことができるが、異なる文脈への適用に苦戦する可能性がある。処方するプロセスで診察に重きを置くことは、多くのプラクティショナーにこの診察のスキルを試し、改善する貴重な機会を与えるだろう。CAIIN（Consultation Assessment and Improvement Instrument for Nurses）モデルは個人の診察スキルを分析するための有用なツールである（Hastings and Redsell 2006）。CAIINモデルは看護師向けであるが、プライマリーケアとセカンダリーケアの両方の視点を包含しており、診察スキルの向上を目指す看護師以外の医療専門職にも有用である。

　では、診察モデルとはいかなるものか、どのような実用性があるのか。最もよく知られたモデルは、規範的なもの（診察で起きるべきこと）か、記述的なもの（診察で起きること）のいずれかである。次にこれらのモデルを紹介する。

ByrneとLongのモデル（1976）

　ByrneとLongのモデル（1976）は最初の記述的モデルであり（Byrne and Long 1976）、2,000以上のケア記録の分析に基づいている。彼らは診察における6つのフェーズを定義した。
- フェーズⅠ　医師が患者との関係を確立する。
- フェーズⅡ　医師が患者の受診した理由を見いだそうとするか、見いだす。
- フェーズⅢ　医師が口頭による診察あるいは身体的な診察、あるいはその

[*18] インターラクション（相互行為）：医療においては、処方者と患者が相互に意思を伝え合うこと。

両方を行う。
- フェーズⅣ　医師が、医師と患者が、あるいは患者自身が病状を考える（この順番で行われる可能性が高い）。
- フェーズⅤ　医師が、時には患者が、その後の治療または検査について詳細を述べる。
- フェーズⅥ　通常は医師が診察を終わらせる。
- （フェーズⅦ　「別れのことば」）

　現実に、診察がこのように整然と展開することはまれであるが、診察の各フェーズがいずれかの段階で生じるだろう（患者が受診の本当の理由を明かす「別れのことば」は去る間際であることが多い）。ByrneとLongは、当然のことながら、フェーズⅡ（受診理由の発見）やフェーズⅣ（問題点の洗い出し）に失敗した場合、診察はうまくいかないであろうと述べている（Byne and Long 1976）。彼らはまた、医師が診察の開始から18秒以内に患者の話をさえぎっているとも指摘している。

StottとDaviesのモデル（1979）

　StottとDaviesのモデルは診察に潜んでいる次の4つの領域を定義した（Stott and Davis 1979）。
- ただ今の問題を解決すること。これは非常に重要であり、問題を解決しないと患者は何も受け入れなくなるだろう。
- 患者の支援の求め方を変えること。例えば、自宅でのどの痛みが出た時に解決する方法を検討しておくことなどである。
- 長期的な問題を検討すること。例えば、血圧の確認など。
- 即効的な健康増進を助言すること。例えば、子宮頸部細胞診を受けることや禁煙を検討すること。

Pendletonらのモデル（1984）

　Pendletonらは、患者のもっている「考え方、懸念、期待」の検討や、医

師中心ではなく患者中心の診察の概念を提唱したことで広く知られている。彼らは診察における7つの課題を詳しく述べている。今日でも、類似した課題がこのモデルから生み出されている。
1. 次の項目を含めて、受診理由を明らかにすること
   - 患者の抱える健康問題の特徴と病歴
   - 病因
   - 患者の考え方、懸念、期待
   - 問題が与える影響
2. 別の健康問題を考慮すること
   - 継続的な問題
   - リスク因子
3. 患者と共に問題に対する適切な治療を選択すること
4. 患者と問題に対する共通の認識をもつこと
5. 問題のマネジメントに向けて、患者を巻き込み、適切な責任を負うよう患者を励ますこと
6. 時間と資源を適切に利用すること
7. 医療専門職と患者の関係を確立し、維持すること

　このモデルはプラクティショナーが患者と共に納得のいく解決策を見いだそうと協働するものである。例えば、耳の感染症が疑われる子供を外科医のところへ連れくる母親は、以前に処方された抗生物質が必要であると信じているかもしれない。さらに、母親は子供を連れていかなければ自分が育児放棄をしていると思われかねないと信じているかもしれない。あるいは、のどの痛みを訴えている管理職は、来週に予定された重要なプレゼンテーションができなくなることを案じているのかもしれない。プラクティショナーが、こうした患者の懸念を重要だと認識することができれば、両者にとって納得のいく解決策を見いだせるだろう。

　6番目と7番目の課題は診察を迅速に行うこととは別に、患者の懸念を扱うものであるが、非常に重要である。資源（時間や金銭）は有限であるという認識と資源を利用する際の工夫が、患者とプラクティショナーが満足するためには欠かせない。医療専門職と患者が関係を確立することは1回の診察

であろうと、長期にわたる診察であろうと、この両者の満足のために欠かせない。

Neighbour のモデル（1987）

　Neighbour は旅行の道すがら「チェックポイント」を迎えるような、独自の診察モデルを作り出し、大変読みやすい著書の中で紹介した。
- つながり

　最初のチェックポイントは患者との信頼関係を確立し、ラポール[*19]を築くことである。Neighbour はこれを診察で最初に不可欠な課題としている。
- 要約

　第2のチェックポイントは病歴を聞き取り、問題を要約し、誤解が一切ないことを確認するために患者にフィードバックすることである。また、患者の考え方、懸念、期待も合わせて検討する。
- 引き渡し

　この時までにプラクティショナーは、患者と検討課題について合意し、協議し、マネージメント計画を作成できるところまで診察を進めておく。
- 安全対策

　治療が計画通りにはいかないかもしれないことを認めること、そうした場合に患者が何をするべきであるかを確実にしておくことなどが挙げられる。可能性のある他のいくつかの診断やアウトカムを患者と共有することも必要であろう。例えば、喘息患者には気管支拡張薬吸入器の使用回数を増やすように助言するが、ピークフローをモニタリングした結果、低下し続ける場合には再診を受けるようにとも伝えておくようにする。
- 整理整頓

　プラクティショナーは患者に、そして診察に対する患者の反応に気を配らなければならない。同僚とコーヒーを飲みながら、患者について手短に話し合うことや、特定の診察がもたらした効果を自ら認めることなどが挙げられる。

[*19]　ラポール（rapport）：相互に心が通い合い、理解し、信頼し、相手を受け入れている心的状態のこと。医療におけるラポールと類似した用語に治療協定（therapeutic alliance）がある。

Calgary-Cambridge モデル（1998）

　近年、Silverman らは Calgary-Cambridge モデル（カナダのカルガリー大学と英国ケンブリッジ大学がその起源であるためにこのように命名された）として知られる手法によって、診察を詳細に検討した（Silverman et al. 1998）。Silverman らは、他の良く知られたモデルで言及されてきた多くの情報を基礎としている。そのモデルの概略を次に記載するが、この方法の詳細については彼らの著書を一読することを勧める。

1. 話し合いの開始
   - 初期の関係（ラポール）を確立すること
   - 患者を巻き込むこと
2. 情報の収集
   - 患者の問題を検討すること
   - 患者の考え方を理解すること
   - 診察をどう組み立てるかを考えること
3. 関係性の構築
   - ラポールを発展させること
   - 患者を巻き込むこと
4. 説明と計画
   - 適切な量と種類の情報を与えること
   - 正確な記憶と理解を助けること
   - 理解を共有すること
   - 計画すること、すなわち意思決定を共有すること
5. 話し合いの終了

　Silverman らの研究は、これまでに挙げた診察モデルを始めとして、診察に関わる確かな先行研究を踏まえ、改めて類似のテーマを検討している。診察では患者が何を考えているか（患者の課題という発想）が重要であるが、一方で、診察をどう組み立てるか（診察に構造を与えること）に重きが置かれる。患者中心の診察は決してプラクティショナーが患者に対するすべての責任を放棄することを意味するものではない。むしろ、プラクティショナー

が患者の懸念に対処しながら、診察に構造や方向性を与えることができれば、患者だけでなくプラクティショナーも安心して治療を進めることができる。

　Silverman らは、特に看護師が難しさを感じる診察の終わり方に関する問題を述べている。この問題は、恐らく、多くの患者が看護師のほうが医師より近づきやすく、医師より多くの時間をさいてくれると思っているために生じる。Silverman らは具体的なフォローアップを約束し、次の予約を設定するのが良いとしている。Tate はさらに、診察を終わらせるために立ち上がってドアを開ける必要があるかもしれないとまで述べている（Tate 2003）。個人的には、時に、おしゃべりな患者にはコートを着せて、礼儀正しくドアの向こうに送り出さなければならないことを経験している。

コミュニケーションスキル

　診察モデルは役に立つものであるが、プラクティショナーに適切なスキルがなければ何も生み出せない。診察モデルに関する多くの文献は、効果的な診察に必要なスキルについても論じている。これらの文献はプラクティショナーのコミュニケーションスキルの高さが、診察のアウトカムを左右することを明らかにしている。Maguire と Pitceathly は、診察スキルの優れた医師が、より的確に患者の問題を特定すると述べている（Maguire and Pitceathly 2002）。加えて、患者は受けているケアに満足し、抱えている問題や提示された検査、治療をさらに理解して診察を終える。患者は積極的に治療や生活習慣の改善に取り組み、ストレスや不安は軽減する。同時に、プラクティショナーにもいよいよ満足し、幸福になることだろう。

　コミュニケーションスキルは看護師の中核的なトレーニングに含まれるが、このトレーニングで十分に満足できるという訳ではない。Chant らはレビューの中で、このトレーニングが十分ではないかもしれず、看護師と患者の間のコミュニケーションの質には大きなバラツキがあると述べている（Chant et al. 2002）。Bond らは、ナースプラクティショナー（NP）[20]の研修生が一様に高い診察スキルをもっていることを見いだした（Bond et al. 1999）。一方で、Greco と Powell の研究は、NP の研修生は一般的に高い診

察スキルをもっているが、例外もあると述べている（Greco and Powell 2002）。

　効果的な診察のためには、どのようなコミュニケーションスキルが必要か。その最低限必要なスキルの概要を次に示す。この問題をさらに徹底的に検討するためには、網羅的な資料を参考にしてほしい。Silvermanらは、診察で使われる72のスキルを特定した。また、診察モデルに関する多くの文献で、診察に必要なスキルが検討されている。

　処方者に必要とされる診察スキルは、他の実務で必要とされるスキルと異なるものではない。すなわち、プライバシーと秘密が守られる適切な環境が重要である（病棟や患者居宅で働く処方者には難しい場合もあるだろう）（While 2002）。患者に自ら語ることを促す方法は、開いた質問と閉じた質問をすること、傾聴すること、アイコンタクトや身振りなどを適切に使うことなどである。近年、患者による語りを診察の中心とする、物語と対話に基づく医療（Narrative-Based Medicine, NBM）に関心がもたれており、家族療法（family therapy）で使われてきたスキルが大いに活用されている（Launer 2002）。

　診察の成功の鍵は、患者が診察に期待していること、すなわち、「考え方、懸念、期待」を認識するプラクティショナーの能力にかかっている（Pendletonet al. 1984）。多くの患者は真の懸念を口にすることが難しいと感じており（Barryet al. 2000）、患者は診察で「十分に問題を話していない」と考えられている。こうしたコミュニケーションの問題は、不適切な処方の一因となる可能性がある。例えば、医師は処方し、患者は処方された医薬品を服用するかもしれないが、両者共にお互いの関係のためにそうしているのかもしれない（Brittenet al. 2000）。医師は患者が処方してもらうために受診していると考えがちだが、多くの場合、患者は助言を求めていたり、単に安心したいだけなのかもしれない（Barryet al. 2000; Brittenet al. 2000）。医師以

---

[20] ナースプラクティショナー（Nurse Practitioner, NP）：NPは看護助産評議会（NWC）によって公式に認定された資格ではない。しかし、NWCの定める大学院レベルの教育プログラムを学習し、処方権限を与えられた上級看護師は、診療所看護師（Practice Nurse, PN）として自らの診療所（Walk in Centreなど）で診察し、診断し、処方し、処置し、検査依頼し、病院などへの紹介を行うことができる。一般診療医（GP）とほぼ同様の業務に従事するもので、NPとして働くといえる。

外のプラクティショナーは、従来、診察にこうした先入観をあまりもっていなかったが、真に必要な状況でのみ処方を継続するように気を配らなければならない。

患者の健康信念

StewartとRoterは、患者とプラクティショナーが対処している病気（sickness）について違った視点をもっていることを、疾患（disease）- 病い（illness）モデルによって説明している（Stewart and Roter 1989）。このモデルによれば、「疾患」とは病態生理学的にみた病気の原因であり、一方で、「病い」とは患者個人の病気に関する経験である。患者は「病い」を経験するが、それは「疾患」ではないかもしれない。例えば、一般診療に訪れる多くの患者は、まったく器質的原因とは関係ない疲労を訴える。同様に、患者は「病い」を経験しないで、「疾患」にかかる可能性がある。例えば、高血圧症患者はまったく健康に問題がないと感じていることが多い。似たような「疾患」であっても、懸念、期待、支援体制、あるいは今までの経験によって、患者ごとに大きく違った「病い」の経験をもたらすかもしれない（Silverma-net al. 1998）。この理論は、なぜある人が健康障害（例えば、咽頭痛）によって受診するのに対して、ある人はそれを自然の成り行きに任せて満足なのか、その理由を説明してくれる。伝統的に、医師は根本的な「疾患」を見つけ出すことに専念してきたが、この視点は患者の視点よりも狭く、患者には満足できない結論に結びつく可能性がある。

患者の「病い」の経験は、その人の健康に対する関心の違いにより大きく変わる。Rotterの統制の位置理論（Locus of Control theory）とRosenstockの健康信念モデルは、なぜ患者の健康上の経験が広く多様であるのかを、ある程度説明してくれる（Kemmand Close 1995）。次に簡単に述べる。

多くの読者は「統制の位置」という概念（Rotter 1954）に精通しているだろう。この概念は各人が自分の人生に影響を及ぼすことができ、コントロールできると感じる程度に関係している。この統制の位置理論によれば、人々の健康信念は大きく3つに分類される。

- **内的統制型**

  内的統制型の人々は、自分が自己の健康に責任を負い、自身に起きることは自身の行動の結果であると信じる傾向がある。彼らは説明や議論を好み、健康についての意思決定に関与したいと考える傾向が強い。

- **外的統制型**

  外的統制型の人々は、人生と健康に対して運命論的態度をとる傾向があり、自分の将来は決まっていてどうすることもできないと信じているため、何もしようとしないことが多い。

- **他者帰属型**

  他者帰属型の人々は、自分の健康に関する責任は医療専門職のような他者にあると考える傾向がある。彼らは自己の健康に対して責任をもつことを嫌い、権威主義的なやり方に満足する。

当然のことながら、これは大まかな分類であり、たいていの人はいずれかの分類に当てはまる。人々は生活のさまざまな場面でさまざまな信念をもっている。Tate は、「統制の位置」を意識することが、プラクティショナーのスキルを適切に発揮するために役立つと述べている（Tate 2003）。

もう1つの良く知られたモデルが、Rosenstock の健康信念モデルである（Rosenstock 1974）。Rosenstock は、個人が行動を起こす動機は4種類の因子に依存するとした。

- **弱みの認知**

  例えば、自分が肺癌を発症するリスクが高いと信じている人は、信じていない人よりも、禁煙を勧める助言に従う可能性が高い。

- **深刻さの認知**

  高血圧症は体の具合が悪いと感じさせないために、一部の人は深刻な状況であると考えないかもしれない。しかし、自分の母親を脳梗塞で失った女性は、非常に深刻であると受け止める可能性がある。

- **有益性の認知**

  人々は特定の行動の長所と短所を評価する。高血圧の患者にとって、治療の副作用は、治療による有益性を上回る問題とみなされるかもしれない。

• 障壁の認知

　助言された一連の行動を起こすためには、物理的、心理的、金銭的な多岐にわたる障壁を乗り越えなければならない。高血圧症の治療の必要性について納得していない人には、要処方せん薬の自己負担金という経済的な側面が、治療意欲をそぐ決定的な要因になるかもしれない。

　プラクティショナーが患者固有の不安を理解し、それに応じて介入をするためには、これらの因子を意識することが大切である。

看護師による診察

　看護師と医師の診察を比較した文献の多くは、診察のプロセスよりもアウトカムを検討している。また、そのほとんどが一般診療施設に関連し、特に看護師が軽症に対応する場合や初診を担当する場合に関連したものである。アウトカムは看護師に好まれる診察の形態に注目するが、プラクティショナー中心よりも、患者中心の診察傾向であることが示されている。

　Reveley は一般診療におけるトリアージナース[*21]の役割を分析し、患者が看護師による診察には思いやりがあり、支えになってくれること、看護師と接している時間の長さや看護師との距離の近さなどを高く評価していることを示した（Roveley 1998）。他の多くの研究でも、GP（一般診療医）の診察よりも、看護師の診察に患者が満足していることが見いだされている（ただし、双方とも患者の満足度は高いレベルを示していた）（Horrocks et al. 2002 ; Kinnersley et al. 2000 ; Shum et al. 2000）。重要なことは、その他の治療のアウトカムには有意差が認められなかったことである。Tate が指摘したように、患者の満足度は診察の成功を測る良い手段ではない（たとえ一般的だとしてもである）(Tate 2003)。多くの患者は望むものが得られるなら、それが診療行為として最善でなくとも満足してしまうからである。

　こうした研究の多くが、看護師による診察は少しだけ長く、患者に多くの

[*21] トリアージナース（triage nurse）：救急外来部門で患者の重症度を判断し、患者に必要な治療などを選別し、適切な医療専門職に治療を依頼するための「トリアージ」を行う看護師のこと。

情報を提供し、セルフケアと自己管理について多くの助言を与えていることを明らかにした。興味深いことに、Kinnersleyらの研究では、看護師はセルフケアに多くの助言を与えるものの、医師の診察を受けた患者と看護師から受けた患者のほぼ同数が、次も同じように診察を受けるつもりだと述べていると報告している（Kinnersley et al. 2000）。医師と看護師の間で処方の割合が類似していたことから、患者は自己管理するよりも他者の助力を求めているためだと考えられている。

すべてとはいえないまでも非常に多くの研究が、看護師の診察は医師の診察より長いことを見いだしている。その事実がアウトカムの改善にどれほど寄与しているかを問わなければならない。多くの医師は、今よりもっと長い時間を診察にかければ、もっと患者は満足すると主張し、これはプラクティショナーのスキルというより、時間の長さの問題であるというだろう。確かにその通りなのである。Reveleyはナースプラクティショナー（NP）が、診療所看護師（practice nurse, PN）よりもGPに有意に高い割合で患者を照会すること（PNに5.6％、GPに29％）を報告している（Reveley 1998）。この照会の理由は検討されていないが、検査（血液検査など）のためのもの、あるいは、時間さえあればNPが診察時間内に自分で行なったかもしれない処置（ドレッシングなど）のためであった可能性がある。プライマリーケア推進センター（Center for Innovation in Promary Care）は、患者と一緒に過ごす時間はPNとGPではほぼ同じであるが、看護師はGPなら診察の中で済ませてしまうような投薬処方を診察の時間外で行っていると報告している（Center for Innovation in Promary Care 2000）。このため、看護師は診察の中で患者に十分な注意を払うことができ、患者満足度が高くなったものと考えられている。

セカンダリーケアを対象とした小規模研究で、肺癌患者に対する看護師主導のフォローアップと従来型の医師によるフォローアップが比較された（Moore et al. 2002）。この研究においても、両群の患者ともに自らが受けた治療に満足していたが、看護師にフォローアップされた患者の方が満足度は高く、各場面の測定で有意に高いスコアを示した。しかし、看護師が用いるフォローアップモデルは、医師によるものとまったく異なり、電話でも対面でも患者との接触にはるかに多くの時間を費やしていた。それは非常に支持

的なフォローアップモデルで、従来の医師によるフォローアップよりも、より広く、より全人的な事柄を扱うものであった。このことは、看護師が診察に費やす、患者にとって価値のある時間の長さだけではなく、看護師がフォローアップの時間とケアのモデルをどのように使うかにかかっていることを示している。

診断

　診断は伝統的に医師の専権事項で、看護師が関わることは非公式であり、しばしば認められていないものと考えられてきた（Baird 2001；Walbyand Greenwall 1994）。しかし、現在の保健省（DoH）による独立処方の定義は「症状が診断された患者、または症状がいまだ診断されていない患者の評価と、処方を含めた必要な臨床マネジメントについての決定に遂行責任と結果責任をもつプラクティショナーによる処方」とされており（DoH 2006, section 7）、診断が今やすべてのIP（独立処方者）の役割として認められていることを示している。補助的処方の文脈の中では、パートナーであるIPが最初の診断とマネージメント計画に責任をもつことが求められている。しかし、SP（補助的処方者）として働く看護師は自身の業務領域では専門職であり、診断が不適切であると疑う場合にはIPに対して懸念を表明することが求められる。本書の執筆時点では、残念ながら、理学療法士（PT）は、医学的な問題解決と診断に長い間携わってきたにもかかわらず、IPの認定を得て業務を行うことはできない。

　長い間、看護師は急性疾患と慢性疾患の両方の診断に関わってきており、多くの医師が率直にこれを認め、受け入れているといわれている（Baird 2000a；2000b）。しかし、看護師はこうした役割を想定した初期トレーニングを受けていないことを心に留めておいたほうが良い。同様に、薬剤師は地域では診察を行い、適切な医薬品を勧めたり、あるいは助言する役割を担っているが、診断については正式な訓練をほとんど、あるいはまったく受けていない。このニーズに応えるために、さまざまな特徴をもつコースが開発されているが、IPあるいはSPとしての訓練を受ける看護師や薬剤師は、処方コース自体が診断に必要な臨床スキルの修得のために設計されていないこと

を念頭に置かなければならない（DoH 2006, section 19）。プラクティショナーは、処方コースを受講する前から、処方を行うであろう領域ですでに能力があると認められなければならない。

有効な診断に達するプロセスで、プラクティショナーはデータ収集・分析の複数の段階を重ねる。Bates は、いつでも確定診断に到達するわけではないことを前置きしながら、臨床上の意思決定のプロセスと、実際に役立つ診断を確立するプロセスを論じている（Bates 1995）。Tate は、特にプライマリーケアでは、マネジメント計画を策定するために、明確な臨床診断を下すことが必ずしもできるわけではなく、望まれてもいないであろうと指摘した（Tate 2003）。例えば、咽頭痛を訴えている患者はウイルス性の疾患や細菌性の疾患をもっているかもしれないが、本質的にマネジメント方法もアウトカムも同じであり、多くの症例で区別する必要がない。

実際、診断はしばしば不確実な要素をもつ。看護師はこうした不確実性を受け入れることを難しいと感じるようである（Luker et al. 1998）。伝統的に、治療のリスクは、治療方針を決定し、その決定に責任をもつ医師が負ってきたため、看護師のトレーニングは、その心構えを看護師にもたせていない。対照的に、医師のトレーニングは、不確実性に直面したときでも意思決定できる医師を養成する（Fox 1979；RCGP 1996）。看護師やその他のプラクティショナーが処方者となるためには、自身の処方決定に結果責任を負うようにマネジメントすることを学ぶ必要がある。

薬剤師による診察

薬剤師が患者を診察するという発想は比較的新しいものであるが、多くの地域薬剤師（commyunity pharmacist）は長年にわたり一般市民を、非公式に、そうとは知られない方法で診察してきた。地域薬剤師が、さらに公式に診察を行うためには、プライバシーが保てる診察用の個室が必要となることなどが障壁であるといえる（Bellingham 2002a）。しかし、多くの薬局が、処方せんをもたない患者に簡単な医薬品を直接提供するような試験的試みにすでに参加しており（Bellingham 2002b）、こうした試みは今後さらに拡大

していくことだろう。

　薬剤師の診察スキルに関する文献は極めて少ないが、近年の臨床上の薬物治療評価（medication review）（DoH 2001）に対する関心の高まりから、直接、患者の薬物治療について診察する薬剤師の数は増えている。Pettyらは、こうした役割が多数の患者に受け入れられている一方、一部の人たちは依然として懐疑的であり、患者と介護者の考え方を詳細に研究する必要があると述べている（Petty et al. 2003）。ChenとBrittenは、薬物治療評価に関する研究の中で、こうした評価を実践している薬剤師は、患者とのコミュニケーションで大きな困難を抱えることはないだろうとしている（Chen and Britten 2000）。看護師や医師に比べて、診察の時間は長く（15～90分の間）、患者は落ち着いた環境で薬剤師と話せることを高く評価しているようである。診察の形態とプロセスの検討は行われていないが、この研究に参加した患者は、薬物治療に対して抱いている信念を薬剤師に打ち明けており、その多くを処方医には話すことができないと感じていた。このことが医師や看護師などの処方者とは違ったプラクティショナーから診察を受けることによるものなのか、薬剤師である処方者だから引き出すことができるものなのかは明らかではない。

　多くの薬剤師はコンコーダンスに関するスキルを醸成しており、このスキルで診察を実践することができる。コンコーダンスとは診察のプロセスであり、専門職と患者の間の力の共有を意味するものである（Weiss and Britten 2003）。コンコーダンスでは、医療専門職の専門知識と同じくらいに、患者のもつ病いと服薬の経験を重視する。すでにこの分野で専門知識を醸成している薬剤師の処方者は、処方の実践によってさらに優れたアウトカムを挙げることができるだろう。

他のプラクティショナーによる診察

　その他（医師、看護師、薬剤師以外）のプラクティショナーによる診察を主に扱った文献はほとんどない。Collinsらの小規模研究は看護師、医師、その他の医療専門職（AHP）（栄養士や言語聴覚士（speech and language therapist）など）のコミュニケーションの様式を調査し、AHPの診察の形態は医師よりも看護師のものに近いと結論した。伝統的に医師の領域であった処方を含めた役割をその他の医療専門職が担うためには、この分野におけるさらに多くの研究が必要である。

意思決定と処方

　診察の文脈内で、処方者は多くの意思決定に直面し、診断し、臨床マネジメント計画（CMP）をまとめ、処方するか否かなどを決定する（Luker et al. 1998）。Lukerらの論文は意思決定に対する2つの大きなモデルとして、分析モデルと直感モデルを提示している。分析モデルは意思決定の論理的プロセスを記述し、決定木やアルゴリズムを使いる（Harbison 1991；Miers 1990；Pauker and Karriser 1987）。このモデルの限界は、プラクティショナーがすべての関連する知識を入手できると仮定していることであり、実際には入手できない場合も多い。

　Bennerは直感モデルを精力的に論じ、プラクティショナーを初心者から熟練者までの5段階で記述した（Benner 1984）。看護師の意思決定の方法は、彼らが職能開拓のどの段階にいるかによって決まるとされた（Benner 1984）。初心者は自分の考えを導いた経験がないため、意思決定の分析モデルに大いに頼ることになる。一方、熟練者は経験から得られた直観的な知識にも頼る。Hammは分析モデルと直感モデルの両方を意思決定プロセスの最後に位置づけ、熟練者がプロセスの最後で分析モデルを今まで以上に志向すれば、より多くの時間と情報が利用できると述べている（Hamm 1998）。実際には、ほとんどの臨床的な意思決定には、分析モデルと直感モデルの両方が関わっている。

処方に対する影響

　処方するかどうか、あるいは何を処方するかを決定する際、臨床医は多く

の要因に影響される。これらの要因を次のような3種類に分類することができる（Denig and Bradley 1998）。患者からの圧力、他の処方者からの圧力、その他の圧力である。多くの場合、とりわけ、症状が「疾患」というよりも、むしろ「病い」に起因するようなプライマリーケアでは、処方することが必ずしも適切な対応ではないかもしれない（Stewart and Roter 1989）。

多くの研究は、医師がしばしば患者の圧力に負けて処方することを示している（Bradley 1992; Britten 1994; Virji and Britten 1991）。患者の中には処方せんをもらって診察が終わることを期待する者もいるが、決してすべてではなく、患者が説明と安心感を求めていることはしばしば過小に評価されている（Barry et al. 2000; Britten et al. 2000）。医師は患者の健康信念に応えるために、あるいは医師と患者の信頼関係を維持するために、あるいは難しい診察や長くなってしまった診察を終わらせるために処方する。医師以外の処方者がこうした患者からの圧力を受ける恐れがないと考えるのは間違いである。

他の処方者からの圧力も処方に関わる決定に影響を与える要因である。「専門職」が作った慣例、同僚の処方者、あるいは以前にその患者と接した時の自分自身でさえ、診察のアウトカムに大きな影響を与える。製薬企業は医師以外の新たな処方者を視野に入れており、臨床で働く処方者は、製薬企業を含めてこれらのすべてに影響されるだろう。処方に関わるNHSトラスト（NHS Trust）の方針は処方者に影響を及ぼそうとし、時に、その方針のためにプラクティショナーが患者の「最大の利益（the best interest）」と信じるものと対立するかもしれない。外部からは地域医薬品集（local formulary）、臨床ガイドライン、NICEガイドライン、国家サービスフレームワーク（NSF）、メディアなどが影響を与えてくる。これらはさらに直接的に、患者にも影響を与えようとしている。処方者はこうしたさまざまな影響をくぐり抜けていかなければならない。

Hallらは、多くの要因が地域看護師の処方決定に影響しており、とりわけ大きな影響を受ける患者のコンコーダンスを促す必要があるとしている（Hall 2003）。地域のプラクティショナー（以前は、処方できる訪問看護師（DN）や保健師（HV））は、IP（独立処方者）よりも患者が処方された医薬品や処置に対する自己負担金を免除されるかどうかに影響されるようであ

る。地域のプラクティショナーが使える品目の多くは購入されるため、決してすべてではないが、一部の看護師は自己負担金に関する患者の状況に強く影響されると報告されている（Hall et al. 2003；Luker et al. 1998）。近年、自己負担金が英国の一部地域で廃止されたため、処方を求める患者の判断や処方するプラクティショナーの判断にどのように影響するかを見ていく必要がある。

質の高い処方の原則

　国立処方センター（NPC）は、処方者の意思決定を支援するために、「処方ピラミッド」（図3.1）と呼ばれる一連の「道標」を作成した（NPC 1999）。次の7つの原則は処方という複雑なプロセスを段階ごとに追ったもので、これらの原則をプラクティショナーが考慮すれば、適切に処方することができるだろう。

- **患者に配慮する**

　患者の既往歴や経歴を含め、患者の全人的なニーズを十分に考慮することで、医薬品が必要であるかどうかを決定することができる。OTC薬や代替療法を含めた医薬品の服用歴も、医薬品に対するアレルギーあるいは過敏症などと共に考慮されなければならない。

- **戦略を選ぶ**

　処方すること以外の治療の選択肢を常に考慮しなければならない。この選択肢には、説明すること、安心させること、OTC薬の購入を勧めることなどが含まれる。プラクティショナーは患者が期待することを見いだし、その期待を承認しなければならない（Pendleton et al. 1984）。

- **製品選択に配慮する**

　国立処方センターはどの医薬品を処方するかの決定を助けるための略語「EASE」を提案している。

　　E－その製品はどれくらい有効（**E**ffective）か

　　A－この患者に適切（**A**ppropriate）か

　　S－どれくらい安全（**S**afe）か

```
              7  反 映
           6  記録を保管する
         5  患者を評価する
       4  契約を結ぶ
     3  製品選択に配慮する
   2  戦略を選ぶ
 1  患者に配慮する
```

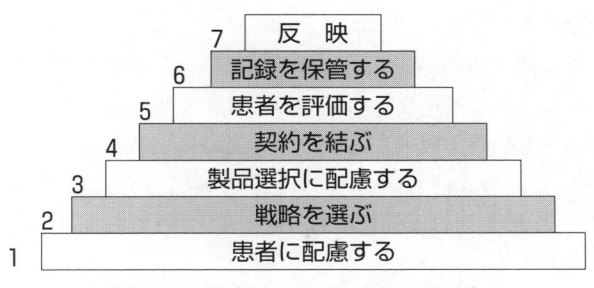

図3.1　処方ピラミッド（NPC 1999）

　E－処方の費用対効果は良い（cost-**E**ffective）か
- **契約を結ぶ**

　処方は、患者と処方者の間で共有される意思決定とみなされるべきである。処方者は患者と効果的にコミュニケーションし、患者に何のための処方であるか、効果が出るまでにどれくらい時間がかかるか、服用方法と服用期間、服用量、起こり得る副作用を確実に理解してもらわなければならない。

- **患者を評価する**

　定期的に患者を評価することなしにリピート処方[*22]を発行することは慎まなければならない。また、看護師処方者のための拡張医薬品集（Extended Formulary）に対する実施ガイドラインでは、看護師が再評価なしに6ヶ月を超えるリピート処方を出すべきではないとしている（DoH 2002）。しかし、これは多少の問題をはらんでいる。例えば、一般診療では、避妊薬を常用している患者の再評価は多くの場合、1年に1回だけである。最初に看護師が診察した患者でだけ違ったやり方をするのは、業務として合理的ではない。実際に、医師以外の処方者によって開始されたリピート処方を、GP（一般診療医）によって開始された処方と一緒に受付事務員が作成し、GPが署名することはあり得る。しかし、処方者は最初の処方決定の後も結果責任をもち、リピート処方の方針と薬物マネジメントに関わる実務的な議論に確実に関与しなければならない。

[*22] リピート処方（repeat prescription）：米国ではリフィル処方と呼ばれる処方の形式で、一枚の処方せんが、定められた回数だけ繰り返して調剤のために使われる。初回調剤の後、2度目以降の調剤を実施して良いかどうかは、薬剤師が患者のモニタリングを経て判断する。

- 記録を保管する

　記録の保管に関する看護助産評議会（NWC）のガイドラインは、すべての看護師に求められる基準を示している。この基準には、看護師処方者は自らが行った処方を48時間以内にGPのケア記録に記載しなければならないことが追加されている。同様の基準は、薬剤師処方者にも求められている（DoH 2002）。これをどのように実践するかについての方針は地域ごとにさまざまである。

- 反映

　処方決定について自ら、そして同僚と（できることなら、臨床的なスーパービジョン教育[*23]の文脈で）熟考すること。このことは、プラクティショナーが処方業務を改善し、発展させていく助けとなる。

コンピュータによる意思決定支援

　医療における情報技術の普及によって、コンピュータ支援システムに対する医療専門職の関心は増しており、意思決定と処方のプロセスを支援する多くのシステムが開発されている。例えば、一般診療でよく知られた臨床知識サマリー（Clinical Knowledge Summaries）（http://cks.library.nhs.uk）、小児科診療における鑑別診断の支援ツールであるISABEL（http://www.isabel.org.uk）、NHS Directで使われている臨床評価システムなどが挙げられる。医学知識が増え続け、膨大な数の有効な治療法があることから、こうしたシステムを用いることで優れた意思決定が容易になることを期待するが、システムをどのように診察に統合するのが適切なのかは引き続き大きな課題である（Eccles et al. 2002）。コンピュータの入力要求が診察を邪魔するシステムは、オンデマンドでアクセスできるシステムよりも、プラクティショナーに支持されないといわれている（Rousseau et al. 2003）。診察中にコンピュータを使うことで、患者主導の話や「社会的」な話が犠牲にされ、医師主導の「医学的」な話が増え、診察時間は延びる傾向があるともいわれてい

[*23] スーパービジョン教育：熟練した指導者から助言などの教育を受けること。

る（Sullivan and Mitchell 1995）。しかし、コンピュータは社会に広く浸透し、適切に使用されていることは間違いなく、処方者の業務を改善する潜在的な能力をもつといえるだろう（Sullivan and Mitchell 1995）。

結論

　看護師、薬剤師、その他のプラクティショナーは、長年にわたり、処方する能力を得ようとしてきた。このことは医療における遂行責任と結果責任に対して新しい考え方をもたらすことになり、プラクティショナーと患者の関係性のダイナミズムを変える可能性をもっている。プラクティショナーが処方者であるかどうかにかかわらず、コミュニケーションと意思決定のスキルはこの関係性の中心にある。こうした新たな処方者は、処方することで重要な患者との関係性を損ねないように努めなければならない。

参考文献

Baird, A. (2000a). Crown II: the implications of nurse prescribing for practice nurses. *British Journal of Community Nursing* 5(9): 454-461.

Baird, A. (2000b). Prescribing decisions in general practice. *Practice Nursing* 11(7): 9-12.

Baird, A. (2001). Diagnosis and prescribing. *Primary Health Care* 11(5): 24-26.

Barry, C.A., Bradley, C.P., Britten, N. et al. (2000). Patients' unvoiced agendas in general practice consultations. *British Medical Journal* 320: 1246-1250.

Bates, B. (1995). *A Guide to Physical Examination and History Taking* (sixth edition). Philadelphia, PA: JB Lippincott Company.

Bellingham, C. (2002a). Space, time and team working: issues for pharmacists who wish to prescribe. *The Pharmaceutical Journal* 268: 562-563.

Bellingham, C. (2002b). Pharmacists who prescribe: the reality. *The Pharmaceutical Journal* 268: 238-239.

Benner, P. (1984) *From Novice to Expert. Excellence and Power in Clinical Nursing Practice*. Menlo Park, CA: Addison Wesley Publishing Company.

Bond, S., Beck, S., Cunningham, F. et al. (1999). Testing a rating scale of video-taped consultations to assess performance of trainee nurse practitioners in general practice. *Journal of Advanced Nursing* 30(5): 1064-1072.

Bradley, C.P. (1992). Uncomfortable prescribing decisions: a critical incident study. *British Medical Journal* 304: 294-296.

Britten, N. (1994). Patient demand for prescriptions. A view from the other side. *Family Practice* 11: 62-66.

Britten, N., Stevenson, F, Barry, A. et al. (2000). Misunderstandings in prescribing decisions in general practice: a qualitative study. *British Medical journal* 320: 484-488.

Byrne, P.S., Long, B.E.L. (1976). *Doctors talking to patients*. London: HMSO.

The Centre for Innovation in Primary Care (2000). *What Do Practice Nurses Do? A Study of Roles, Responsibilities and Patterns of Work*. Sheffield: The Centre for Innovation in Primary Care.

Chant, S., Jenkinson, T., Randle, J. et al. (2002). Communication skills: some problems in nurse education and practice. *Journal of Clinical Nursing 11*(1): 12-21.

Chen, J., Britten, N. (2000). 'String medicine': an analysis of pharmacist consultations in primary care. *Family Practice 17*(6): 480-483.

Collins, S., Watt, I., Drew, P. et al. (2003). *Effective Consultations with Patients: a Comparative Multidisciplinary Study*. York: University of York.

Denig, P., Bradley, C. (1998). How doctors choose drugs. In: Hobbs, R., Bradley, C. *Prescribing in Primary Care*. Oxford: Oxford Medical Publications.

Department of Health (2001). *Medicines and Older People: Implementing Medicines Related Aspects of the National Service Framework for Older People*. London: DoH.

Department of Health (2002). *Extending Independent Nurse Prescribing Within the NHS in England*. London: Doll.

Department of Health (2006). *Improving Access to Medicines: a Guide to Implementing Nurse and Pharmacist Independent Prescribing within the NHS in England*. London: DoH.

Drucquer, M., Hutchinson, S. (2000). *The Consultation Toolkit. A Practical Method for Teaching and Learning Consultation Skills*. Sutton: Reed Healthcare Publishing.

Eccles, M., McColl, E., Steen, N. et al. (2002). Effect of computerised evidence based guidelines on management of asthma and angina in adults in primary care: cluster randomised controlled trial. *British Medical Journal 325*: 941-947.

Fox, R. (1979). *Essays in Medical Sociology*. New York, NY: John Wiley and Sons.

Greco, M., Powell, R. (2002). A patient feedback tool. *Primary Health Care 12*(10): 38-41.

Hall, J., Cantrill, J., Noyce, P. (2003). Influences on community nurse prescribing. *Nurse Prescribing 1*(3): 127-132.

Hamm, R.M. (1988). Clinical intuition and clinical analysis: expertise and the cognitive continuum. In: Dowie, J., Elstein, A. (eds.) *Professional Judgement – A Reader In Clinical Decision Making*. Cambridge: Cambridge University Press.

Harbison, J. (1991): Clinical decision making in nursing. *Journal of Advanced Nursing 16*: 404-407.

Hastings, A., Redsell, S. (2006). *The Good Consultation Guide for Nurses*. Oxford: Radcliffe Publishing.

Horrocks, S., Anderson, E., Salisbury, C. (2002). Systematic review of whether nurse practitioners working in primary care can provide equivalent care to doctors. *British Medical Journal 324*: 819-823.

Kemm, J., Close, A. (1995). *Health Promotion Theory and Practice*. London: Macmillan Press Ltd.

Kinnersley, P., Anderson, E., Parry, K. et al. (2000). Randomised controlled trial of nurse practitioner versus general practitioner care for patients requesting 'same day' consultations in primary care. *British Medical Journal 320*: 1043.

Launer, J. (2002). *Narrative Based Primary Care. A Practical Guide*. Oxford: Radcliffe Medical Press.

Luker, K., Hogg, C., Austin, L. et al. (1998). Decision making: the context of nurse prescribing. *Journal of Advanced Nursing 27*: 657-665.

Maguire, P., Pitceathly, C. (2002). Key communication skills and how to acquire them. *British Medical Journal 325*: 697-700.

Miers, M. (1990). Developing skills in decision

making. *Nursing Times* 86(30): 32-33.

Moore, S., Corner, J., Haviland, J. et al. (2002). Nurse led follow up and conventional medical follow up in management of patients with lung cancer: randomised trial. *British Medical Journal 325*: 1145-1147.

National Prescribing Centre (1999). Nurse prescribing bulletin. Signposts for prescribing nurses - general principles of good prescribing. http://www.npc.co.uk/prescribers/resources/nurse_bulletin_vol1no1.pdf

Neighbour, R. (1987). *The inner consultation: how to develop an effective and intuitive consulting style.* Lancaster: MTP Press.

Pauker, S.G., Karriser, J.P. (1987). Medical progress decision analysis. *New England Journal of Medicine 316*(5): 250-258.

Pendleton, D., Schofield, T., Tate, P, et al. (1984). *The consultation: an approach to learning and teaching.* Oxford: Oxford University Press.

Petty, D.R., Knapp, P., Raynor, D.K. et al. (2003). Patients' views of a pharmacist-run medication review clinic in general practice. *British Journal of General Practice 53*: 607-613.

Reveley, S. (1998). The role of the triage nurse practitioner in general medical practice: an analysis of the role. *Journal of Advanced Nursing 28*(3): 584-591.

Rosenstock, I.M. (1974). The health belief model and preventative health behaviour. In: Becker, M. (ed.) *The Health Belief Model and Personal Health Behaviour.* Thorafore, NJ: Charles Slack.

Rotter, J.B. (1954). *Social Learning and Clinical Psychology.* Englewood Cliffs, NJ: Prentice-Hall.

Rousseau, N., McColl, E., Newton, J. et al. (2003). Practice based, longitudinal, qualitative interview study of computerised evidence based guidelines in primary care. *British Medical Journal 326*: 314-322.

Royal College of General Practitioners (1996). *The Nature of General Medical Practice.* London: RCGP.

Shum, C., Humphreys, A., Wheeler, D. et al. (2000). Nurse management of patients with minor illness in general practice: multicentre, randomised controlled trial. *British Medical Journal 320*: 1038-1043.

Silverman, J., Kurtz, S., Draper, J. (1998). *Skills for Communicating with Patients.* Oxford: Radcliffe Medical Press.

Stewart, M.A., Roter, D. (eds.) (1989). *Communicating with Medical Patients.* Newbury Park: Sage.

Stott, N.C.H., Davies, R.H. (1979). The exceptional potential in each primary care consultation. *Journal of the Royal College of General Practitioners 29*: 210-215.

Sullivan, F. Mitchell, E. (1995). Has general practitioner computing made a difference to patient care? A systematic review of published reports. *British Medical Journal 311*: 848-852.

Tate, P. (2003). The *Doctor's Communication Handbook* (4th edition). Oxford: Radcliffe Medical Press.

Virji, A., Britten, N. (1991). A study of the relationship between patients' attitudes and doctors' prescribing. *Family Practice 8*: 314-319.

Walby S., Greenwall, J. (1994). Medicine and Nursing: Professions in a Changing Health Service. London: Sage.

Weiss, M., Britten, N. (2003). What is concordance? *The Pharmaceutical Journal 271*(7270): 493.

While, A. (2002). Practical skills: prescribing consultation in practice. *British Journal of Community Nursing, 7*(9): 469-473.

第4章

独立処方と補助的処方の法的側面

Mark Gagan

　本章では処方の権限を拡大しようとして生じた歴史的変化を明らかにし、独立処方、補助的処方、患者群別治療指示（PGD[*24]）とはどのようなものか、医師以外の処方者がこれらとどのように関わり得るかを述べる。

　また、どのように法律が整備されているか、民法と刑法の違い、治療義務、過失、同意と結果責任といった問題が患者とのインターラクションにどのように影響するかを概括する。さらに、チームワークとコミュニケーションのような専門的な問題についても取り上げる。過去にどのように法律が適用されたかを解説するため、裁判所にもち込まれた事案を取り上げる。看護助産評議会（NWC）や医療専門職評議会（HPC）のような規制団体の役割についても述べる。

　法的問題は多くのプラクティショナーにとって、常に懸念と強い関心の的であるだろう。2007年から2008年の間に国民保健サービス（NHS）訴訟局（NHSLA）には、およそ5,400件の臨床的過失に対する賠償請求と3,380件の非臨床的過失に対する賠償請求が寄せられた。この結果、臨床的過失への賠償として6億3,300万ポンド[*25]が支払われた（NHSLA 2009）。国立患者安全局（NPSA）報告書、「医薬品投与における安全性、国民保健サービス（NHS）

[*24]　患者群別治療指示（Patient group direction, PGD）：緊急性を要する医薬品に限っては、厳格なプロトコールに従い、医師以外の医療専門職（薬剤師や看護師）による要処方せん薬（POM）の投薬を認めること（薬剤使用状況等に関する調査研究報告書（平成26年3月）、医療経済研究機構、p60）。

[*25]　1ポンドは約168円。

における薬物治療の安全性に関するインシデント（Safety in Doses: Medication Safety Incidents in the NHS）」は、2006年のイングランドで80億ポンドをかけて7億3,600万品目余りが処方されたと述べている。この処方規模は非常に大きなものであり、この規模ゆえに薬物治療における過誤の可能性は、すべての薬物治療マネジメントのプロセス、つまり診断し、処方し、調剤し、交付し、医薬品を適切かつ安全に投与することを通じて、かなり大きなものである。

　2006年に、看護師はおよそ550万品目を処方し、薬剤師と共に処方した品目は23,000品目を占めた（NPSA 2007）。これは一般市民（特に社会的に恵まれない人々や、そのため簡単にはプライマリケア施設に行けない人々）がNHSを簡便かつ迅速に利用できるようにする政府政策を受けたものである。

処方に関する法律

　Medicines Act（英国薬事法）1968は医薬品の許可、供給、投与を規制している。
　同法は厚生大臣に対して、適切なプラクティショナーの監督下で使用しないと患者に危険を及ぼす医薬品は要処方せん薬（POM）のリストに記載するよう求めている（Medicines Act 1968 s58（2）(b)、Griffith 2006から引用）。

　同法は医薬品を次の3つの区分で規制する。
- **要処方せん薬（POM）**
　適切なプラクティショナー（医師または歯科医師）の指示によって供給または投与される医薬品、また、看護師や薬剤師、あるいはポディアトリスト（足治療士）、検眼士などその他の医療専門職（AHP）が処方できる一定の承認薬である。
- **薬局販売（P）医薬品**
　登録されたプライマリケア薬局で購入できる医薬品で、薬剤師が販売を監督する。

- **一般販売用リスト（GSL）医薬品**

処方せんも薬剤師による監督も必要なく、通常、小売販売店で入手できる医薬品。

同法は、さらに次のように記載する。
- 適切なプラクティショナーとは「医師、歯科医師または獣医師」である。
- POM の供給には必ず特定の処方せんが必要である。
- POM の処方は、「適切なプラクティショナー」によるものでなくてはならない。

POM は「医師、歯科医師、獣医師」、または「適切なプラクティショナーの指示に従って業務する者」により投与される（Pennels 1999）。
これは「適切なプラクティショナー」と承認された者のみが POM を処方できることを意味する。

Cumberlege 報告は地域看護師に処方権を与えるべきであると結論付けた（DHSS 1986）。この報告の後、第 1 回 Crown 報告は、地域看護師と保健師（HV）が「看護師医薬品集（nurses' formulary）」から処方できることに同意した（DoH 1989）。「看護師医薬品集」からの処方は有益で、数に制限はあるものの、患者、GP（一般診療医）、地域看護師が十分に時間を節約し、費用対効果を上げることができるとした。

Medicinal Products: Prescriptions by Nurses etc Act 1992（National Health Service Act（国民健康保険法）1997（s41）、Medicines Act 1968（s58）、および Medicinal Products: Prescriptions by Nurses etc Act 1992（Commencement No. 1）Order 1994を修正したもの）により、一定の看護師に看護師処方者医薬品集（NPF）（Pennels 1999）として知られた制限リストに収載された医薬品の処方が認められた。看護師、助産師、保健師のための英

[*26] 看護師、助産師、保健師のための英国中央評議会（United Kingdom Central Council for Nursing, Midwifery and Health Visiting, UKCC）：同評議会は2002年に看護助産評議会（NMC）と改名された。看護師登録は過去には Part1 から Part15 に分類されていたが（http://www.nmc-uk.org/Registration/Useful-information/Old-parts-of-the-register/）、2010年に4つのパート（第1章の訳注6を参照のこと）に集約された（http://www.nmc-uk.org/Registration/Useful-information/Registration-qualifications/）。

国中央評議会（UKCC）*26の登録がパート1とパート12の一般看護師、訪問看護師（DN）の資格を有する看護師、パート11の保健師（HV）、さらに高次のトレーニングを積んだ看護師に対してである。

　看護師の処方を導入できたことで、議員らは一層動きを早めた。Pharmaceutical Services Regulations（薬局サービス規則）（1994）によって、薬剤師は看護師が出した処方せんを合法的に受理し、調剤できるようになった（Gibson 2001）。第2回 Crown 報告書（医薬品の処方、供給、投与に関する評価、DoH 1999）は、医薬品の処方、供給、投与のために新しいフレームワークの導入を提案した。この導入によって、多くの患者が各々の特性を基礎として医薬品を受け取れるようになり、医師、歯科医師、DN、HV の処方権は維持され、さらに、新たな医療専門職に処方権を拡大していくと述べられている。

　この動向は Health and Social Care Act 2001（s63）に続き、政府は処方権を薬剤師にまで拡大し、また、拡張医薬品集（extended formulary）を用いて処方する看護師や、SP（補助的処方者）という考え方を導入した。

　2000年には、医薬品を投与する看護師の法律上の曖昧さを解消するために患者群別治療指示（PGD）が導入された。PGD は医療専門職から「プロトコールによる投与」に括られると見なされており、治療を行う前に個々にだれであるかが特定できないような患者群へ医薬品を供給し、投与することについての書面による指示と定義されている（NMC 2006）。

　PGD は処方の形態ではない。また、医療専門職がこの方法で医薬品を供給、投与する前に、受けなければならない特別な訓練はない（DoH 2003a）。さらなるガイダンスは Health Service Circular 2000/026 と Home Office Circular 049/2003中の Controlled Drugs Legislation − Nurse Prescribing and Patient Group Directions から入手できる。

　2005年7月、看護助産評議会（NMC）は、Health Care and Associated Professions Orders 2004/1756 および 2004/1771 により、DN と HV の処方者、拡張医薬品集の処方者の定義を修正し、すべてのレベル1の看護師が看護師処方者になるための訓練を受けられることを承認した。この訓練を受けるためには、一定の専門知識、コンピテンシー、スキルを備えたレベル1の看護師であることが求められる（NMC 2005）。

IP（独立処方者）とSP（補助的処方者）の定義

「独立処方」とは診断前か診断後かのいずれかの状態にある患者を評価し、処方を含めて必要な臨床マネジメントを定めることに遂行責任と結果義務をもつプラクティショナー（医師、歯科医師、看護師、薬剤師）による処方のことである。Medicines Act（英国薬事法）の中で使われる用語は「適切なプラクティショナー」であり、「患者とのパートナーシップ（協働関係）に基づいて（中略）まず始めに患者を評価し、その評価を解釈し、安全で適切な治療と継続的なモニタリングのプロセスを定めることが求められる。IPは、少なくとも、患者のケアに関わるこれらの要素に遂行責任と結果責任を負う」（DoH 2006）とされる。

Medicines and Human Use（Prescribing）（Miscellaneous Amendments）Order 2006と関連する医薬品規制の修正により、独立処方コースを修了した看護師は自らの臨床能力の範囲であらゆる病状の患者にあらゆる承認医薬品（いくつかの規制薬物（CD）を含む）を処方することができるようになった。薬剤師にも同じような独立処方の考え方が導入された。ただし、地域薬局はスケジュール5のCDを販売できるものの、薬剤師のIPはいずれのCDも処方できないという大きな違いがある（DoH 2006）。

補助的処方は、「補助的処方を目的として、医師または歯科医師であるIPがSPと任意のパートナーシップを結び、患者を特定した臨床マネジメント計画（CMP）を患者の合意のもとで実施すること」と定義される。

看護師、薬剤師、その他の医療専門職（AHP）であるSPは、患者を特定して医師と合意したCMPに基づくならば、合意されたCMPに記載されたあらゆる医薬品（CDと未承認医薬品を含む）をどのような病状にも処方することができる（DoH 2006）。

イングランドとウェールズにおける法制度

法律には基本的に2つの分野がある。民法と刑法である。

民法は一般に損害または被害を被った人（原告）が、その損害または被害を引き起こしたと原告が信じる相手（被告）を訴える紛争を取り扱う。これは「不法行為」あるいは私的権利侵害と呼ばれ、過失や、同意を欠くことによる暴行[*27]が含まれる。

　この請求が証明されれば、被告には賠償責任が生じ、でき得る限り事態を改善するために、損害賠償金を支払わなければならない。

　刑法は国家に対する犯罪に絡み（一個人というよりは国民の法律であり）、一般に被告を訴えるのは国家主権である。

　また、法律によってすべての訴訟を処理する民事と刑事の裁判所の仕組みがある。

　民事裁判所では、すべての証拠が裁判官の前に提出され、裁判官は法廷で提示する証拠を決定する。刑事事件では、その多くが下級裁判所から始まり、申し立てられた犯罪の重さによって上級の裁判所へ移行し、必要に応じて、証拠は裁判官および陪審員に提出される。陪審員は彼らの前に提出された証拠に基づいて、申し立てられた犯罪について被告が有罪であるか否かを決定する。

法源

　国法は、主として2つの手段を用いて制定される。

制定法

　制定法とは国会制定法のことで、討議を含めて定められた手順を経て下院から提出され、上院に送られる。通常、法案（最終的に議決されまで法律はこのように呼ばれる）が最終的な討議のために下院に戻されるまで、上院でさらに討議され、修正の要求が出される。これらの討議が終わると、法案は国王の裁可（現国王による法案の承認と署名）を受け、法律として成立する。

[*27] 正当な医療行為であったとしても、患者からの同意を得ていない侵襲行為の実施は暴行である。

コモン法（時に判例法として知られる）

　特定の事件を取り扱える国会制定法が存在しない場合は、過去に裁判官によって下された類似の判例を探す。

　「判例」という法律用語は、過去の事案と類似の事実および類似の進行プロセスをたどる事案は「前例にならう」方式で処理されるべきであるとするものである。このシステムは法制度の中で判決を下す裁判所の位置付けが高いほど、下級裁判所はその判決に拘束されるという前提で機能する。イングランドとウェールズ法下の最高裁判所は、伝統的に上院（House of Lords）であり、その決定にはすべての下級裁判所が従うこととされていた。2009年10月、司法制度の最高裁判所として最高法院（Supreme Court）が上院に取って代わった。しかし、英国はEU（ヨーロッパ連合）の加盟国であり、場合によってはEU法に従わなければならないため、特定の事案が欧州司法裁判所（European Court of Justice）に提訴され、最高法院の決定が覆るかもしれない。裁判官が一定の手順に従うという事実は、特に過失や標準的な注意義務（duty of care）が考慮されなくてはならない事案において、医師以外の処方者に密接に関係してくる。

過失

　過失を証明するためには、原告は下記の基準を満たさなければならない。
- 被告（例えば、医師以外の処方者）は原告に注意義務を負う。
- 被告は適切な治療を行わないことで、この注意義務に違反した。
- 注意義務違反は原告の被害を引き起こし、その被害は注意義務違反の結果として合理的に予測できる。

　それゆえ、被告の作為または不作為により、原告が治療を受ける前よりも病状が悪化したか否かの蓋然性[*28]を立証する義務は、原則的に原告側にあ

[*28] 作為（不作為）の蓋然性（balance of probability）：問題となっている作為または不作為が存在した可能性のほうが高いこと。

る。原告が被告に過失があったことを証明するために、この3つの基準のどれか1つでも満たせなかった場合は、被告に対する申し立ては成立しないし、賠償についてのいかなる権利も得られないだろう。刑事事件の立証基準は民事事件の場合よりも高く、人が特定の行為で有罪であると「合理的な疑いの余地なく立証」しなくてはならない。

注意義務[*29]

　原告は、被告が原告に対して相当の注意義務を負う蓋然性を証明しなければならない。注意義務を定める判例としてはDonoghue v Stevenson［1932］AC 562を挙げることができる。原告はカタツムリの死骸の一部が入ったジンジャービールを飲み、その結果、胃腸炎になったと訴え、判決は原告が被った損害は被告である製造業者の責任であるとした。この判例は人の作為や不作為から影響を受けることが合理的に予見される何人(なんぴと)に対しても注意義務が生じるという「近傍原則」（neighbour principle）を生み出した（Hendrick 2000）。カタツムリの残骸の入ったジンジャービールはプラクティショナーの日常業務と何の関係もないように思われる。しかし、2つの事柄の間に関連がないように見えたとしても、判例は一連の状況全体について適用されることを忘れてはならない。

　いったん、注意義務が成立してしまえば、次にプラクティショナーが責務を重んじず、義務を履行しなかったことを示さなければならない。また、プラクティショナーの行為は、そのコンピテンシーが許容水準に達していたかどうかが審査されなければならない。

　治療の法的基準は、古くBolam v Friern Hospital Management Committee［1957］WLR 582の判例で定められている。この判例は重要で、「特定の高度な能力を有する医師ら（medical men）が作る責任ある団体によって、適切であると受け入れられている慣例に従って行動している限り、医師には

[*29] 注意義務（duty of care）：一般的には「自分の利益のために自分のことを行うのと同等の注意を払う義務」または「同様の立場や状況にある通常の注意深い者がもつであろう程度の注意を払う義務」であるとされている。

過失の責任はない」という有名な法的言明を記している。

　この言葉は、今では古風に聞こえるかもしれない。しかし、その意味するところはきわめて重要である。裁かれるのは「医師ら」ではなく、看護師、薬剤師、助産師、地域のプラクティショナーであるかもしれない。職種名が重要なのではない。彼らの業務が監視されていることが重要なのである。これはプラクティショナーにとって重要な基準であり、同僚の標準に照らして裁かれることを意味する。裁判所が審査を設ける可能性はあるが、審査に合格したかどうかを決定するのは専門職である。これは原告側よりもプラクティショナー側に有利であるように見え、長年にわたる議論を引き起こしている。この状況は上級裁判所の裁判官によって問題視され、専門職集団の証拠を検討する場合には、ある程度の懐疑心をもつことが大切であるとされた。

　「医師が最善を心得ている」という考え方は、ことに Bolitho 事件後には、もはや確実な「信頼に足る保証」ではなくなった。この事件は幼児の治療に関わるもので、訴えによれば、幼児に付き添うことが求められていたにもかかわらず、これを行わなかった医師の過失によって幼児が傷害を被ったとされた。幼児の病状は極めて深刻であったため、たとえ担当医師がその幼児に挿管したとしても、まず無傷で生き延びることはあり得なかったと主張された。

　裁判当時の専門職は、これは起こり得るアウトカムであるとした。しかし、裁判官は専門職の解釈に納得せず、論理的で正当と認め得るエビデンスに基づく行為に焦点を当てるべきであるとした（後の記述を参照のこと）。

　過失を立証するプロセスでは、最終的にプラクティショナーの作為の結果として損害あるいは傷害が生じたかが問われる。

　プラクティショナーによる作為（または不作為）が不適当であり、プラクティショナーの作為の結果として損害あるいは傷害が起こり得ると合理的に予見できることが示されるなら、過失の訴えは十分に認められるといえるだろう。それゆえ、プラクティショナーは損害（財政上の賠償と、恐らく双方の訴訟費用）を賠償し、さらに雇用主から懲戒処分される可能性がある。

　法的状況は、ある場合にはたいした問題ではないかもしれない。例えば、過失の訴えを裁判所が支持しないなら、プラクティショナーに法的責任はな

い。しかし、専門職による治療の標準は、登録者の専門的能力を調査したい規制団体（看護助産評議会（NWC）、医療専門職評議会（HPC）、王立薬剤師会（RPSGB））の関心を引く可能性がある。それゆえ、プラクティショナーが刑事犯罪や民事犯罪を犯すことはなかったとしても、プラクティショナーの作為の結果として同業者の評判を失墜させたと規制団体が認める場合には、結果的に（登録抹消を含む）制裁が行われることがあり、それは、プラクティショナーが継続的に雇用されるかどうかに極めて大きな影響を与える。

薬剤師が処方されたプレドニゾロン錠ではなくβ遮断薬を投与してしまった最近の事例では、患者が間違ったラベルを貼付した医薬品を服用して死亡した。薬剤師は実刑判決の可能性に直面したが、医学的証拠は患者が自然死であったことを示した。薬剤師は患者の死亡に対して無罪判決を受けたが、裁判後、王立薬剤師会を脱退し、結果的に薬剤師として働くことはできなくなった。

さらに、看護師処方者がその夫にシルデナフィルを処方し、看護師登録簿から削除された事例がある。彼女は夫の電子記録を書き換え、現状の薬物治療との整合性（相互作用など）をまったく確認しなかった（実際には存在していた）。この作為は、いくつかの倫理的規範と法的規範に違反するだけでなく、業務における看護助産評議会の規律（NMC 2008）の多くにも違反していた。彼女は、結果的に看護師登録を抹消された。

チームワーク

補助的処方におけるIP（独立処方者、医師または歯科医）とSP（補助的処方者）の連携は任意に継続される。専門職同士の業務連携は緊密であることとされ、「適切な処方行為は、インフォームド・コンセントを確実なものにするため、患者を対等なパートナーと見なさなければならない」（the Task Force on Medicines Partnership 2002, cited in NPC 2003）ことに注目しなければならない。ほとんどの法的機関は公開と共有を奨励し、透明性のある方法（62ページの「同意」を参照）で患者に携わる意志を示している。

責任

処方で連携する医療専門職（処方パートナー）は、認可された補助的処方を確実に進められるように、透明性のある協調的な方法で協働しなければならない。これは次のことを意味する。
- IP（独立処方者）は医師または歯科医であること。
- SP（補助的処方者）は登録看護師、登録助産師、登録薬剤師あるいは補助的処方を実践できるその他の医療専門職（AHP）であること。
- 患者の氏名と特定の病状が記載された臨床マネジメント計画（CMP）があり、補助的処方を始める前に、この臨床マネジメント計画にIPとSP双方の同意が記録されなければならないこと。
- IPとSPは同じケア記録を共有し、調査し、利用すること（NPC 2003）。

これらの必要事項は看護助産評議会（NMC）規則（NMC 2008）にも反映され、次のように記載されている。

「チームで協調的に働き、同僚のスキル、専門技術、貢献を尊重しなければならない」、「同僚に助言を求め、適切ならばその助言を受け入れなければならない」、「あなたのケアにだれかの利害が絡む場合には、別のプラクティショナーを紹介しなければならない」。もちろん、処方者は看護師ばかりではない。これらの必要事項は最善の業務を行うために欠くべからざるものであり、すべてのプラクティショナーが取り組むべきものである。

SPが絡む過失が生じた場合、この過失を「個々の責任」ではなく「チーム」として弁明するのは妥当ではない。法律には、「チームの責任」のようなものは存在しないからである。

このことをPrendergast v Sam Dee［1989］Med LR 36の判例が示している。医師はAmoxilを処方したが、筆跡が非常に読みにくかったため、薬剤師はDaonilと読み、患者に投与した。残念なことに、患者は医薬品を服用し、この過失の結果、脳に障害が残ってしまった。裁判所は原告を支持し、139,000ポンドの支払いを命じた。医師には25％の責任がある（このため、賠償総額の25％を支払わなければならない）とし、一方で薬剤師が残りの

75％を支払った。最善の業務とは、それぞれのプラクティショナーが一連の業務の中で行った各自の行動に専門的な結果責任もつことである。看護助産評議会規則（NMC 2008）は次のように記載する。

「専門職として、業務中の作為および不作為について個人的な結果責任があり、いつでも自分自身の行った決定を正当化できなければならない」。

これは一連の業務中になされる決定を正しいと主張できることの重要性を明確に示している。迅速かつ適切に提供される研究に基づいた治療は、患者への治療提供に対する「ゴールドスタンダード（至適基準）」のアプローチになりつつある。

Bolitho v City and Hackney Health Authority [1997] 4 All ER 771 HL の判例では、幼児が心停止によって脳障害を被った。主要な争点の1つは、医師が幼児（同日午後の事件前、2箇所の明らかな気道閉塞を起こしていた）に挿管を怠ったことが実際に心停止に結びついたかどうかであった。挿管しなかったことが不当な行動（不行為）と見なされた場合、医師が幼児に対して十分な注意義務を払わなかったことを意味するのだろうか。

幼児に挿管しないことが妥当であるとする専門職意見が大勢を占めており、医師はBolam基準に照らして責任がないとされた。

この事件以後、裁判官は専門職の意見を、その言葉通りに受け入れることを慎むようになった。専門職の意見を支持する論理的で確かなエビデンスがなければならない。

2001年、Woolf裁判長は（おそらくBolam基準を考慮し）「医師が最善を心得ている」というフレーズを「合理的、論理的に行動し、事実を正しく把握しているなら、医師が最善を心得ている」と言いなおすべきであろうと述べた（www.maxfac.com 2001）。これはプラクティショナーが（暗に彼らが専門職であるから）最善を心得ているという考え、また、それが彼らのいうことを信じる十分な理由であるという考えに真っ向から異議を唱えるものである。そして、すべてのプラクティショナーに、全面的な結果責任をもち、厳しい試験にも耐えられる確かな基準で自らの治療、あるいは自らの作為と不作為を正当化できるよう要求するものである。看護助産評議会規則（NMC 2008）はこの点で極めて明快で、「最善の利用可能なエビデンスと最善の行動によってケアを提供しなければならない」、また、「直接的な監督なしに働

く場合には、安全かつ効果的な業務のための知識とスキルをもたなければならない」としている。

　日常の業務と生涯学習は密接に関わり、また、業務に対してエビデンスに基づく研究が応用される。連日のように新しい手法が導入されるケアは躍動的で、プラクティショナーの知識も留まったままではいられない。法律はプラクティショナーが業務に対して最新の知識をもっていることを証明するよう求めている。このことは、Hendrick（2000）[*30]に引用されたGascoigne v Ian Sheridan and Co and Latham [1994] 5 Med LR 437の判例によって証明されている。この判例では、特定領域の専門知識に影響を及ぼすような技術変化に遅れをとらない責任が専門医に問われた。裁判官は、専門職が重要な技術変化を認識する義務はあるが、これは手間がかかり、維持するのが難しいと証明されるであろうことから、すべての起こった変化に精通している必要はないことを認めた。

　医師以外による処方の分野では、政策措置と法改正、そして新薬がめざましい速さで現れるため、これらすべての変化を直ちに知ることは不可能である。しかし、知識と業務を定期的に刷新することは、雇用者と一般大衆の期待するところである。こうした刷新は、殊にプラクティショナーが処方する製品が乱造によって、あるいは不適切な投与や不十分な説明によって、患者に危害を及ぼすような場合に重要である。

Consumer Protection Act（消費者保護法）1987

　この法律は欠陥のある製品で損害が生じた時、訴訟を起こすために利用できる。ここで欠陥とは次のように定義されている。「製品の安全性が一般的に当然期待されるようなものでないならば、その製品には欠陥がある」（Dimond 2002に引用された消費者保護法1987）。原告は被告が不注意であったというよりも、欠陥のある製品を処方したことを証明しなければならない。

[*30] Law and ethics in nursing and health care, Judith Hendrick, Nelson Thornes, 2000

この法律は、なんらかの欠陥が見いだされ、患者に損害が生じるような手当や医薬品投与を行う処方者は、この法律のもとで欠陥のある製品の提供に対して潜在的に責任を負わねばならないことを示している。製品の提供者はIP（独立処方者、医師、看護師、薬剤師）やSP（補助的処方者、看護師、薬剤師）である。それゆえ、彼らが業務する組織内の提供システムを理解することや、製品をその提供元まで追跡調査できるようなチェックシステムを用いる必要があることを意味する。

あらゆる場合で、プラクティショナーは供給される製品に豊富な知識をもち、その使用に関わるどんな問題も認識していなければならない。こうした問題の発生状況と共に、使用中に遭遇する実際の問題や潜在的な問題を迅速かつ正確に記録しなければならない。訴訟になった場合には、製品の使用法、保管法、廃棄法、予想される副作用などを患者と確認し、製品について患者に述べたことや示したことを丹念に記録することが、患者に情報を伝える妥当な注意を払っていたと示すことになる。

また、プラクティショナーは医薬品の副作用や医療機器の欠陥を関係当局へ通知しなければならない。医薬品・医療製品規制庁（MHRA）やヒト用医薬品委員会（CHM）は医薬品や医療機器の安全性に責任をもち、欠陥が見つかった製品を速やかに告知し、回収しなければならない。最も良く知られた方法は医薬品の副作用を通知する「イエローカード（Yellow Card）」制度で、副作用に苦しむ人は直ちに当局に届け出ることができる。このシステムには医薬品の危険性を速やかに通知することによって、医薬品の品質と有効性を高めることが期待されており、患者の安全性を高めるための手段が講じられる。

同意（Consent）

同意に対する裁判所や規制当局の要求はとりわけ厳しい。同意を得ずに治療したプラクティショナーの処罰を決定するために役立つ重要な判例がある。そうした判例の1つにScholendorff v Society of New York Hospital [1914] 105 NE 92がある。Cardozo裁判官は正常な精神状態の成人には（処

方薬の服用を含めて）治療を受ける、または拒否する権利があることを確立した。治療を強いることは、（裁判所命令によって許可されない限り）権利侵害の罪を犯すことで（暴行や殴打ですら）あり、こうした行為でプラクティショナーが起訴される可能性がある。

　この判例はアメリカ合衆国の法律によるものであるが、アメリカ合衆国やイギリスとウェールズで用いられている法制度は非常に似ているため、こうした判例がまれにイギリスとウェールズの法律による判決を支持したり、情報提供したりするのに用いられる。「Cardozo判決」はそうした判例の1つである。すべての医療規制団体はその登録者（登録された医療専門職）らに治療に入る前に、関係する患者からインフォームド・コンセント（必要な情報開示と説明に基づく同意）を得ること、インフォームド・コンセントによって医療過誤の申し立てから身を守ることを強く求めている。看護助産評議会（NWC）規則（NMC 2008）は「治療あるいはケアを始める前に、確実に患者の同意を得なければならない。そして、治療あるいはケアを受け入れるか否かの患者の権利を尊重し、支持しなければならない。」と述べている。

　プラクティショナーが同意を得る場合に、その同意が確実で、インフォームド・コンセントであることを認識しなければならない。そうでなければ、得られた同意は無効とされ、法律的にも認められない。得られた同意は自由意思によるものであり、その与えられた情報を理解し、記憶できる法的な行為能力者によってなされたものでなければならない。そのうえで、必要な情報開示と説明に基づいて治療を選択することができる。患者は治療を拒否することもあり得る。たとえプラクティショナーにとっては理屈に合わないものと映るとしてもである。

　この拒否する権利はRe C（adult-refusal of medical treatment）［1994］1 All ER 819の判例によって支持されている。この判例は特殊病院に閉じ込められた患者Cに関わるものである。彼は足に壊疽ができてしまい、医療専門職は治療しなければ死亡する可能性があるという意見で一致した。患部の切断が推奨される治療であった。Cはこの治療を受けることを拒否し、病気にもかかわらず、手術が必要とされた理由と切断を拒否したことで起こり得る結果を理解していることを立証してくれるよう裁判所に申し立てた。

彼をケアする医療専門職の心配にもかかわらず、裁判所は彼の願いを認め、手術を拒否する法的な行為能力があると判決した。このような判決は医療専門職を苦しめるだろうが、それでも患者の自主性は尊重されなければならない。

この判例はプラクティショナーと患者が率直で誠実なコミュニケーションをとることの重要性を示している。プラクティショナーは患者に処方される処置や、治療に対する患者の理解度を忠実に評価し、提供した情報やインターラクションを注意深く記録することが推奨される。

患者は信頼できる正しい情報を求める権利があり、望むならば、さらに説明を求め、セカンド・オピニオンを求める権利がある。

どのくらい患者に情報を与えるべきかを考えることは重要である。基本的には、患者が実施される治療のプロセスで起きるリスクを、インフォームドされた（必要な情報開示と説明に基づいた）選択ができるように十分な情報を与えなければならないと考えられている。

いったんこうした情報が患者に提供され、検討され、患者が自由意思により治療に対して同意したならば、プラクティショナーは同意のない治療をしたとして告発されることはない。患者とプラクティショナーによりどのような情報が議論され、同意されたかを示す、簡潔に、事実に基づいて同時的に書かれた記録は、混迷が生じた場合や後日紛争が起きた場合に有効な防衛手段となる。

こうした判例が、原告が手術の潜在的なリスクについて知らされなかったと主張した McLennan v Newcastle Health Authority [1992] Med LR 215 で与えられた。

被告となった外科医は当時、患者に潜在的リスクを伝え、計画された手術を受けることの意味を理解したことを示す記録を作成していた。裁判所は患者記録の記載に基づいて外科医の勝訴とし、原告は敗訴となった。

Chester v Afshar [2004] UK HL 41 [2004] 3 WLR 927の判例は、治療のリスクに関する説明の重要性を明らかにしている。原告は腰痛に苦しみ、著名なコンサルタント脳神経外科医である Afshar 氏に相談した。相談の中で、医師は手術（彼女の場合、3つの椎間板を除去しなければならない）の予想される結果を説明し、1～2％の可能性で「馬尾症候群」（麻痺と下肢

機能の喪失につながる）を引き起こすかもしれないと述べた。原告はそれがどれくらいの可能性なのかを尋ねたが、外科医の申し立てによれば次のように答えたという。「そうですね、私はまだ麻痺した人を見たことがありません」。この発言は判決を下すに当たり、欠くことのできないものとみなされた。原告は後に、もし自分が適切に（彼女が感じたように、軽率にではなく）馬尾症候群の危険性に気づいていたならば、その後、手術の前までに少なくともセカンド・オピニオンや、この件をじっくりと相談する機会を求めたであろうと述べている。手術に関して臆病になっていたにもかかわらず、彼女は手術に同意した。残念なことに、その危険性は現実のものとなり、脊柱の運動神経機能と知覚神経機能の両方をL2レベル（腰椎の2番目の椎骨）以下で失い、麻痺が残った。彼女は医師によって与えられた情報が、その情報に基づいた決定を下すことができるだけの適切な基準を満たしていなかったと裁判所に申し立てた。繰り返すが、患者の理解力、ことの結果を比較考量する能力、処方された治療の手順に関してインフォームドされた判断を下す能力を適切に評価することがきわめて重要である。こうした情報が説明されていたこと、患者が潜在的なリスクについて理解していると述べた事実を同時的に記録し、可能であれば一層の明確化のためにケア記録に患者の署名をもらったほうがよい。そうすれば裁判において、いかなる時でも治療を正当化できるに違いない。

　何人も別の成人のための治療に同意することはできないという確固たる原則がある。したがって、妻は夫に関して、姉は弟に関して同意することはできない。本人が同意できない場合、例えば、昏倒や頭部外傷による意識喪失の場合には、プラクティショナーは患者の「最大の利益（the best of interest）」となるように、治療を開始または中止する決定を下さなければならない。この「最大の利益」は患者の近親者から知らされるかもしれない。彼らは医学的介入に関して患者が望んだであろうこと、あるいは決して望まなかったであろうことを伝えるかもしれない。しかし、「最大の利益」として動くのはプラクティショナーの決定であって、近親者のものではない。

　時には、医療チームと近親者が将来に向けて最善の方法に同意できない場合や、プラクティショナーと近親者の間にはなはだしい倫理的な意見の不一致が生じる場合がある。こうした場合には事態を前進させるため、最終的な

判断を裁判に委ねることがある。

「最大の利益」を理論的根拠として、裁判所が患者の特定の希望に反する治療命令を下すことが知られていないわけではない。Re MB（adult-refusal of treatment）[1997] 2 FLR426 CA の判例は、裁判所が緊急事態をどのようにみるか、また、どのように患者を「無能力者」であると決定するかを明らかにした。患者は特定の要因（苦痛や医薬品への恐れ）によっては、治療を受け入れることや拒むことなどの（インフォームドされた）決定を下せない「無能力者」となり、そうした状況で裁判所は患者の「最大の利益」に基づいて治療を命令することができることを示した。この判例は帝王切開による出産に関するものであった。母親はもともと手術に同意していたが、皮下注射で麻酔をしなくてはならないと気づくとすぐに同意を撤回した。母親には「針恐怖症」があり、彼女はいかなる時でも注射されたくないと譲らなかった。裁判所は彼女に手術を受けるよう命じ、スタッフには彼女の明確な同意なしでも、手術のために必要なあらゆる手段を講じることができると命じた。子供は無事に産まれた。個人の希望を覆す手続きが裁判所によって軽々に採られたわけではなく、この事案では事態の緊急性が強調された。

Mental Capacity Act（意思能力法）2005の成立後、最終委任者（Lasting Powers of Attorney, LPA）と呼ばれる人々は、患者へのヘルスケアを決定することができるようになった。いつの日か自分自身に対する意思決定ができなくなった場合、患者は指名したLPAに自分への治療について決定することを望む旨をあらかじめ署名する。LPAは終末期の決定（生命維持の中止など）はできないが、日常の治療の問題ではその開始に先立って彼らの同意が必要となる。医療スタッフは、紛争がある場合には、保護法廷（Court of Protection）に事案を委ねる。この法廷では無能力者の「最大の利益」となる治療に関する最終決定が下される。

より最近の事案

最近、同一の注射器、ネブライザー、さらに皮下注射器内での医薬品混合に関する問題でひどく驚かされたことがある。その業務は長い間、何の問題

もなく行われてきた。しかし、公認理学療法士協会（CSP）は最近になって医薬品混合に関わる問題を解明するよう求められ、CSP職員は直接的にMedicine Act（英国薬事法）1968に違反する医薬品混合の可能性に直面し、途方に暮れている。

別の医薬品の投与のための溶媒であるような医薬品の混合は、この医薬品が適切な溶媒（すなわち、塩化ナトリウム0.9％や注射用水）と認められるものならば、合法である。しかし、これら2つの医薬品のどちらも溶媒でない場合には、2つの医薬品の混合によって生じる物質は、英国薬事法のもとでは新物質であり、（その製造が許可されていないのであるから、）無許可医薬品となる。CSPは、これを投与すればプラクティショナーは刑事訴訟に直面する可能性があるだろうと述べた。こうした法律の「はざま」にさらされたのは理学療法士だけではない。すなわち、多くの医薬品が注射器で投与され、必然的に別々の医薬品の混合が生じるため、地域におけるケア、特に緩和ケアの分野で違法行為となる危機性があることを意味している。日々の治療に与える混乱の可能性は甚大であった。

医薬品・医療製品規制庁（MHRA）は、公益性の観点から、明らかに無視できないほどに不適切である事案を起訴するのではない限り、緩和ケアにおける医薬品の混合は起訴されないことを原則とする宣言を出した。あいにく、日常的に多くの医薬品（緩和ケア領域以外でも）が混合され、使用されているが、同庁が「緩和ケア」を起訴の例外としたのみであったため、多くのプラクティショナーはまだ法律違反に陥る危険性を有している。この問題をいかにして解決するかについて関係者の支援を求める協議プログラム（MLX 356）が発表された。

2009年7月、医薬品・医療製品規制庁は十分に確立された治療方法の一部として、医薬品を混合するプラクティショナーに向けてさらにガイダンスを発表した。このガイダンスは、提供された治療が患者に「最大の利益」をもたらし、従来から確立されている業務と一致しているならば、プラクティショナーは同庁によって起訴されないであろうと述べている。もちろん、これは過誤を犯したり、医薬品の処方で注意義務を怠るかもしれないプラクティショナーに対して、文字通り「窮地を脱する」カードとなるわけではない。医薬品・医療製品規制庁は法的措置をとるか否かを決める前に、注意を

引いた事案を単一の基準で検討すると述べた。この内容は、本質的に緩和ケアに従事するプラクティショナーと同じである。こうした変化を可能にしたMedicines Act（英国薬事法）1968の概要を次に示す。

　制定後40年を経て（まさにその時代の産物であった）Medicines Act 1968を見直すことは、その制定時には想定されることのなかった医薬品や処方に関わる変更のすべてを包含し得る新しい法律を作る機会であることを意味する。

　過去数年にわたる医師以外による処方の状況は驚異的にみえる。包帯の処方から、医薬品の供給、投与の新しい仕組みとしての患者群別治療指示（PGD）の開発、そして看護師と薬剤師のIP（独立処方者）の出現に至るまで、医師以外による処方は、患者が一層、速やかに、安全に、優れた医薬品を入手できるようにすることで、患者の利益を決定的に向上させた。

　薬物治療をさらに速やかに受けるための最後の課題が残されている。Misuse of Drugs Act（薬物乱用法、現在修正中）が修正されれば、英国中のすべてのIPは、あらゆる状況において、その能力に応じて、すべての規制薬物（CD）を処方することが許可されるだろう。したがって、CDを処方する意思と能力のあるIPにすべての英国医薬品集（BNF）が公開されるだろう。これは政府の中に、とりわけ薬物乱用法を規制する当局の前向きな考え方を必要とするだろう。最終的な規制緩和によって、近い将来、高度に訓練された能力のあるIPにより、一層、速やかで安全な医薬品の提供が可能になるだろう。

事例名

Bolam n Friern Hospital Management Committee［1957］WLR 582
Bolitho v City and Hackney Health Authority［1997］4 ALL ER 771 HL
Chester v Afshar［2004］UK HL 41［2004］3 WLR 927
Donoghue v Stevenson［1932］AC 562
Gascoigne v Ian Sheridan and Co and Latham［1994］5 Med LR 437
McLennan v Newcastle Health Authority［1992］Med LR 215
Prendergast v Sam Dee［1989］Med LR 36

Re C (adult - refusal of medical treatment) [1994] 1 All ER 819
Re MB (adult - refusal of treatment) [1997] 2 FLR 426 CA
Scholendorff v Society of New York Hospital [1914] 105 NE 92

法令名

Medicines Act 1968
Consumer Protection Act 1987
Medicinal Products: Prescription by Nurses etc. Act 1992
National Health Service Act 1997
Pharmaceutical Services Regulations 1994
Health and Social Care Act 2001
Mental Capacity Act 2005
Health Service Circular 2000/026
Home Office Circular 049/2003
Healthcare and Associated Professions Orders 2004/1756, 2004/1771
Medicines and Human Use (Prescribing) (Miscellaneous Amendments) Order 2006

参考文献

Department of Health (1989). *Report of the Advisory Group on Nurse Prescribing (Crown Report)*. London: HMSO.

Department of Health (1999). *Review of Prescribing, Supply and Administration of Medicines (Crown Report)*. London: HMSO.

Department of Health (2003a). Patient Group Directions (PGDs). www.dh.gov.uk/nonmedicalprescribing (accessed 1 June 2009).

Department of Health (2003b). Clinical Management Plans (CMPs) www.dh.gov.uk/supplementaryprescribing (accessed 1 June 2009).

Department of Health (2006). *Medicine Matters. A Guide to the Prescribing, Supply and Administration of Medicines*. London: HMSO.

Department of Health and Social Security (1986). *Neighbourhood Nursing: a Focus for Care (Cumberlege Report)*. London: HMSO.

Dimond, B. (2002). *Legal Aspects of Nursing* (third edition). Hemel Hempstead: Prentice Hall Publishing.

Gibson, B. (2001). Legal and professional accountability for nurse prescribing. In: Courtenay, M. (2001). *Current Issues in Nurse Prescribing*. London: GMM Ltd.

Griffith, R. (2006). Accountability and the nurse prescriber. *Nurse Prescriber* 4(9): 365-370.

Hendrick, J. (2000). *Law and Ethics in Nursing and Health Care*. Cheltenham: Stanley Thornes Publishers Ltd.

National Health Service Litigation Authority (2009). www.nhsla.com (accessed 1 June 2009).

National Patient Safety Agency (2007). *Safety in Doses: Medication Safety Incidents in the NHS*. London: NPSA.

National Prescribing Centre (2003). *Supplementary Prescribing. A Resource to Help Healthcare Professionals to Understand the Framework and Opportunities*. Liverpool: NPC.

Nursing and Midwifery Council (2005). *Circular 30/2005*. V100 nurse prescribers. London: NMC Publications.

Nursing and Midwifery Council (2006). *Standards of Proficiency for Nurse and Midwife Prescribers*. London: NMC Publications.

Nursing and Midwifery Council (2008). *The Code Standards of Conduct, Performance and Ethics for Nurses and Midwives*. London: NMC Publications.

Pennels, C. (1999). Nurse prescribing. When is prescribing not prescribing? *Nursing Times* 95(23 Suppl): 10–11.

第5章

独立処方と補助的処方における倫理的問題

John Adams

　倫理は高い規範で行動するよう促すものであり、一般の人々はこうした高い規範を医療専門職がもつことを当然のことながら期待する。民主的な社会では、常に法律と倫理が密接な関係をもたなければならない。国会議員は法律を作り、裁判官は法的決定を下す。法律も法的決定も裁判所で執行されるものである。一方、倫理学者は時間をかけて、法的決定の意味を熟考し、行動が合理的で首尾一貫した原則によって導かれる方法を探る。法律学者と倫理学者は絶えず対話し、自身の関心事を明らかにするために互いの規範を用いるよう努めている。したがって、本書のような医療専門職に対する教科書の多くが、法律と倫理の両方の議論を結びつけることは驚くに当たらない。

　倫理の中心には、専門的実践によって生じるジレンマを熟慮するプロセスがある。倫理が貢献できるのは、未解決の問題を解くために役立ちそうな、また、原則が最も重要視される一貫したガイダンスを与えるような一連の理論的な手段やフレームワークを提供することである。したがって、倫理は、処方実践で直面するジレンマに対して、「正しい」答えを出すような単純な仕組みを提供するものではない。それは適切で適正な結論というよりも、むしろ議論の出発点である。現代社会の医療における専門的実践では、複雑に競合するニーズと利害のバランスをとる必要がある。この種の倫理的な探求と議論に医療専門職がどのように関わるかは、彼らがこの熟慮のプロセスをどの程度有用なものであると感じるかに大きく依存している。

　処方権限をもつことにより、次のような倫理的に配慮すべき重要事項が生

じる。インフォームド・コンセントを得る必要、機密保持を尊重する必要、稀少資源の配分を決定する必要などである。処方の倫理的考察の中心にあるのは、処方者と患者の間の力の不均衡である。一方が他方よりも強い力をもつ場合、その状況を乱用する可能性が常に存在する。重要であろう薬物治療を受ける機会をコントロールする力は、頻繁に評価され、熟慮されなければならない。

倫理的なフレームワーク

主観的倫理

　多くの場合、倫理的に意思決定することは、本来良心に耳を傾ける単純なことであると論じられる。倫理的なジレンマに直面した時に、何が「正しい」行動であるかは、だれもが本能的に知っていると信じられている。良心の力を否定したい者はいない。幾世紀にもわたり、勇敢な人々は自らに多大な犠牲が及ぶ場合でも、良心の命令に従うよう強いられるのを感じてきた。今日でも、医療サービスに関わる幾多の「内部告発」は良心の主観的な導き（ガイダンス）によって動機付けられている。倫理的な意思決定に対する主観的アプローチには疑う余地のない力があり、これを弱めることは望まないものの、こうした主観的アプローチには重大な欠点があることを認識しなければならない。倫理に関わる主観的アプローチが提起する根本的な問題は、一貫性を欠くこと、ガイダンスとして信頼するに足る合意された原則がないかもしれないことである。処方者が患者の機密保持の必要を躊躇せずに無視したり、良心に従ってインフォームド・コンセントを省くというなら、議論は概ね無駄に終わる。諺にもあるように、良心に理由などないのである。したがって、良心の導きに従う能力は医療専門職に大いに望まれる特性ではあるが、それだけでは不十分である。医療専門職が自らの行為を判断するために参照すべき外部のフレームを確保できるように、客観的な外部基準が必要である。

パターナリズム (paternalism)

　パターナリズム（文字通り「父親のように振舞うこと」で、事前にインフォームド・コンセントを得ることなく、患者にとって最大の利益と思われる決定を下すこと）は伝統的に西洋医学を支配してきた。比較的最近まで、医療専門職は、常に患者の同意を得なくとも、治療方針を決めることが自らの役割であると信じてきた。こうした多数の医療専門職を非難し、パターナリズムを医療の抑圧的な企ての証しであると考えるのはたやすい。しかし、パターナリズムは、当時の大半の患者が尋ねられるよりも、説明されることを好んだ事実を言い表しているとみたほうが恐らく正しい。しかし、最近の50年間で、世論は医療のパターナリズムに反対し、決定的にインフォームド・コンセントを支持するように転じた。我々の文化におけるこの根本的な転換には、いくつかの起源がある。現在では多くの人々が、自らの身体に起こることについての決断を、特に重要なものと見なしている。そのため、ごく自然に医療専門職にこうした決断を委ねることをためらう。第二に、あらゆる階層の人々が消費主義[*31]に支配され、医療も必然的に避けることのできない強い影響を受けている。欲しい物を必要な時に間違いなくスーパーマーケットで手に入れることを期待するように、消費主義の意識が医療サービスにますます浸透していくのは至極当然である。近年、医療専門職の業務において不適切な行動基準に絡むスキャンダルが生じ、こうした傾向がさらに助長されたように思える。最後に、処方者は薬物治療計画へのコンプライアンスあるいはコンコーダンスに配慮する。このため、患者が意思決定のプロセスに完璧に関わっているなら、患者がこうした治療計画を遵守し、達成する可能性は高い。

　医療における伝統的なパターナリズムについて、いくつかの欠点を述べてきたが、その反対に放任主義も不適当であることを強調しておかなければならない。すべての患者に対して「欲しいものを教えてくれれば、処方します」というような処方者は、倫理的に行動してはいない。処方者は患者のニーズを評価し、適切と考えられる治療方針を勧める責任がある。この勧めには予

[*31] 消費主義：増加する財の消費が経済的に有益であるという理論。

想される副作用、可能性のある別の治療選択肢の得失を進んで議論することが含まれる。患者が意思決定のプロセスに加わることができない状況で（例えば、意識レベルの低下や錯乱状態のため）、一般の人々は処方者に対して誠実に患者にとって最大の利益と思われる決定を下すことを期待するだろう。Mental Capacity Act（意思能力法）2005の根底にある重要な原則は、行為能力のない者になされるいかなる行為も彼らにとって最大の利益でなければならないということである。公的後見人事務所（Office of the Public Guardian, OPG）ウェブサイトは、検討されるべき問題に関するガイダンスを提供している（http://www.publicguardian.gov.uk/index.htm）。

義務論に関わる倫理（Deontological ethics）

倫理を議論するために、哲学から概念を取り入れる長い伝統がある。義務論（Deontology、義務に対するギリシャ語に由来する）とは哲学の学派に付けられた名称で、何人にも取り組むべき定められた義務があることを強調する。世界のほとんどの偉大な宗教は、倫理に義務論的アプローチを採用する。例えば、ユダヤ教とキリスト教は十戒を共有している。「汝殺すなかれ」という戒律は倫理的規範を定めており、例外を認めず、いかなる特殊な状況においても行為の重要性を考慮するべきではないとする。倫理への義務論的アプローチは、すべての医療専門職に等しく高い行動規範を志すよう促す強さがある。患者は、自らが置かれたいかなる状況でも倫理的な原則が固く守られるという確信を感じることができる。一方、こうしたアプローチには柔軟性がなく、個々の状況を踏まえられない弱さがある。極端な例であるが、武装犯が患者と医療スタッフであふれた病棟を占拠し、人質を殺すと脅すとき、警察の狙撃手は、恐らく多くの人命を救うために殺人の禁を破ることが正当であると感じるだろう。世界中にすべての患者が必要とするすべての資源を提供できる医療制度はないため、医療専門職は変わることのない本分に従うというよりも、優先順位を決定する必要性に直面する。医薬品経費の上限設定は、優先順位を決定しなければならない格好の事例である。処方者は、単純に満たしたいすべてのニーズを満たすことはできない。

イマヌエル・カント（1724-1804、プロイセン、ケーニヒスベルク大学の

哲学教授）は、人間の理性と宗教的な信念に基づいて、義務論的な倫理学に対する有力なアプローチを生み出した。彼の倫理学へのアプローチにおける中心的な見解は、人間は常に人間それ自身が目的であり、目的達成のための一手段ではないとするものである。例えば、薬学研究者は新薬が人間に恩恵を与えることを確信するため、初期の治験に参加する人間が苦しむことに無頓着になるといった状況を想像してみると良い。カントの倫理学の原則は、すべての人間は同等の価値をもつということである。

> カントは、倫理的であるためには、原則がすべての似たような状況に適用できなければならないと主張した。すなわち、「我々は普遍的な法則としても信奉できる格律[*32]に従って行動するべきである」と記している（Wood 1999）。

資源が有限である限り、特別の場合への例外を設けたいという衝動が常に働く。同僚に対して、特に貧しいと思われる患者に対して、心の琴線に触れる患者に対して……とリストは延々と続くだろう。カントは、公正で公平な権利が倫理的に弁護できる意思決定の中核にあるべきだとする。処方権限をもつ医療専門職は、人あるいは（通常は全員が利用しないであろう）集団に何かを提供することについて熟慮しなければならない。

功利主義的な倫理（Utilitarian ethics）

19世紀の優れた思想家は義務論的な倫理学からの脱却を図った。その柔軟性のない規則は人々が日常生活で直面するジレンマに対してガイダンスを与えないという理由に立ったものである。2人のイギリス人学者、Jeremy Bentham（1748-1832）と John Stuart Mill（1806-1873）は、義務論的な倫理学に代わって、実践的な倫理学に向けて非常に有力なアプローチを生み出

[*32] 格律（Maxima）：「このことをしよう」と意志を規定する原則、あるいは行為に対する主観的な原則。

した。これは倫理的決定の結果を評価する考え方に基づくものである。彼らの見解では、幸福を最大にする決定を下すことが倫理的に正しい決定である。このアプローチの日常的な実用性は、彼らがそれを「功利主義的な倫理」と呼ぶことによって強調された。今日の功利主義は、幸福ではなく、「最大多数への最大の利益」を生み出すような決定を擁護する傾向にある。

今日の医療サービスのすべての領域で、功利主義的な倫理が行動を正当化するために使われていることがわかる。救命救急部門におけるトリアージ手順は、治療の最も必要な患者を最初に治療できるように設計されている。病棟も通常は功利主義的な原則に基づいて運用されている。最も大きな臨床的必要があると思われる患者は、一般にナースステーションから最も近いベッドで看護され、最も多くの世話を受ける。先進諸国のほとんどで、臨床的必要が最も大きいと判断される患者を優先する治療の順番待ちリストが使われている。

「最大の利益」がどこにあるのかが合意されている状況では、功利主義的な倫理が幅広く受け入れられる。したがって、多くの人々は、緊急事態における救命が他の問題よりも優先されることに同意する。多くの人々は、青い閃光を放つ救急車が自分の車を追い越せるように車を止める。同様に、重度の外傷患者は救命救急部門で優先的に治療を受けることも一般的に受け入れられている。

> 功利主義は、希少資源を最大の利益をもたらす場所に充当することを伝統的に正当化する。医薬品経費は有限であるが、要求は常に増加している。したがって、医療政策の将来動向についての討議で、医薬品の配給が優位を占め続けることは当然である（Klein 2007）。

医療サービスで下される決定において功利主義的な正当化が行われるという事実は、こうした倫理的アプローチが「物事をなす明白な方法」と見なされるようになることを意味する。これに対して議論の余地はないが、功利主義を無批判に受け入れないこと、倫理哲学としての潜在的な弱点を正しく評価することが特に重要である。主な批判は、功利主義的な基準が適用される

時に、不利益をこうむる人々に関わるものである。この判定が下される場合には、勝者と敗者が生まれる。歴史的に、ある種のグループは少ない国民保健サービス（NHS）資源の奪い合いで常に優先順位が低かった。例えば、高齢者、学習障害をもつ者、精神疾患をもつ者たちである。それゆえ、次のような質問が出るに違いない。優先順位が低く、地位が低い患者のニーズとは何かという質問である。近年、NHS文化である点検と目標、監査の進展、そして国家サービスフレームワーク（NSF）の進展では、行き過ぎた功利主義を修正し、資源をすべての人々に割り当てることが確実に試みられている。

功利主義的な倫理の第二の弱点は、それが将来を予測する能力に依存しているということである。実際に、功利主義は倫理に対する「結果主義的な」アプローチと呼ばれることがある。功利主義者は可能な行動から起こりそうな結果を比較検討し、幸福と利益を最大にする選択肢をとるに違いないからである。しかし、特定の臨床的決定の結果を予測することは難しい。エビデンスに基づく実践を継続的に開拓することによって、医療専門職は起こり得るアウトカムについて一層、確かな情報に基づいて決定を下せるようにならなければならない。

要約

哲学的倫理の観点から、処方者が対立する2つの力、義務論的倫理と功利主義的倫理の間で抜き差しならなくなる姿が描き出される。

義務　⇨　処方者　⇦　最大の利益

一方、医療専門職は患者がもつすべてのニーズを満たす義務に縛られていると感じている。しかし、予算の制約や、ニーズに対して優先付けを要求するヘルスサービスからの圧力にも曝されている。

原則に基づくアプローチ

倫理に対する義務論的アプローチと功利主義的アプローチは決定を下す文

脈を提供するが、医療専門職の多くは、日々の実務で直面する臨床的ジレンマに密接に関連する倫理ガイダンスの必要性を感じている。生物医学の分野で最も影響力のある人物は米国の2名の倫理学者、Tom L. Beauchamp と James F. Childress である。彼らは医学的伝統において4つの基本的な倫理原則を特定できると述べている。自主性の尊重、非悪事（すなわち、害を及ぼさないこと）、患者の利益になることを目指す善行、公正である。さらに、ここへ4つの「規則」を付け加えている。真実、プライバシー、機密保持、忠実さである（Beauchamp および Childress 2009）。

(1) 自主性の尊重（respect for autonomy）

　Beauchamp と Childress が倫理的な意思決定を導く原則を検討するに当たり、一番目に「自主性の尊重」を据えたのは偶然ではない。既に述べたように、今日、大部分の患者は、医療専門職側のパターナリスティック（家父長的）な態度を拒む。インフォームド・コンセントの法的側面と倫理的側面はいずれも一連の類似した手順に基づいている。患者は決定されるべき問題を理解する知的能力をもち、提示されるさまざまな選択肢から決定する能力をもち、決定されたことへの記憶力をもつというのが前提条件である。処方者の役割は、こうした患者に治療に対する選択肢のあらましを述べ、そうした治療の副作用と治療しなかった場合の影響などの十分な背景的情報を与え、一連の処置を薦めることである。このアプローチが期待される標準になったとしても、この標準に遠く及ばない処方に出くわしたという患者を見つけるのは難しいことではなかろう。

　近年、インフォームド・コンセントを得ることが極めて重要視され、医療専門職は患者が治療に関わる決定に加わらなければならないと考えるようになった。しかし、医療専門職が本当に患者の自主性を尊重するなら、おそらく、治療しないという患者の権利を重んじなければならない。一部の患者は明らかに本来そうした意思決定に参加することを望まず、患者の最大の利益について行動する処方者を望み、自身は関与しないことを望んでいる。これは一部の高齢患者の特性であると考えられ、「処方者がどうすべきかを一番良く知っている」という状況に、むしろ満足すると思われている。しかし、このような立場をとる患者があらゆる年代にいることは明らかで、自主性の

尊重とは、処方者が患者の選択を支援するべきであることを意味している。

> のどの痛みで診療所を訪ねた患者が、一連の抗生物質による治療を求めるシナリオを考えてみよう。病状を慎重に聴きとり、検査を行った後、処方者は抗菌薬の処方が不適切であると結論する。患者は「薬剤費を節約しようとしているだけだ」と言う。処方者はエビデンスに基づく決定を静かに説明する。しかし、患者は抗生物質の処方を求め続ける。

これは社会における「消費者は常に正しい」をスローガンとする消費主義の力であり、一部の患者は医療施設でこうした問題に直面した場合に、消費主義的発想を変えなければならない。「自主性の尊重」は今日の倫理的考察として重要であり、患者の選択は他のすべての考慮に優先するべきであることに同意しない倫理学者はまずいない。一方で、こうした立場をとることは、恐らく処方者にとって難しいことだろう。しかし、今後の情報技術の発展と共に、インターネットを介した医療情報の利用や医薬品の国際的な流通が増加することによって、遠くない将来に個々の処方者と国内の規制団体にとってさらに大きな課題が提起されることになるだろう。

多くの医療施設では、患者がほとんどの状況で医療専門職の助言に従うため、医療専門職は簡単に「自主性の尊重」はたいした問題を起こさないと思い込んでしまう。しかし、医療専門職が「愚かな」決定と見なすような決定を患者が下す場合には、患者の自主性の概念とその限界をできる限り検討しなければならない。社会はこうした患者の「愚かな」決定を徐々に受け入れるようになっている。

薬物治療を拒否することによって寿命が短くなるかもしれないが、今日の社会は理解力のある成人が下すこうした決定を概ね受け入れる。

(2) 非悪事 (non-maleficence)

非悪事（悪事を行わないこと）の原則は、処方者が患者に害を与えないように積極的な義務を負うことを示している。この概念はラテン語の成句「primum non nocere」（まず、害を与えないこと[*33]）に見ることができ、臨床医の中にはこれを医療倫理における中心的な概念と見なす者もいる。

　医薬品は時にひどく有害な結果を与え、ある患者にとっては致命的なことすらある。したがって、処方者は明確に倫理的任務をもち、処方した医薬品がもたらすいかなる有害な影響も注意深く検討しなければならない。したがって、エビデンスに基づく実践を通して専門的なコンピテンシーを維持することが専門職として倫理的に必須であることは明らかである。しかし、すべての医薬品が潜在的に有害な副作用をもつ以上、「悪事を行わないこと」は決して絶対的な求めではない。あらゆる害を避けたいなら、必然的に一切処方を書かないことになる。したがって、倫理的に処方することを目指す処方者にとっての課題は、個々の臨床的な状況で、どのようなリスク、どのようなレベルのリスクまでが許容されるかを判断することである。

　　近年、医薬品の望まれない副作用を重要視することが、患者の意思決定に時折、不幸な影響を与えることがある。以前、90歳の陽気な女性を訪問したことがあったが、彼女は地域町村の歴史を鮮明に記憶していた。彼女は重篤な高血圧症で、GP（一般診療医）は彼女に降圧薬を処方した。訪問する度に、彼女はボックスの中に仕舞われたリーフレットを見せてくれた。彼女は古代の巻物のようにそれを開き、警告された恐ろしい副作用のリストを厳粛に読み上げた。確かにこれらの無害に見える錠剤が人類に知られたすべての病気について脅しているように思われた。雷に打たれないことだけが、危険性として加えられないもののようであった。そのため、処方者の指示に従うようにという助言は無視された。特に体調が悪く感じられるときには若干の錠剤を服用したが、体調が良くなり始めるとすぐに服用をやめてしまった。なぜなら「医薬品が私を害することがあるから。そう、このリーフレットに書いてあることを見てご覧なさい」

[*33] 意図的な殺害を含めて「まずは、殺さないこと」と解釈されることもある。

(3) 善行（beneficence）

善行（良きことをなす任務）は、常に医療専門職の役割の中心にある。それは、患者に最適な治療方法を積極的に探す動的なプロセスである。したがって、善行は、最適な治療方法を処方するために、専門職として定期的に専門的知識・技術を更新することによって支えられる。このように述べると善行の重要性について言い争う者はほとんどいないであろうが、善行がパターナリズムへと次第に変化することがリスクである。つまり、「私はあなたにとって良いことを知っている。だから信頼しなさい。私は処方者である」となってしまってはならない。

(4) 公正（justice）

少なくともアリストテレスの時代以降、哲学者は人間が公正に対して先天的な敬意をもっていると主張してきた。しかし、公正は、公平な割り当て以上にもらおうとする一部の者に我慢を求める。医薬品予算が制限されている場合、患者に対する公正の問題は重要かつ物議を醸すものである。優先度が設定されなければならないため、アプローチの1つは、公平な方法で資源を分配するため、地域トラストを最適に配置することである。このアプローチは医薬品や治療が（別の地域ではなく）1つの地域の中だけで提供されることを必然的に意味するため、これは「郵便番号処方」であるとする選挙対策の声がすぐに上がる。国家サービスフレームワーク（NSF）と国立医療技術評価機構（NICE）は、政策的に国民保健サービス（NHS）全体の均一性を図ることを要請されている。地域的な優先度と国家的な要請とがどのように調和できるかは、いまだ明らかにされてはいない。

(a) 真実（veracity）

真実、あるいは真実性はインフォームド・コンセントになくてはならない要素であり、だからこそ自主性の尊重にも欠かせない要素である。患者に詳しい情報を知らせずに赤い錠剤か紫の錠剤のどちらかを選ばせることは、自主性を尊重していない。だれもが真実の原則を支持する一方、これを実践することで大きな倫理的ジレンマが生じる。だれに、どれだけ、どのような状況で語るべきであるかという問題は、医療専門職に終わりのな

い困難をもたらす。これまで見てきたように、副作用に対する完全な情報によって、患者は医薬品の服用をやめてしまうかもしれない。しかし、「十分な情報」を提供しなければならないのは他ならぬ医療専門職であり、悪いニュースを伝えなければならない場合には、完全なるジレンマさえも抱え込むだろう。

(b) プライバシー（privacy）

プライバシーの考え方を倫理の議論で重要視することは、伝統的な医療倫理から果敢に飛び出すことである。ここで重要な問題は、どのような情報が患者と医療専門職の間で共有されるべきか、またどのような情報が秘密にされるべきかである。患者のプライバシーについての考え方は、現代の「全人的な評価とケア計画」（holistic assessment and care planning）という考え方に異論を挟み、考えさせられる。「12の生活活動」（12 activities of living）（Roper et al 2000）の全範囲にわたり、目下の問題からは明らかに除外されるような、患者の生活習慣についての情報を収集することはプライバシーを求めることと相反する。国民保健サービスが、患者のプライバシー保護の立場から、共同病棟や診療所で過去の患者情報をほとんど保管していないとしても、プライバシーの一部は長期間、保管され続けている。例えば、性感染症の診療所での治療である。こうした治療エピソードの記録は一般のケア記録とは別に保管されるため、別の疾患の治療を探す場合には患者のプライバシーは守られる。紙記録が残される場合には、こうしたシステムが効果的に運用される。しかし、電子化の促進は、プライバシーに現実的な脅威を与える。電子ケア記録の開発が国民の信頼を得ようとするなら、こうした懸念を考慮する必要がある（Pagliari et al 2007）。

(c) 機密保持（confidentiality）

最適水準のケアが行われることを前提に、現代の医学的治療では患者情報を部門間、チーム間、個人間で伝え合うことが常に求められる。このため、患者の秘密が1名の医師によって守られるという古い理想を直接的に損なっている。したがって、医療機関は、患者の機密を保護するために、

継続的にその基準を検討しなければならない。

(d) **忠実さ（fidelity）**

　忠実さとは、困難な状況においても、ケアの責務（注意義務）を誠実に果たすことである。国民保健サービスとその職員には、社会の人々から非難され、あるいは見捨てられた患者や人々のために治療を行うという一般的に賞賛されるべき伝統がある。近頃の地域テレビニュースで、大変困窮した旅行者の家族の苦境が報告された。彼らは、すべての公式機関との接触が断たれていた。支援し続けた唯一の「専門職」は、訪問看護師（DN）であった。彼女が行った子供とその親へのケアは、行動の忠実さを証明するものであった。処方者は理解に苦しむ行動をとるような患者や、何らかの理由で非難されるような患者と頻繁に関わる可能性が高い。薬物治療をコントロールする権限をもつことによって、処方者は必然的に処方社会の「最前線」に立つ。忠実さという考え方は、権限の行使のし方に関する社会の期待を思い出させるものである。

行為規範（codes of conduct）

　医学における倫理的原則の最も初期の記述が、ヒポクラテスの誓いである。あらゆる倫理規範と同様に、この誓いはそれを生み出した時代と社会に関わる理念と、時代を超越した教訓を兼ね備えている。それは善を成し、害を避け、弱きにつけ込まないことを唱え、医師に外科的手段を請け負うことを禁止する。これは教育を施された医師が瀉血と理髪を兼務する職人を見下していた歴史的な文脈を反映している。ヒポクラテスの教訓の多く、例えば「善を成すこと」や「害を避けること」などは現代の医療専門職の行為規範の中にも見いだすことができる。Beauchamp と Childress の原則に基づくアプローチ（2009）もまた、こうした規範作りに強い影響力をもった。行為規範の一例は、「看護師と助産師による行為、実行、倫理の標準」（NMC 2008）である。

　多くの項が先に示した倫理の原則と規則に対応付けられる。その例を次に示す。

自主性の尊重
- いかなる処置あるいはケアを開始する前にも確実に同意を得なければならない。
- 処置とケアを受け入れるか否かについて決定する患者の権利を尊重し、支持しなければならない。

非悪事
- 自分自身、自分の同僚、あるいは他の何者かがだれかに害を及ぼしていると信じるならば、直ちに行動しなければならない。

善行
- ケアする患者、その家族と介護者、そして広範なコミュニティーの健康と幸福を守り、推進するために患者と共に働くこと。

公正
- 等しく、かつ広く、個人としての、かつ医療専門職としての責任を示さなければならない。

真実
- 率直で正直であること、誠実に行動すること、専門職の名誉を守ること。

機密保持
- 機密保持に対する患者の権利を尊重しなければならない。
- 情報をケア提供者とどのように共有するか、またなぜ共有するかについて患者に確実に知らせなければならない。

忠実さ
- 提供されたケアに偏見をもたせるような不平を、何人にも許してはならない。

　看護師や助産師と同様に、薬剤師に対する訓練課題は、王立薬剤師会

(RPSGB）が作成した「薬剤師とファーマシーテクニシャンのための倫理規則」(RPSGB 2007）として公表されており、ウェブサイト（http://www.rpsgb.org.uk）からダウンロードすることができる。

この規定は7つの原則を定め、次のことを薬剤師とファーマシーテクニシャンに要求している。
- 患者のケアを第一に考えること
- 患者と公衆の利益について専門職として判断すること
- 患者に敬意を払うこと
- 患者にケアについての決定に参加するよう促すこと
- 専門職としての知識とコンピテンシーを開発すること
- 正直であり、信頼に足る者であること
- 業務遂行に結果責任をもつこと

処方者と製薬企業

処方権を得ることで、必然的に個々の処方者は製薬企業とその医薬情報担当者（MR）と緊密に接触することになる。現状の製薬企業とプラクティショナーの結びつきに関わる倫理的問題は広く論議されている。医師がこうした関係から自らを「解き放つ」必要があると論じられ、一方で、二者の間で対話し続けるべきであるとも論じられている（Moynihan 2003a；2003b；Wager 2003）。英国では、製薬企業の活動が英国製薬企業協会（ABPI）の「製薬企業における実施規制（Code of Practice for the Pharmaceutical Industry）(2008)」に従っており、すべての処方者はその規則に精通している必要がある。製薬企業の行為に関する苦情は、処方医薬品規制実施局（PMCPA）に申し出ることができ、この規制実施局の最新版の報告はウェブサイト（http://www.pmcpa.org.uk）から入手することができる。

次の広告をどのように思うだろうか。

> あなたは処方者ですか。

> 冬の日光が欲しいですか。
> 　もし、上の2つの質問に「はい」と答えるなら、Whamo 製薬があなたとお連れさまをモナコの5つ星ホテルにご招待し、短い製品説明を行います（その後は、倒れるまでお買い物をお楽しみください！）

　こうした内容が、会合と接待を管理する「製薬企業における実施規制」の 19.1 項（ABPI 2008）と関連する。本項では次のように述べられている。
- 会合は行事の主たる目的にかなう適切な場所で開催されなければならない。
- 接待は行事の主たる目的に厳格に限定され、会議の目的に比べて副次的であり、最低限度の食事でなければならない。
- 必要な経費は、接待を受ける者が普段、自分自身で負担する場合に受け入れられる水準を超えてはならない。
- 接待は医療専門職や適切な管理職員の範囲を超えて広げてはならない。

　一見して、この広告は4つのすべての項目に抵触する接待を提供するようであり、処方医薬品規制実施局への照会が適切であると思われる。
　どうしても、こうした特異な、規制が無視された事例が注目されがちである。しかし、現実には、製薬企業はあらゆる種類の教育活動に多大な貢献をしている。製薬企業に後援されることも多い地域の教育集会は処方の発展に関する重要な情報源となる。次の広告は適切な水準の接待による価値ある会議を示すものだろう。

> 「喘息ケアにおける最新の動向」
> M. Fulbourn 教授（FRCP）によるランチタイム講演
> 場所：インターチェンジモーテル、Loamstone
> サンドイッチランチを提供
> スポンサー：Whamo 製薬

　製薬企業から贈答品や接待を受ける処方者の倫理を考える場合、これらの

贈答品や接待が処方者の行動や姿勢にどのような影響を及ぼすかに注目が集まりがちである。しかし、これでは処方者が向き合う最も重要な人物である患者を無視することになる。製薬企業から贈答品を受け取る処方者に対する患者の考えは、ほとんど研究されていない。米国における調査研究では、贈答品を受け取ることが適切かどうか、また、贈答品を受け取った場合に処方行動に影響を及ぼすかどうかについて、処方医の意見とその医師のいる病院に通う患者の意見が比較された（Gibbons et al 1998）。その結果、患者は医師が考えるよりもずっと贈答品を受け取ることが適切ではなく、処方への影響力があると考えていることがわかった。法律の専門職は何年も前に、「正義はただ行なわれるだけでなく、行なわれたことが目に見えなければならない」ことを悟った。大衆が意思決定への信頼をもつ場合には、透明性が意思決定プロセスにおける重要な要件である。まったく同じように、処方者は、贈答品を受け取ることが、患者にどのように認識されるかを絶えず検討しなければならない。

> 次の場面を思い描いてみよう。あなたは診察のために診療所を訪ねた患者である。診察室に入ってすぐに、立派なデスクセットとブロッター（吸い取り紙）に Whamo 製薬のロゴが印刷されていることに気づいた。部屋を見回すと、同じロゴが壁のカレンダーにも、床に置かれた気の利いた書類ケースにも表示されていることに気づいた。すっかりあなたの体調を診察し終わってから、医師は新薬、Whamo-lite の処方が必要であると説明した。ペン（だれがそれを提供したかはもうお分かりだろう）が処方せん用紙を楽々と渡っていく時に、処方者の判断が処方者自身のものであることを、あなたはどのくらい信用するだろうか。

研究の倫理と処方者

薬学研究は国民保健サービスにおける研究活動を牽引する主要な領域であり、その多くで処方者がきわめて重要な役割を担っている。したがって、す

べての処方者は患者と関係者を倫理的に守るために、研究計画書を審査する組織として国民保健サービスの主たる機能を知っておく必要がある。組織の中核は、特定地域における研究を統括する地域研究倫理委員会（LREC）である。地域研究倫理委員会は1960年代に発足し、その研究統括の手順を医療サービスガイダンス（Health Service Gudance, HSG（91）5）に定め、1991年に公開した。元々、地域研究倫理委員会が担う地域は比較的小さかったため、製薬企業が実施する大規模研究では、多くの地域研究倫理委員会と詳細な折衝をしなければならなかった。1997年に、大規模研究を統括する新たな階層として多拠点研究倫理委員会（Multi-Centre Research Ethics Committee（HSG（97）23））が設立された。研究倫理に対する方針は、「ヘルスケアとソーシャルケアにおける研究統治のフレームワーク（Research Governance Framework for Health and Social Care）第2版（DoH 2005）」にまとめられている。こうした方針が、イングランドでは国立研究倫理サービス（National Research Ethics Service）によって調整されており、有益なウェブサイトが公開されている（http://www.nres.npsa.nhs.uk）。研究の倫理的統括に関する同様の取り決めはウェールズ、スコットランド、北アイルランドでも行われている。患者、サービス利用者、医療専門職、ボランティア、臓器や組織、データに絡む研究が倫理規則（DoH 2005）を確実に満たすように、それぞれに吟味されなければならない。

結論

近年、医師や看護師による不祥事が公表され、医療専門職のもつ倫理基準や、倫理基準をもち続ける専門職としての能力が大衆から不信の目で見られるようになった（DoH 2007）。GP（一般診療医）である Harold Shipman 医師[*34]の場合のように、こうした不祥事の中には犯罪を目的とする処方薬の悪用が絡んでいる。ほぼ必然的に、「医療専門職は倫理をもっと学ばなければならない」ことを求める声がマスメディアから上がる。悲しいことに、倫理をどれほど熟慮しようとも、そうした残忍な傾向をもつ人々を止めることはできそうにない。さらに、こうした信頼が失われると、必然的に処方者を

一層厳格に監督することが求められる。基準を見直すことが有益であることは疑いようがないが、こうした監督によって達成できることには限界がある。つまるところ、社会は処方者を信頼すること以外の選択肢をもたない（O'Neill 2002）。したがって、その信頼を育てる責任が、処方権を有するすべての者にある。

参考文献

Association of British Pharmaceutical Industries (2008). *ABPI Code of Practice for the Pharmaceutical Industry.* http://www.abpi.org.uk/publications/pdfs/pmpca_code2008.pdf (accessed 10 December 2009).

Beauchamp, T.L., Childress, J.F. (2009). *Principles of Biomedical Ethics.* (sixth edition). New York: Oxford University Press.

Department of Health (2005). *Research Governance Framework for Health and Social Care* (second edition). London: Department of Health.

Department of Health/Home Office (2007). *Learning from Tragedy, Keeping Patients Safe. Cm 7014.* London: The Stationery Office.

Gibbons, R.V., Landry, F.J., Blouch, D.L. et al. (1998). A comparison of physicians' and patients' attitudes toward pharmaceutical industry gifts. *J Gen Int Med 13*: 151-154.

Klein, R. (2007). Rationing in the NHS. *BMJ 334*: 1068-1069.

Moynihan, R. (2003a). *Who pays for the pizza? Redefining the relationships between doctors and drug companies. 1*: Entanglement. *BMJ 326*: 1189-1192.

Moynihan, R. (2003b). *Who pays for the pizza? Redefining the relationships between doctors and drug companies. 2: Disentanglement. BMJ 326*: 1193-1196.

Nursing and Midwifery Council (2008). *The Code: Standards of Conduct, Performance and Ethics for Nurses and Midwives.* London: NMC.

O'Neill, O. (2002). *Autonomy and Trust in Bioethics.* Cambridge: Cambridge University Press.

Pagliari, C., Detmer, D., Singleton, P. (2007). Potential of electronic personal health records. *BMJ 335*: 330-333.

Roper, N., Logan, W.W., Tierney, A.J. (2000). *The Roper-Logan-Tierney Model of Nursing: Based on Activities of Living.* Edinburgh: Churchill Livingstone.

Royal Pharmaceutical Society of Great Britain (2007). *Code of Ethics for Pharmacists and Pharmacy Technicians.* London: RPSGB.

Wager, E. (2003). How to dance with porcupines: rules and guidelines on doctors' relations with drug companies. *BMJ 326*: 1196-1198.

Wood, A.W. (1999). *Kant's Ethical Thought.* Cambridge: Cambridge University Press.

[*34] Harold Shipman（医師、1946年 - 2004年）：英国史上、最も多くの殺人を犯した医師である。1970年、リーズ大学医学部を卒業後、研修医となってすぐに患者の殺害を始めた。1974年に医師免許を取得後、病院医師、一般診療医として勤務を続け、この間に少なくとも250人の患者を殺害したと結論されている。殺人の動機の一部は、治療に関わる医薬品の限度を試したかったことにあると言われている。1998年、患者を殺害していた疑いにより逮捕され、2000年に女性患者15人の殺害について有罪判決を受け、終身刑となる。2004年、収監されていたウェイクフィールド刑務所にて自殺した（http://www.theguardian.com/society/2005/jan/28/NHS.shipman）。

第6章

処方の心理学と社会学

Tom Walley and Robin Williams

　医師や他の医療専門職は、なぜ医薬品を処方するのか。患者は、なぜ服薬することを望むのか。こうした疑問への基本的な答えはすべて、病気を患う患者と患者を直す手段を与えようとする処方者の生物医学的モデルで説明することができる。しかし、これは部分的な真実に過ぎず、実際の処方行為はもっと複雑で社会的なインターラクションである。処方はさまざまな目的のための手段となり得る。この点を理解しないなら、また処方者がなぜ処方し、患者がなぜ服薬を望むのかを理解しないなら、処方することを真に理解することはできない。「不合理な処方」と名付けられるものがしばしば説明され、これを理解することによって処方者と患者が共に医薬品を適切に使えるようになるだろう。

　本章では、なぜ患者が処方を受け入れるのか、あるいは受け入れないのかに関わる生物医学的ではないさまざまな理由を扱う。これらの理由の一部は、個々の処方者と患者のインターラクションに関わる心理状態の中にあり、また一部は、両者が影響を及ぼし合う社会、文化、職業、民族、地域、あるいは国家によるものでさえあり、これら2つは非常に絡み合うため、並列して検討することにする。

　本章では、医師の行動について多くを述べる。これは従来のほとんどすべての研究が、他の職種よりも、医師が処方に関してどのように行動するかについてのものであったためである。しかし、医師が処方する理由は、他の職種が処方する理由と同じである。看護師や薬剤師は医師より患者と長い時間

を過ごすのでうまく処方するだろうとか、彼らが医師の処方理由のような圧力にあまり影響されないだろうと考えること、また本章で議論する諸問題のすべてに陥ることがないと考えることは、まったくの間違いである。

社会学的モデル

　処方行動を説明するために開発されたさまざまな医学・社会学的な理論やモデルを簡単に説明しておきたい。

• 素人信念の体系

　医師、薬剤師、看護師、そして多くの医療専門職には、「西洋近代医学」と呼ばれるものに固く根付いた信念がある。それは迷信ではなく、科学としての医学への信念、エビデンスに基づく医療の原則への信念であり、疾病に対して神秘的原因ではなく自然法則に基づく物質的原因への信念、あるいは、プラセボではなく薬理学的な治療への信念である。しかし、世間の人々、つまりは大部分の患者はこの結束の固い専門職集団の外側におり、広く異なる考えをもっている。これらの考えは科学的な信念の体系にうまく当てはまらない。これらの考えの幅は驚くほど広く、異なる文化の中にいる社会的な集団の間では顕著に異なる。これらの信念は、患者が医学的ケアを求める場合や、医薬品をもらうことへの期待、求める治療の種類などを強く規定する。

• 病人の役割

　これは1951年にTalcott Parsonsが初めて述べたものである。「病人の役割」とは、患者が健康不良を理由に他者（通常は医師や看護師）に人生のコントロールを委ねる一時的な状態のことである。例えば、入院が必要とされるほど全身的な健康不良の状態であり、また、高血圧症のようにはるかに狭い健康不良の状態である。次いで、人は患者となり、患者は医療専門職の助言を受け入れ、従うことを求められる。同時に、「病人の役割」を担った人には特権が与えられ、保護され、さらに、出勤あるいは登校する必要のような責任から逃れることができる。

第6章 処方の心理学と社会学

●承認と正当化

医師は伝統的にこの「病人の役割」への門番役を務めてきたが、医師以外の専門職もだんだんと関係するようになってきた。多くの患者にとって、処方はこの役割への入場券であり、この役割を固めるものである。処方は病気を外部から正当化するものであり、逆に、医師が処方を拒むなら、友人や親類は「彼には何も悪いところがない」、つまり、病気は正当化されなかったと思うだろう。多くの患者にとっては、医師が病気の存在を認めなかったように見える。それゆえに、患者は処方を拒まれたことに非常に腹を立てるかもしれない。例えば、抗生物質がウイルス性疾患に効かないと説明しようとしても、患者は処方者のいうことを認めないかもしれない。

医師は医学的ケアだけでなく、社会的ケアの多くの場面でも門番役を果たしている。医師は人々を仕事や学校から解放することができる。疾病手当やその他の手当がもらえるようになるかもしれない。社会は境界線を引きがちであり、医師にこうした特別扱いができないと判断された患者は、仮病と思われるかもしれない。医師は専門職として極めて強い立場にあり、処方は「病気の役割」を承認する1つの表現であるだろう。

●医療化 (Medicalisation)

ますます多くの領域が医療によるコントロールと支配の対象となってきている。医師やその他の医療専門職は自分達の専門的な権限を拡大するために、こうした拡大に拍車をかけるかもしれない。例えば、出産や閉経のような自然な営みを医学的にマネジメントすることが挙げられる。有名な書籍、*Medical Nemesis*（Illich 1981）の著者であるIllichのような人々は、この全体のプロセスがあまりに行き過ぎていると信じている。

処方はこの専門的な権限の1つの表れであり、医薬品は医療化の一部をなすだろう。製薬企業は利益を拡大するために新たな市場を求めるからである。例えば、病気はだんだんとその病気を治すために手に入る医薬品があるという事実によって定められてはいないか。シルデナフィル（Viagra）やオルリスタット（Xenical）のような、いわゆる「生活習慣の薬」について考えれば、恐らくこのことは明白である（Gilbertら2000）。肥満が多くの病的な状態をもたらす深刻な問題であると認められているが、それは個人の選択の問題

(食べ過ぎや運動不足）から、患者が医療専門職にコントロールを委ねるような医療の問題へといつ移行するのか。こうした状態を治療するために手に入れられる医薬品があるなら、この移行はどこまで進展するのか。この疑問に対する簡単な答えはない。この疑問はしばしば病気とは何かに対する文化的認識に根ざしているからである。例えば、フランス人は膨大な量の医薬品（1年に1人当たり約55処方）を消費するが、オランダ人の消費量はこれと比較するとかなり少ない（1年に約5～6処方、英国では1年に平均11～12処方）。これはフランス人がオランダ人よりも大いに不健康であるということではなく、明らかに、適切な医学的ケアとは何かについてフランス人がオランダ人とは異なる考え方をもっていることを示している。

こうした医療化の拡大に対立するのが、自分自身の健康をコントロールすることや、自分自身の治療に関与することに、ますます積極的になっている患者らのカウンターカルチャーである。コンコーダンスの章（第9章）ではこの点について多くを述べている。患者のセルフケアと医療専門職によるケアの間でとるべきバランスがあることは明らかであり、そのバランスは文化ごとに、患者ごとに変わるものである。

なぜ医師（およびその他の医療専門職）は処方するのか

始めに述べたように、この疑問には簡単に答えることができる。病気への生物医学的対応として、病気の病態生理学として、患者の病状を改善する医薬品の薬理作用を利用したいという願望としてなどである。Harrisとその共同研究者はこれらを「りっぱな」答えと称した（Harrisら1990）。しかし、Harrisらは、医師は往々にして医薬品の真に医学的な有益性が見込まれない場合であっても処方するという、多くのエビデンスを発見した。彼らは、医師が処方する理由にさまざまな生物医学的ではない理由があることを明らかにしている。

- 何か別のことをするのを避けるため（病院や別のサービスに患者を紹介することなど）。

- 接点を保つため。これは奇妙に思えるかもしれないが、GP（一般診療医）は患者の健康を増進するために、多年にわたり患者と関わっていくことを心に留めておかねばならない。医師が抗生物質の処方を拒んだことで患者の反感を買ったならば、彼らの関係は悪くなり、医師は長期にわたる糖尿病や虚血性心疾患のマネジメントができなくなる恐れがある。こうした状況では、多くの医師がその場しのぎの（生物医学的には「不適切な」）処方をするだろう。これはだれにでも、なんでも処方する口実にはならず、ここでもバランスが必要である。こうした特別な処方をすることは、患者が同じ問題あるいは別の問題で戻ってこられるようにドアを開けておくことであり、一方で、処方を冷たく断ることは、患者にとって目の前でドアを閉められるようなものだろう。
- 煮え切らない態度をとり、時間をかせぐこと。しばしば、診断は病気の初期にははっきりとは付かない。したがって、処方は、診断をはっきり付けるために病気が進行する時間を与え、あるいは自己制御疾患[*35]の場合には、それが消え去るまでの時間を与えるだろう。この時間稼ぎは、始めに述べた2つの項目の一部分であり、経過を観察し続けながら、おそらく必要以上に患者に注意を向けることを避けるためである。患者に自らの病気や病状を把握する時間を与えることも重要であるだろう。
- 医師にとって、処方することは不確実なことを扱う方法の1つである。特に一般診療において、診断はしばしばはっきり付けられず、医師は患者の具合の悪いところへ「最善の処方」で応じ、治療する。また、一部の医師はこうした不確実なことを扱うのはとても難しいことと感じており、断固とした（しかし、しばしばエビデンスのない）診断を下し、処方することで対応する。
- 与えることへの衝動を満たすため。患者は何らかの苦痛があって医師を訪ねてくる。医師は同情から、たとえ与えるものが適切ではなくとも、患者に何かを与えなければならないという、まさに人間的な感情をもつだろう。医師が2人の子供をもつシングルマザーを診察したとしよう。彼らはエレベーターがわざと壊されて動かない高層建築の12階で生活している。患者は不安

[*35] 自己制御疾患（self-limiting illness）：治療なしでも自然に寛解する疾病あるいは病状のこと。時に、特異的治療が必要な希少疾病を指すこともある。

やうつを訴えるかもしれないが、そんな状況ではだれもが不安やうつになるだろう。これは結局のところ医学的問題ではなく社会的問題であるから、何かを処方することは適切でないかもしれない。それにもかかわらず、なんらかの方法で患者を助けたい、患者の悩みを受け入れたいという人間的な衝動にかられ、恐らく不安薬や抗うつ薬を処方するだろう。処方が書かれた理由のような合理化さえなされるかもしれない。その処方が立派な生物医学的モデルに合致するようにである。

ここで、患者に感情移入する能力は重要な要素である。Howie（1976）は医師に咽頭炎の写真と、患者のさりげない半身写真と臨床症状を見せ、医師に抗生物質を処方するかどうかを尋ねた。実際は、咽頭炎の写真と患者の写真はでたらめに組み合わされており、処方を決めたのは臨床的な特徴ではなく、日時、咽頭炎の患者での過去の経験、またしばしば、患者の社会的立場（労働者よりも弁護士の子供に抗生物質を処方する可能性が高い）のような要因であった。看護師と薬剤師に同じ方法で内々の調査を実施したところ、母である人たちはとりわけ子供に処方しがちであり、若い人たちは試験を受ける若い学生と思える写真に対して処方することに大変熱心であった。つまり、処方する人が患者の状況に感情移入するほど、簡単に処方が引き出された。

その他、処方する理由が多数挙げられており、その理由のいくつかは「りっぱな」ものからはるかに外れている。
- 診察を終わらせるため（患者がドアへ歩き出した途端に、処方せん用紙をとろうとする医師はどのくらいいるだろうか）
- 医師の役割を保つため（一般用医薬品、看護師や薬剤師による処方が利用しやすくなったことで、医師の役割は傷つけられていないだろうか）
- プラセボ効果を使うため（101ページを参照すること）
- これまで述べたように、患者の病気を正当化するため
- 製薬企業が後援する市販後調査でお金を稼ぐため
- 受け身の医療の常として医療訴訟を避けるため（「ここで抗生物質を処方しないと訴えられるかもしれない。恐ろしい何かが起こることは滅多にないか、まずない」）

- 呼び出されないようにするため（あるいは別の医師の対応に返礼することを避けるため）。医師は週末に自分の患者の病状をモニタリングすることができないため、金曜日の午後に多くの抗生物質を処方するといわれている。さらに、医師同士の圧力が絡む。医師は、週末に自分の患者の病状が悪くなることで、同僚が呼び出され、同僚から批難されることを恐れている。
- 習慣や今までの経験：医療専門職はみな、何かをして起きた、あるいは何かを処方して起きた過去の経験に強く影響されている。患者に重篤な副作用が出た場合、それがどんなに珍しい副作用であったとしても、その医薬品を二度と処方しないだろう。
- 従来からの慣例（「X 医師は私に○○がある時、いつも医薬品 Y を処方する」）など。

　自分自身の個人的な観察や業務から、さらに多くの理由を考えることができるだろう。

　医学的ではない理由で処方すること、あるいは処方すると決めることは、これらのいずれかの理由に影響されてはいないだろうか、これらの処方は合理的だろうか。厳密に生物医学的な観点からは、恐らく否であり、多くのそれ以外の観点からは是であるだろう。再び、ここでもバランスをとるべきである。医療専門職の多くが達成したいバランスは、生物医学的な側面に重点を置きつつ、その他の側面を排除しないものである。処方するその他の生物医学的ではない理由を無視することはできず、バランスがどこでとられているかを考えに入れるように、素直に自らの業務を熟考しなければならない。恐らく、最も悪いのは、実際にはなんらかの圧力に応じているにもかかわらず、自分がいつも生物医学的な側面から行動していると自らを欺くことである。

　時折、我々は先に述べたような圧力の影響を合理化し、処方することのさらに正当な理由を作り出す。しばしば、処方は診断以上にグレーゾーンが多い。これらの影響が最も大きな役割を担うのは、処方することがまったく不適切であると考えられる時よりも、処方すること、あるいはしないことが生物医学的な決定としてさほど重要でない時である。しかし、ウイルス感染で

あると分かっているのに「細菌性重複感染だった場合のために」抗生物質を処方していると自分自身に言い聞かせる医師は自らを欺いている。事実上、患者と自分に二重のプラセボを処方しているのである。

医師への別の影響力

　医師に対する患者の影響を後ほど見ていくが、完璧なものではない。我々は診察以外で、医師に直接的な影響を及ぼす患者以外の要因を考える必要がある（Bradley 1991）。
- 同僚、特に年長の同僚（「オピニオンリーダー」）は、処方を出すことや特別な状況で出さないことを勧める点で大きな影響をもつ。この点から医学部教員は大きな責任をもっている。対等な同僚からの圧力は非常に重要な要素である。我々のほとんどは、他の全員が行っていることから余りにも外れたことを行うのを好まないからである。この要因は処方に影響するため、しばしば製薬企業や保健機関に利用される。
- 製薬企業は、良くも悪くも大きな影響力をもつ。製薬企業は多くの医師にとって貴重な教育の情報源であるが、その役割は製品を一層利用してもらうことで収益を上げることであることを忘れてはならない。例えば、多くの非ステロイド系抗炎症薬が骨関節炎向けに宣伝されているが、これらの広告はどれも、こうした医薬品は非薬理学的な処置やパラセタモールが効かない患者のために残しておくほうが良いとは述べていない。脳卒中の予防では、チアジド系利尿薬が安価であり、いまだかつてこれに勝る医薬品は見出されていないのだが、このことは新規で高価な高血圧症治療薬の広告には出てこない。最後に、広告はいつでも好ましいアウトカムを描写し、否定できない重大な有害作用のリスクを述べ損なっている。つまり、こうした広告内容には多くの場合、バイアスがかかっているということである。
- しかし、医薬品を販売するうえでの最大の戦力は、販売技術を入念に訓練された製薬企業の医薬情報担当者（MR）である。こうした販売技術で軽視できないものに、ペンなどの粗品の配付がある。これらを贈る目的にはいくつかの含みがある。それはお返しへの願い（その担当者の製品を処方するこ

と）を作り、医師の前に製品の名前を思い出してもらうものを置くことである。MR は販売促進に係る企業の資産構成の中で最も高額な項目である。しかし、満足のいく（企業にとっての）成果を取り付けるように医師と対面する機会をもち、医師の「診察」に非常に大きな影響を与える。

• 製薬企業は販売促進に多額の投資をしており、数年前からの推定額は 1 年間で医師 1 人当たり10,000ポンドである。今はこれよりかなり多くなっていることだろう。企業は販売促進が単に製品の選択を促すだけのものであり、処方するか否かではなく、何を処方するかの決定を促すだけだと主張するだろう。これはタバコ産業の主張と大変よく似ている。タバコ広告は銘柄を変えるように勧めているだけであり、吸っていない人々にタバコを吸うよう勧めているのではないという。タバコ広告に関するこうした主張は今や当然否定され、医薬品の販売促進の役割は、これまでは思い当たらなかった処方を促すことと考えるのが妥当である。患者が十分に治療されていない場合などは、この処方が適切であることもあるだろう。しかし、もっと医薬品を減らすか、まったく使うべきではない場合などは、医薬品の使い過ぎになるかもしれず、適切ではないこともあるだろう。MR の主な標的は「イノベーター（革新的利用者）」で、何でも新しいものを試したい（しかし、気まぐれでもあり、もっと新しいものが出るとすぐにその医薬品を捨ててしまう）医師である。担当者にとって、こうした医師は彼らよりも保守的な地域の医師を勝ち取るための足がかりとなる（「X 医師はただ今、私たちの新薬を処方していますから、あなたもこれを処方するべきだと考えてみてください」）。そこから、新薬は「アーリーアダプター（早期採用者）」に広まる。彼らはイノベーターよりも受け入れるのは遅いが、それを使い続ける可能性が高い。次いで「レートアダプター（後期採用者）」へ、最終的に「ラガータ（遅滞者）」に広がっていく[*36]。

• そのため、販売促進は合理性の乏しい処方をもたらしてはいないか。この点を検討することは難しいが、合理性の乏しい処方をする（つまり、低価格の代替薬が利用できる時に、さらに高価格なものを高い割合で処方する）医師は多くの MR と会う医師である可能性が高い。しかし、鶏が先か卵が先

[*36] 米国スタンフォード大学の社会学者、エベレット・M・ロジャース教授が提唱したイノベーター理論（1962年）。

かをいい当てることは難しい。多くの MR と会うから、医師が多くを処方するのか、あるいはその逆なのかである。
- 医師ではない処方者に向けた重要な論点がここにある。製薬企業は医師に会うことがますます難しくなってきたと分かり、多くの医師は（経験だけによるならば）、製薬企業のバイアスのかかった情報に幾分かの冷笑的な感覚をもっている。製薬企業は今、医師ではない処方者（恐らく、薬剤師以上に看護師）が彼らの活動に対する新たな格好の標的であると強く意識している。彼らは処方する責任をもち、同僚に影響を与え、恐らく、少しだまされやすい。MR をマネジメントする方法についての優れた助言が数年前に Drugs and Therapeutics Bulletin から提供されている（Anon. 1983）。
- 国民保健サービス（NHS）：我々の多くは国民保健サービスの幅広い目標を支援したいと望んでいる。国民保健サービスの処方に対する影響力はきわめて強く、確実な手段で処方者に心理的、社会的な影響を与えている。GP は処方するための予算をもち、処方するものの経費、プライマリケアトラストによって設定された経費に注意を払う。プライマリケアトラストや病院もまた、処方を含めて、提供するケアの臨床的ガバナンスに結果責任をもつ。それゆえに、GP、プライマリケアトラスト、病院は、可能な限り経費を抑えながら、処方の品質を向上させようとする。また、こうした目標をさまざまな方法で達成する。専門的には教育、ニュースレター、同僚からの支援や同僚からの圧力、また、管理的には予算の設定、病院や他のプロバイダーとの交渉、他のサービスの設定（例えば、何人の看護師の IP（独立処方者）や SP（補助的処方者）が必要か、どこに必要か）などである。処方することを支援するその他の多くの国民保健サービス資源がある。これらについては別の章で解説する。これらのサービスの重要な目標は、患者を治療する最善の方法に関する研究のエビデンスを、実践に応用できるようにすることである。これはしばしば難しい注文であるため、本章の担う範囲を越えている問題である。

プラセボ

　プラセボ（ラテン語で「私は喜ばせる」）は不活性で無害な物質、あるいは見せかけの手段である。プラセボは、特異的な薬理学的効果あるいは生理的効果はなく、非特異的な心理学的治療効果や精神生理学的治療効果のために意図的に処方されるか、実施されるものである。これらの効果の重要性はこれまで控えめに表現されることが多かった。無作為化対照試験の開発は真のプラセボ効果を示した。例えば、軽度のうつ病で、恐らく治療薬への応答は70％ほどである（こうした医薬品を処方した医師は満足のいくアウトカムを得られて大いに満足するだろう）。しかし、同じ対照試験におけるプラセボに対する応答は60％ほどと高い。一部は病状の自然な経過を反映する（大部分の患者は医師が何をしようと回復する）が、患者の期待と望みを動かすことで肉体的な改善をもたらすプラセボの力も反映する。プラセボの使用は倫理に反すると感じる人もいる。それは（たとえ医療におけるパターナリズムの最たる事例として、患者自身のためであろうとも）、基本的には患者に嘘をついているからである。しかしながら、すべての医師は患者を安心させる効果を認めており、何らかの手立てで患者の苦痛を受け止め、ある程度まで、このプラセボ効果を利用する。

　英国には合法的に処方できるプラセボがなく、患者は時に、水溶性ビタミンのような無害な医薬品を処方される。しかし、抗生物質のような強い医薬品も同じように使われ、無害だと信じるように求められる。これには欠点がある。患者を重篤な副作用の危険に曝す可能性があり、根本的に不誠実であり、処方者と患者の信頼関係を損い、自分自身を欺くことにもなる。

　「ノシーボ」（ラテン語で「私は傷つける」）効果もある。無害な物質が明らかに副作用を及ぼす場合であり、「プラセボ」が使われる大抵の臨床試験である程度見られる。これらの心理的な影響は良いほうにも悪いほうにも働き、プラセボのことがどのように患者に伝えられるかによる。

　プラセボ効果は非常に重要だが、過小評価されている。この効果は注意深く使い、また、できる限り使うべきでない。代わりに、患者を安心させることや患者に正直に情報を伝えることに頼るべきである。しかし、自分自身を

欺くことなく、意図的にこの効果を使うべき場合はある。

では、なぜ患者は処方を望むのか

　これはもちろん医師がなぜ処方するのかの裏返しである。恐らく、まず重要な問題は、**患者が本当に処方を望んでいるのかどうかである。**

　研究によると、処方者は患者の処方への期待を過大評価する傾向にあるようだ（恐らく、以前に考えられていたほどではないにしてもである（以下を参照））。実際、一般の人々は医薬品を使うことを往々にして嫌う。これは専門職がしばしば見落とすことである。患者は、直接的には単に処方せん調剤を受けないことで、間接的には医薬品を服用しないことで、処方を拒否する。コンコーダンスはこれらの問題の多くに対処する。

患者の圧力

　もう1つの要因は、医師が処方に対して患者の圧力と感じるものである。医師の中には、患者は処方しなければ決して満足しないと信じ、そのように行動するものがいる。Harrisはこれを「回避」と分類した。それは患者の意見や患者の問題の本質を明らかにするために、患者に多くの時間を費やすことを回避するための手立てだからである。

　患者が薬物治療にたくさんの無理な要求をするというエビデンスはあるのか。過去20年間にわたり、処方量が増加していることの責任を医師が「患者の圧力」に帰することはどの程度に合理的だろうか。患者の圧力という考え方を否定し、「抗生物質を欲しがる」ことより、もっと複雑な医薬品に対する信念と共に患者の意見を取り込むべきであると主張する医師もいる。

　Brittenとその共同研究者（Brittenら2002）は、まず30人の成人に半構造化面接を行い、さらに数百人の成人にアンケート調査を実施し、医薬品に対する考えを尋ねた。患者はさまざまな意見をもち、「正統的」と「異端的」とに大別された。正統的な意見は医学的に合理的と考えられるものであり、

広く生物医学的な理由で服用する医薬品に対して肯定的な考えや、処方に対する高い期待を示した。別の患者は異端的な意見をもち、医薬品とその副作用を強く否定的に捉え、少なくとも一部の医師は過度に処方していると感じており、処方に対する望みと期待は低かった。重要な点は、多くの患者が正統的な考え方と異端的な考え方の両方を同時にもち、医薬品とその服用について相反する感情を抱えているということである。一方で、医薬品が自分自身に益するものであると認めつつ、他方では医薬品は副作用をもたらすかもしれず、恐らく、「病人の役割」そのものを拒否したいと望んでいるということである。医薬品に対するコンプライアンスが非常に貧しく、コンコーダンスを達成することが非常に難しいのも不思議ではない。

　GP（一般診療医）を調査すると、しばしば、患者から強く処方を求められると述べる。しかし、医師が患者の期待を過大に評価していることを示す客観的なエビデンスがある。初期の研究では、待合室で患者にインタビューすると、その多くが少なくとも処方と同じくらいの頻度で、助言してくれることや安心させてくれることだけを望んでいるのだということがわかった。大都市中心部における最近の研究では、処方を求める人の割合は67％ほどと高く、特に調剤に係る支払いを免除された患者や高齢患者で高いことがわかった。医師は、厳密には医学的に必要ではない処方と考えられる場合であっても、患者が期待していると感じるもの（それが事実であるかどうかにかかわらず）に応えるというエビデンスがある。

　MacFarlane らの研究（MacFarlane ら1997）では、76人の GP が健常成人1,014名を対象として、下気道感染にかかった場合に、連続して臨床データ、処方判断の確かさ、その判断に対する影響を記録した。患者にも同様のことを行った。患者の大半は細菌感染が問題であり、抗生物質が答えであり、その処方を期待した。医師は抗生物質が多くの患者に適応ではないと考えたが、それでも、患者の期待に動かされてたびたび抗生物質を処方した。抗生物質を期待したがもらえなかった患者は、臨床的なアウトカムが悪くないにもかかわらず、抗生物質を期待しなかった患者の2倍ほどが再診察を受けた。

　ここで重要な問題は、医師の診察スキルと、医師がどれくらい上手に患者と治療上の契約を結ぶかである。長い診察は処方割合を減らすことができるが、診察が長過ぎると、あらゆる隠されていた検討課題や診断が出始めるた

めに処方割合は再び増える。それゆえ、処方者と患者が互いにもっと率直に話し合えるようにするべきであり、これがコンコーダンスの重要な目的である。

処方を望む理由

患者がなぜ処方を望むかについては、さまざまな理由や動機が語られてきた。これらの理由や動機には次のようなものが絡んでいる。
- 患者が自分自身への、また他者への治療効果を感じとるため。これは概ね、医薬品の力に対する生物医学的な信念であるが、専門職のさらに科学的な信念とは一致しないかもしれない。処方の力の周りには、時に迷信的な要因もあり、次の「健康信念」の項でさらに検討する。
- 出費を避けるため（例えば、小児のCalpolは薬局で買うよりも処方してもらう）。
- 医師を認めるため、または医師と会うため。
- 「病人の役割」を認知してもらうため、学校や仕事を休むことを正当化するため。
- オピニオンリーダー（例えば、母親や友人）の提案で。
- 過去の経験を繰り返すため（この例として、のどの痛みについて次節を参照のこと）。
- 医師から「贈り物」をもらうため。多くの患者は医師の助言や、苦痛への人間らしい対応を拒みたくないために、本当には望まないか必要のない医薬品を受け取ってしまうだろう。

健康信念（Health belief）

患者の健康信念は多くの要因によって決まり、その多くが「文化的」である。医薬品に対する考え方は国ごとに、また、たとえ同じ国の中であっても地域ごとに変わるようである。これらの信念の源を確定するのは難しいが、

健康信念の多くが神話や伝説を基にし、数世紀前からのものであることは明らかである。その他の健康信念は短い間に生み出され、世論、メディア、権威主義的な、あるいは科学的な専門的情報源から得られる情報によって影響されている。近年に生まれたこれらの信念でさえ、しばしば堅固に神話やイメージに根ざしている。不満足な性的関係にシルデナフィルは有効か、肥満の解決にオルリスタットは有効かなどである。

これらの影響は他者の個人的経験に基づく意見から、笑い話から、学問的な議論から、あらゆるメディア（しばしば製薬企業の影響を伴う）からもたらされ、また、自分自身にとって何が重要そうか、何が効きそうで何が効きそうもないかなどの経験からもたらされる。このプロセス全体の掴みどころのなさは、ほとんどの人々にとって、自身の信念に最も強く影響するのが身近な、先に述べたようなイメージであることによる。こうしたイメージが科学的に評価された経験から生まれたり、また十分にコントロールされた経験から生まれることはごくまれである。多くの信念は自己実現をもたらす予言か、迷信であり、その起源の脆弱さにもかかわらず、ますます確固とした影響力をもつようになる。

これらの信念に影響を及ぼす経験の力について重大な疑問が起きる。もしもごく普通の人が尊敬する医師から風邪やのどの痛みに抗生物質を処方されたとしたら、将来、抗生物質を求める気持ちに何が起きるだろうか。その後の人生で別の医師から教わることと恐らく一致しないので、過去の経験を忘れ去れるだろうか。それとも、その抗生物質の効き目のため、あるいは大きな災難に見舞われなかったために、自分の考え方を変えないだろうか。

次のような実験がサザンプトンで実施された（Little ら1997）。この研究では、のどの痛みに抗生物質を投与するか否かで有意にアウトカムの臨床的差異が出るかどうかを調べるため、無作為化比較対照試験が実施された。1つの群は抗生物質の投与を非常に厳密な医学的基準によって定め、必須である場合に限るもの、もう1つの群はのどの痛みに抗生物質を常に投与するもっと大まかなものであった。この2つの群にアウトカムの差異はなかった。しかし分かったことは、抗生物質を常に投与された患者は、群としてのどの痛みが続くと抗生物質を服用しがちで、投与されなかった患者よりもずっと積極的に抗生物質を望むようになったということである。結局のところ、抗

生物質を投与されて良くならなかったとしてもである。こうした患者は抗生物質がのどの痛みを適切に除くと「教えられて」しまったのだ。

人種と文化

　健康信念は深く、特定の文化の中に根付いている。処方では文化間の問題を理解し、この問題が処方や医療のニーズの捉え方にどのように影響するかを理解することが重要である。少数民族はこうした点について固定観念をもつ傾向がある。ある文化では、病気は常に患者の外にある何者かであると見なされ、それゆえに、処方薬のような外からの助けによって退治されなければならない。ある文化では、感染の最初の徴候を見て、医師のところへ子供を連れていかない母親は悪い母親であると思われる。続いて、処方しない（そして全プロセスを正当化しない）医師は、家族との接点を失い、今後、その家族は医師を避けるかもしれない。こうした圧力は捉え難く、処方者の側に自覚と感受性が求められる。この圧力は時に微妙なものではなく、GP（一般診療医）が処方に対して患者と大きく異なる考え方を押しつけようとすれば、恐らく多くの患者と収入を失うことになるだろう。こうしたことは、しばしばゆっくり進めなければならない。

　例えば、1990年代におけるロンドンでの研究（Morgan 1995）は、白人とアフリカ系カリブ人の高血圧症の患者で医薬品とその服用に関する考え方を検討した。白人患者はアフリカ系カリブ人よりも処方された通りに医薬品を服用し、結果的に、概ね血圧コントロールが良好であった。アフリカ系カリブ人はしばしば伝統的、文化的信念として医薬品の長期的な有害作用を信じており、薬草を用いる代替治療を求めた。これらの問題を認識しなかったGPとアフリカ系カリブ人の患者の間には、文化的な隔たりやコミュニケーション不足があった。

　しかし、均質な文化のように見えるものの中にさえ、サブカルチャーにおける多様性があり得る。例えば、白人の英国民の中にも、治療に対していろいろな選択肢（補完治療[*37]を含めて）を検討したい裕福なサンデー・タイムズ読者から、医師を煩わせたくない高齢の我慢強い患者、どんな些細な病

気にも医薬品を（どんな医薬品でも）欲しがる患者までがおり、医薬品に対する考え方はさまざまである。

　重要な点は患者を型にはめるべきではなく、すべての患者は異なり、処方者が適切に患者を助けたいならば、患者自身のニーズと信念を探ることには価値があり、また、そうする必要があるということである。

患者とメディア

　メディアは日々の習慣にますます影響するようになっており、食べる物からクリスマスや誕生日に購入する贈り物、そして、恐らく私たちが服用する医薬品にも影響を与えている。メディアは事件をセンセーショナルに描き、「奇跡の」医薬品か「殺人」医薬品かのいずれかで医薬品を捉えがちである。ある状況では奇跡の医薬品が、別の状況では殺人医薬品になり得るという発想は、一面の大見出しでは扱えない微妙なものである。近年のいくつかの新薬についてのメディア報道は強力であった。例えば、シルデナフィル（Viagra）は、恐らく、セックス、金、科学の強力な混合物である。メディア報道は確かにこの医薬品の社会的な認知度を高めた。シルデナフィルによって直る症状の患者が沈黙を克服し、前向きになれるようなら良いことだろう。しかし、この医薬品をセックスの腕前をさらに上げたいと願う健康な男性に勧めるのは有害である。シルデナフィルの副作用の可能性について、メディアはほとんど報道しなかった。メディア報道が医薬品売上を伸ばすことに、実際にどのような効果をもったのかもあまり明らかではない。それにもかかわらず、新聞やテレビは、非常に科学的な根拠が薄い医薬品の場合でも、大いにその医薬品と服用への意識を高めてしまう。

　もう1つの例がMMR[38]の予防接種であり、自閉症や炎症性腸疾患に関連するかもしれないというマイナスの報道後、この予防接種は急激に落ち込

---

[37]　補完治療：主となる治療法に異なる治療法を組み合わせること。近代医療に鍼灸や薬草などを用いる伝統医療を組み合わせることを指す場合が多い。
[38]　新三種混合ワクチン（MMR）：麻疹、流行性耳下腺炎、風疹の三種の生ワクチンが混合されたワクチン。

だ。さまざまな学術団体による声明をもってしても、一般大衆の一部にある強い否定的な認識を払拭することはできなかった。結果的に、今日では重篤な小児疾患が流行する真のリスクが生じている。予防接種が科学的エビデンスによって確実に支持されているにもかかわらず、一般大衆は、不安を生み出す絶え間ないメディアのセンセーショナルな広告によって、心に不信感を植え付けられた。1950年代から1960年代における科学が無限の恩恵をもたらすというプラスのイメージは、サリドマイドから汚染にわたる多くの問題や被害の結果として、ずっと用心深い考え方へと変わった。予防接種をしないように最も強く影響された社会的集団は中流階級で、恐らくはある領域の優れた教育（しかし、往々にして科学ではない）を反映している。

　欧州では、製薬企業が大衆に要処方せん薬（POM）を宣伝することを禁じている。しかし、通常、一般用医薬品を宣伝することは許している。この広告禁止にもかかわらず、新聞や雑誌はほとんど「記事型広告」メディアとして、常に特定の要処方せん薬を効果的に売り込んでいる。処方薬の直接広告が許されているニュージーランドや米国のような国々では、患者が不適切な医薬品を求めたがるような有害な影響が大いに懸念されてきた。米国では多くの医薬品が公然とインターネットで宣伝され、そこから多くの情報が入手でき、あるものは良質で、あるものは驚くほど悪質である。患者はこうした情報のすべてをどこにいても入手できるようになりつつある。入手できる情報は十分にあると思われるが、過多な情報はしばしば間違った情報を含み、実は患者に医薬品の正しい情報が伝えられずにいる。

　ここにジレンマがある。こうした情報は実際に患者を害する恐れがあるため、専門職は大衆の利用を制限したい（しかし、同時に専門職の力も消えてしまうかもしれない）。一方で、こうした情報はもらわなければならない医薬品をもらっていない患者にとって有益であり、また、現に服用している医薬品についてもっと知りたい患者にとっても有益であるだろう。重要なことは、医療専門職が推奨すべき偏りのない情報を患者が入手することであるが、残念ながらこうした情報は概ね得られない。医療専門職はこの泥沼を通る患者を助けなければならない。

　メディアは長所と短所を合わせもつ強力な勢力であり、今後も生き残っていくことだろう。

結論

　本章では、処方に対する広範な心理学的影響や社会学的影響を簡単に検討してきた。これらの影響は直接的に医師に働くか、患者（間接的に医師）に働くかのいずれかである。医師以外の処方者に対する情報や研究はこれまでほとんどない。しかし、本章で述べた影響のすべて（そして述べなかった多く）も同じように看護師、薬剤師、その他の医療専門職（AHP）に影響を及ぼすだろう。短期間のうちに、看護師や薬剤師に対して一層強く影響を及ぼすことになるかもしれない。これらの影響に対処することは、訓練する者から訓練される者へ受け継がれる医学文化の1つであるからである。この経験はいまだに看護師や薬剤師以外のその他の医療専門職にはない。処方に対する心理学的・社会学的影響を考えることは、患者が適切に医薬品を使えるようにするために、また、患者の治療の目的や内容について患者と共にコンコーダンスを達成するために非常に重要である。

　本章で述べたすべての影響のうち、潜在的に有害な影響を取り除くために、次の2つの重要なスキルを学ばなければならない。

- 第一に内省である。内省とは本章で述べたすべての影響を理解し、これらの影響が生じた時にそれと認識することである。自分自身の処方を熟考し、どれくらい影響力があるかを考えられることである。このことを処方者として身に付け、自身の処方や行動を同僚の処方や行動と比較すること、もっと良いのは専門職の理想と比較することである。そうすれば、うまくバランスがとれているかどうかを見定めることができる。
- 第二に診察スキルである。良いコミュニケーション（患者の声に耳を傾け、あなた自身の考えを伝えると同様に、患者の考えを理解すること）と、交渉する力（取引する、同意する、妥協する、説得するなどの準備ができていること）が不可欠である。

参考文献

Anon. (1983). Getting good value from drug reps. *Drugs and Therapeutics Bulletin* 21(4): 13-15.

Bradley, C.P. (1991). Decision making and prescribing patterns - a literature review. *Family Practice 8*: 276-287.

Britten, N., Ukoumunne, O.C., Boulton, M.G. (2002). Patients' attitudes to medicines and expectations for prescriptions. *Health Expect-ations 5*: 256-269.

Gilbert, D., Walley, T., New, B. (2000). Lifestyle medicines. *British Medical Journal 321*: 1341-1344.

Harris, C.M., Heywood, P.L., Clayden, A.D. (1990). *The Analysis of Prescribing in General Practice: a Guide to Audit and Research.* London: HMSO.

Howie, J.G. (1976). Clinical judgement and antibiotic use in general practice. *British Medical Journal 2*: 1061-1064.

Illich, I. (1981). *Medical Nemesis.* London: Penguin.

Little, P., Gould, C., Williamson, I., et al. (1997). Reattendance and complications in a randomised trial of prescribing strategies for sore throat: the medicalising effect of prescribing antibiotics. *British Medical Journal 315*: 350-352.

Macfarlane, J., Holmes, W., Macfarlane, R., et al. (1997). Influence of patients' expectations on antibiotic management of acute lower respiratory tract illness in general practice: questionnaire study. *British Medical Journal 315*: 1211-1214.

Morgan, M. (1995). The significance of ethnicity for health promotion - patients' use of anti-hypertensive drugs in inner London. *International Journal Of Epidemiology 24* Suppl *1*: S79-S84.

第7章

臨床薬理学

Michele Cossey

　臨床薬理学は医薬品が人に対してどのように挙動し、どのように作用するかを理解するための科学的原則の応用と定義される（Weatherallら2006）。
　処方者は基礎薬理学に精通し、どのように患者の治療に応用するかを熟知していなければならない。個々の医薬品がどのように効果を発揮するかについての知識をもっているだけでは不十分である。処方者は個人間や集団間の差によって、この効果がどのように変化するかを理解していなければならない。この理解を通して、処方者は投与経路、投与量、投与回数、禁忌、副作用、他の医薬品との相互作用について判断することができるようになる。適切に、効果的に処方するために、処方者は人間の身体がどのように医薬品を代謝するか（薬物動態学）、医薬品がどのように変化し、影響を受け、体内でどのようにその効果を発揮するか、また、こうした潜在的な効果を変えるものは何か（薬力学）といった概念を正しく認識しなければならない。
　本章では基礎的な臨床薬理学における必須の要素をまとめ、薬物動態学と薬力学の一般概念を示し、薬物動態学と薬力学がどのように医薬品の選択、用量、効果に影響するかを概説する。また、薬物有害反応（ADR）や相互作用がどのように起こるか、また、できる限り有害反応や相互作用を最小化するために、処方者に何ができるかを簡潔に述べる。最後に、薬物治療を個別化する実用的なフレームワークを提供するために、これらの概念を統合する。
　本章では基本概念だけを説明する。本章の主題をさらに詳細に検討するた

めに、章末に参考文献と推奨図書を掲げた。

薬物動態学的原則

　薬物動態学は、単純化すれば、ある時間内に身体がどのように医薬品を処理するかを記述するものである。複雑なプロセスであるが、その基本原則を全体的に理解することは良い処方を行うために不可欠である。処方者がもつべき基本原則は医薬品の投与経路と投与量、医薬品の吸収（Absorption）、分布（Distribution）、代謝（Metabolism）、排泄（Excretion）（ADME）である。ADMEの原則を図7.1にまとめた。

　ADMEについては、さらに次節で解説する。

投与経路

　医薬品は局所的に、あるいは全身的に作用する。局所的とは医薬品の効果が特定の領域に限定されることをいう。全身的とは医薬品が作用部位に到達するために、体内循環に入ることをいう。医薬品はさまざまな方法で患者に投与され、例えば、口を介して（経口的に）、皮膚を介して（経皮的に）、粘膜を介して（舌下錠や噴霧）、注射を介して非経口投与される。医薬品の体内への送達方法は、体循環に到達する量、目標とする作用部位に到達する量、最終的には医薬品の効果に影響を与える。

　生物学的利用能（bioavailability）という用語は、医薬品の投与量の中で、未変化で体循環に到達し、効果が期待できるものの割合を説明するために用いられる。生物学的利用能は医薬品の吸収速度ではなく、吸収量の係数である。生物学的利用能と投与量が分かれば、体循環に到達する医薬品量を計算することができる。

$$体循環に到達する医薬品量 \ = \ 生物学的利用能 \ \times \ 投与量$$

　ある種の医薬品は剤形ごとに異なる生物学的利用能をもつため、剤形を変

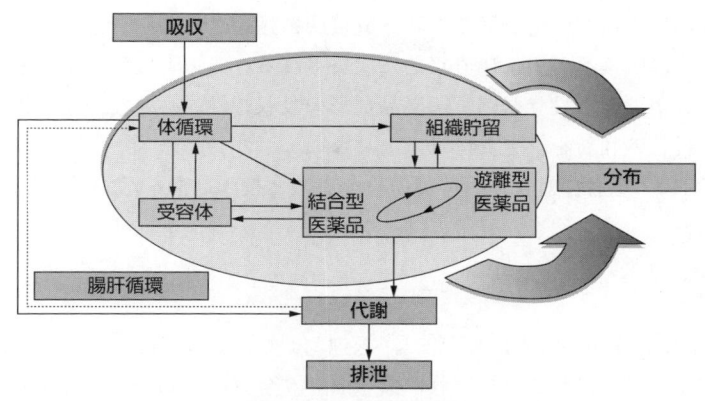

図7.1　ADME の原則

える場合には投与量を変えなければならないことがある。例えば、フェニトインのカプセルや錠剤をフェニトイン懸濁液に変える場合などである。

　静脈内（intravenous, IV）注射によって投与される医薬品は、その全量が体循環に直接的に投与されるため、生物学的利用能は1.0である。経口投与される医薬品は、ADME の影響で生物学的利用能が減少する。投与経路の選択は、治療する病状、必要な薬理作用、患者の好み、利用できる送達方法などの多くの要因に依存する。処方者の目標は、臨床的に有効で費用対効果の高い最適な投与経路を選ぶことである。例えば、喘息の治療では、医薬品

表7.1　患者に対する医薬品投与方法の例示

投与方法	投与剤形の例
経口投与（口から）	錠剤、カプセル剤、液剤、エリキシル剤、懸濁剤
経皮投与（皮膚から、粘膜から）	クリーム剤、軟膏剤、ゲル剤、ローション剤、貼付剤（例えば、フェンタニルパッチ、ホルモン補充療法（HRT）用）、スプレー剤（例えば、GTN（ニトログリセリン））、舌下錠
非経口投与（注射、点滴）例えば、静脈注射、皮下注射、筋肉内注射、髄腔内注射	選択された経路での投与に適切な剤形の溶液（例えば、油性注射剤、乳濁性（lipid-based）注射剤）これらの経路で投与するため、一般的に無菌調整される。

は吸入器によって治療が必要な肺へ直接的に送達される。一方、アトピー性皮膚炎では医薬品が患部に直接的に塗布される。処方者は治療が必要な臨床症状、利用できる投与経路、医薬品剤形の吸収特性、必要な作用部位に基づいて、最初の判断を下さなければならない。

［表7.1に、患者に対する医薬品の投与方法と投与剤形を示す（訳者補足）］。

吸収

IV注射で投与される医薬品を除く、ほぼすべての医薬品は、その効果を発揮するために吸収されなければならない。全身的に効果を発揮する医薬品は、体循環に入るために、少なくとも1つの細胞を透過しなければならない。多くの医薬品は受動拡散（高濃度の領域から低濃度の領域への移動）によってこの透過を達成する。例えば、高濃度側である小腸壁を透過して、低濃度側である血流内へ移動する。しかし、ある種の医薬品、例えばレボドパやフロロウラシルは細胞膜を透過するために、特殊な輸送機構が必要である。この「能動輸送（active transport）」機構は、医薬品吸収に関してそれほど重要ではないが、細胞膜を通してイオン（例えば、カリウム）、糖、アミノ酸などを細胞内に輸送し、確実に細胞機能を維持するためには必要不可欠である。

細胞膜を通した医薬品の吸収速度と吸収量は、多くの要因によって決定される。

脂溶性

医薬品の脂溶性は、医薬品が細胞膜をどのくらい容易に透過するかを決定する。細胞膜はリン脂質の二重層からなるため、脂質可溶性（あるいは脂溶性）医薬品は水溶性医薬品よりも容易に細胞膜を透過する。このため、医薬品の脂溶性が高いほど、経口投与後、容易に小腸から吸収される。この事実が医薬品の設計と製造に用いられる。例えば、腸内で直接的に作用する（例えば、クローン病に向けた）医薬品を開発したいなら、水溶性の高い（あるいは脂溶性の低い）医薬品を作ろうとするだろう。その結果、医薬品は腸管内に留まり、小腸からは吸収されない。もう1つの判断は医薬品のイオン化

状態に関するものであり、非イオン性の医薬品だけが脂溶性であるためである。つまり、医薬品が正か負の電荷をもつかどうか、またどの程度に電荷をもつか、あるいは電荷をもたず、電気的に中性であると考えられるかどうかである。

吸収のための表面積

　吸収に利用できる表面積が大きいほど、吸収は迅速に起こる。小腸は多くの絨毛と非常に豊富な血流量をもつため、医薬品吸収に対して非常に大きな表面積をもっている。患者が炎症性腸疾患のような医薬品吸収のための表面積を減らす疾患をもつ場合、医薬品の相対的な吸収は減少し、最終的に体循環に到達する医薬品量が減少し、医薬品の効果は弱まってしまう。

胃の運動と排出

　ほとんどの吸収は小腸で起こる。つまり、経口的に摂取された医薬品は胃で分解され、胃の内容物を腸に排出することによって輸送されなければならない。このため、胃の運動性や排出能力を変える何らかの要因は、吸収速度を変えることになる。

　食後、胃に食物があると、胃排出は遅れる。医薬品を食物と一緒に服用すると、吸収と臨床効果の発現は遅くなる。これが通常、医薬品を食前か食後のある時間に服用するように確実に処方することが大切な理由であり、吸収部位への迅速な送達を確保し、医薬品の効果発現が遅延することを防ぐ。それゆえに、いつ医薬品を服用するかを患者にカウンセリングすることは、非常に重要である。

　時折、医薬品は食事と一緒に服用するように処方される。医薬品が高い濃度で体循環に入ることを防ぐことで、副作用を減らすことにつながる。これは医薬品がゆっくりと胃から排出されるため、定常的に吸収されるためである。例えば、非ステロイド系抗炎症薬（NSAID）を食事と一緒に服用するよう処方することで、食物を緩衝剤とし、胃壁への刺激などの局所副作用を防ぐ。

　ある種の疾患や症状は胃の運動に影響し、医薬品の吸収を変える。

　胃排出は片頭痛発作の間に遅くなり、経口鎮痛薬はあまり迅速に効かない

可能性がある。これには別の経路で医薬品を投与することで対処できる。例えば、皮下注射を行うか、あるいは胃の運動を亢進(こうしん)するメトクロプラミドなどの医薬品を経口鎮痛薬と組み合わせることによって対処できる。

しかし、胃の運動と排出、医薬品の吸収への影響などの全プロセスは非常に複雑である。場合によっては、胃排出の遅延が実際には医薬品吸収にとって有益であるかもしれない。例えば、ニトロフラントインのような医薬品は長く胃の酸性環境に留まることにより、良好に溶解、あるいは崩壊する。

処方者は食物と一緒に医薬品を服用することに関してどんな指示が必要であるかを確認するべきであり、患者はすべての医薬品について十分にカウンセリングを受けるべきである。

初回通過代謝

経口投与された医薬品は小腸から直接的に肝門脈に吸収され、肝臓に運ばれる。肝臓は代謝に関わる主たる臓器であり、医薬品は肝臓で部分的に、あるいは完全に代謝される。このことは体循環に入る医薬品の量が減少するか、完全になくなることを意味する。この効果は「初回通過代謝（first pass metabolism）」と呼ばれる。グリセリルトリニトレートのような医薬品では、経口投与すると、初回通過代謝の効果によってほぼ完全に不活性化されるため、別の経路（グリセリルトリニトレートの場合は舌下錠かスプレー剤）で投与される。代謝物が活性である医薬品の場合は、初回通過代謝後も依然として有効であり、例えば、プロプラノロールは活性な4-ヒドロキシプロプラノロールに代謝される。実際には、医薬品は初回通過代謝を考慮して製剤化されていると考えられるため、処方者が初回通過代謝を考慮する必要はまずない。

時間

医薬品が小腸壁に接触している時間の長さは、吸収に影響する。腸透過時間を変化させるもの、例えば、胃腸炎は吸収時間に影響を及ぼす。逆に、消化管の運動低下は、体循環に入る医薬品の濃度を高くする可能性がある。

血流

　医薬品はどのように投与されるかによって、その投与部位の血流が吸収速度に影響を及ぼす。腸の血流量は通常多く、体循環へ良好に吸収される。身体部位によって血流量が異なるために、例えば、筋肉では筋肉内注射の場所によって吸収が変わることがある。これは筋肉血流量を増加させたり、減少させたりするような患者の別の身体的要因にも依存する。

　以上のように、多くの要因が医薬品の投与部位から体循環への吸収に影響する。処方者は確実に医薬品が吸収され、作用部位へ送達されるために、これまで述べた要因が医薬品吸収にどのように影響するかを理解しなければならない。また、確実に医薬品の投与量を最適化し、合理的な剤形を選択するために、こうした要因をどのように利用できるかを理解しなければならない。

分布

　一度、医薬品が投与部位から体循環に吸収されると、身体中を回って作用部位へ輸送される。この過程は分布として知られる。医薬品が適切な濃度で作用部位に到達しない限り、効果を発揮することはできない。吸収と同様に、身体中への医薬品の分布に影響する多くの要因がある。

血流

　血液が臓器や組織を灌流（かんりゅう）する速度や量は、直接的にこれらの臓器や組織への医薬品の分布に影響する。これが次に医薬品作用の速度と程度に影響する。高い血液灌流をもつ臓器や組織、例えば、心臓、腎臓、脳には迅速に医薬品が到達し、医薬品が効果を表す十分な濃度に達する。灌流が不十分な臓器や組織、例えば、脂肪、筋肉、骨はこの濃度に達するのに時間がかかる可能性がある。

タンパク結合

　体循環に入る大部分の医薬品は溶解度が低い。これは体循環に乗って身体

中を移動するために、医薬品のある割合が「輸送してもらう」必要があることを意味する。この「輸送担体」が一般に血漿タンパク質であり、医薬品分子は体循環の中で「遊離」しているか、これらのタンパク質に「結合」しているかのいずれかである。（医薬品が結合した血漿タンパク質は大きいため）遊離型の医薬品だけが細胞膜を透過でき、それゆえに効果を発揮することができることに注意しなければならない。血漿タンパク質との結合は可逆的である。医薬品は体循環に入り、一部あるいは全部が血漿タンパク質と結合するが、時間経過の中で、医薬品はタンパク質結合部位から放出されるか、遊離医薬品が血漿タンパク質に結合する。これは動的なプロセスであり、結合した医薬品と非結合（遊離）の医薬品の分率はいずれ平衡に達する。

アルブミンは最も豊富な血漿タンパク質であり、一般に酸性の医薬品はアルブミンに結合し、アルカリ性の医薬品は α_1-酸性糖タンパク質に結合する。血漿タンパク質への医薬品結合のプロセスは競合的なものである。血漿タンパク質に結合する医薬品が2種類以上同時に体循環に存在する場合には、これらの医薬品が血漿タンパク結合部位で競合することになる。

この競合の考え方は特にワルファリンのようにタンパク結合性が大きく、治療域（therapeutic index）が小さい医薬品を理解するために重要である。

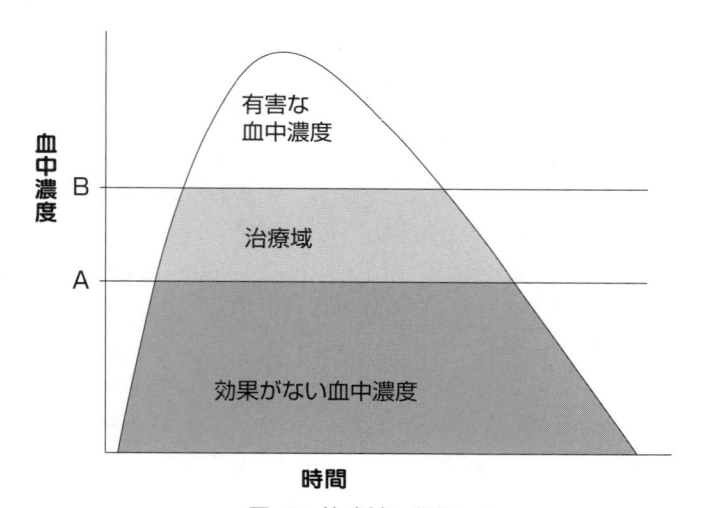

図7.2　治療域の図解

治療域が小さい医薬品は、治療効果を得るために必要な医薬品濃度が、有害である濃度や効果がない濃度と非常に接近している。これを図7.2に示す。

多くの場合、タンパク結合におけるわずかな変化が臨床的に重大な効果を及ぼすことはない。しかし、多剤併用療法を受けている患者では、薬物相互作用が生じる可能性が高まる。臨床的に重要なのは、タンパク質に結合する医薬品が結合部位における競合によって、別の医薬品に置換される場合である。こうした事例を次に示す。

医薬品Wはタンパク結合性が高い（90％）とする。このため、患者に100mgを投与した場合、90mg（90％）がタンパク結合し、残りの10mg（10％）が遊離していることになる。これまで述べたように、遊離型の医薬品が治療で活性である。患者にタンパク結合部位で競合する別の医薬品が投与され、医薬品Wが結合部位から置換されると、医薬品Wのタンパク結合は減少する。医薬品Wが置換されると、遊離型の医薬品量は増加する。

100mgの投与量を用いて、医薬品Wが結合部位からの置換によって85％だけタンパク結合しているとするなら、85mgが結合型で、15mgが遊離型であることになる。これは遊離医薬品の10mgから15mgへのたった5mgの小さな変化である。しかし、実際の遊離型の医薬品の割合の変化は、次式から50％であることがわかる。

遊離医薬品における5mgの変化/100 ＝ x（変化の％）× 10mg
この時、x ＝ 50％。

遊離型の医薬品の50％の変化は臨床的に重大であり、医薬品の治療域が小さいか、（腎機能や肝機能が低下しているなどの）代謝、排泄になんらかの問題がある場合は特に重大である。

この例で、医薬品Wが（高度にタンパク結合する）ワルファリンであり、結合部位において別の医薬品が競合するならば、結合部位から置換された多くのワルファリンが体循環の中で遊離型であり続ける。この遊離型の医薬品が代謝され、排泄される。

しかし、遊離型の活性なワルファリンにおける50％増加は、高い血中濃度

のために患者に出血をもたらす可能性がある。トルブタミドはワルファリンと競合し、ワルファリンをタンパク結合部位から置換する医薬品の１つである。

このような相互作用は急性期施設における治療で重要であることが多く、例えば、定常状態に達する前のワーファリンの投与量をマネジメントする場合などである。一度、医薬品が定常状態に達してしまえば、タンパク結合部位から置換される少量のワーファリンは、代謝され、排泄されるため、重大な影響は少ない。これが、ワーファリンを服用している患者が血液凝固時間の単位である国際標準化比（International Notmalised Ratio, INR）を定期的に調べる理由であり、このモニタリングは患者がワルファリンと相互作用することが知られた別の医薬品の服用を開始する時から増やされ、新たな併用が落ち着くまで続けられる。

患者が血漿タンパク質の変化が起こる疾患に苦しんでいる場合にも、この状況が生じる可能性がある。例えば、肝硬変の患者は、肝臓によって産生されるアルブミンの量が減る可能性がある。これは、予想されるよりも多くの医薬品が体循環の中で遊離型であり、再び、ワルファリン投与の効果が増大

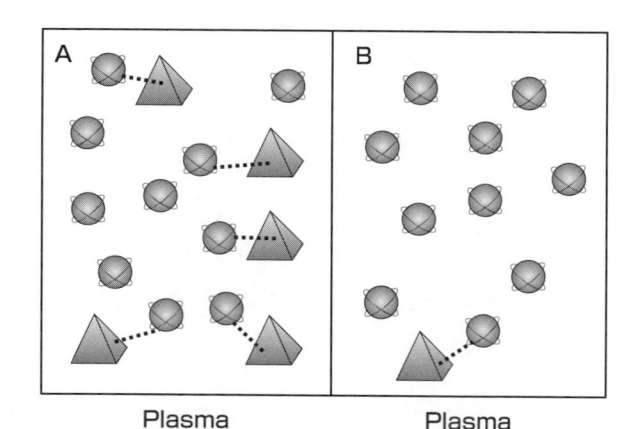

図7.3　医薬品の血中濃度にタンパク結合性の変化が及ぼす影響

Aでは、遊離の医薬品と血漿タンパク質に結合した医薬品が平衡状態にある。Bでは、血漿タンパク質濃度が（例えば、肝障害により）下がったため、遊離の医薬品濃度が上がる。遊離の医薬品が活性であるため、多くの医薬品が標的受容体に結合し、その効果を増す。

するかもしれないということである。この理由で医薬品の投与量は減らされ、ワルファリンを服用する患者はカウンセリングを受け、定期的に血漿中の医薬品濃度がモニタリングされる。図7.3に血漿中の医薬品濃度にタンパク結合性の変化が及ぼす影響をまとめる。

処方者にとって、医薬品の投与量を決定するためにタンパク結合の概念を理解することは重要である。肝機能が著しく低下した患者や血漿タンパク濃度に影響を及ぼす疾患をもった患者では、タンパク結合性が強い医薬品の投与量は減らすべきである。英国医薬品集（BNF 2009）は、こうした観点について助言を与えている。

分布障壁

医薬品が効果を示すためには、組織に到達しなければならない。医薬品はある組織には到達し、蓄積するが、ある組織には関門があるために到達できない。血液－脳関門は種々の内皮細胞から成り、高い脂溶性をもった医薬品だけが脳組織中に透過することができる。脂溶性が低い医薬品はこの関門を透過することが極めて難しいため、ほとんど、あるいはまったく脳内での効果がない。しかし、脂溶性が高くなるように作られた麻酔剤は、この関門を透過する。ある種の麻酔剤は他の組織（例えば、筋肉や貯蔵脂肪）にも侵入する可能性があるが、大部分の医薬品は血液－脳関門を透過し、脳が筋肉や脂肪よりも高い血液灌流をもつため、急速麻酔に求められる効果を発揮する。

胎盤は妊娠中、妊婦の体循環と胎児の体循環の間の関門となる。脂溶性の高い医薬品（例えば、モルヒネやエタノールなど）はこの関門を透過できるが、脂溶性の低い医薬品は容易には透過できない。妊婦への処方や医薬品投与は非常に専門性の高い領域であり、処方者は妊婦への処方を決定する前に常に専門医に助言を求めなければならない。

分布容積

医薬品が投与され、体循環に移行すると、医薬品は血漿タンパクに結合し、身体中に輸送され、分布する。一度、体循環に入ると、医薬品は特異的な受容体部位に結合することによって効果を発現する。あるいは、まったく薬理

作用を示さない別の組織（例えば、脂肪組織やある種の臓器）に結合する。分布容積（Volume of distribution, Vd）は、医薬品が全身に分布し、組織に結合する医薬品量を記述する。

　臨床業務として、患者への投与量と時間ごとに測定された血漿中濃度が分かれば、Vdを予測することができる。この推定値は見かけのVdと呼ばれ、投与された医薬品量を希釈して、測定時の血漿中濃度にするために必要な体液の理論量を算出することができる。

　例えば、患者が100mgの静脈内ボーラス投与（急速静注）を受け、血漿中濃度が10mg/Lと測定された場合、見かけのVdは10Lと推定できる。しかし、血漿中濃度が1mg/Lと測定された場合、見かけのVdは100Lともっと大きくなる。

- 医薬品の見かけのVdが低い場合は、医薬品が主に血流や体液中に留まっていることを示す。
- 医薬品の見かけのVdが高い場合は、医薬品が血流や体液以外の組織に広く分布していることを示す。

　こうした概念を理解しておくことは医薬品の過剰投与時に対応するために有効であり、例えば、医薬品を体循環から取り除こうとして血液透析を使う場合などに役立つ。ほとんどの医薬品が組織に分布し、結合している場合、すなわち、Vdが大きく、実質的に体循環中に医薬品がほとんど存在しない場合、血液透析は効果がない。Vdは患者の体重、体水分量、あるいは脂肪分布によっても影響を受ける。

　実際には、処方者は医薬品のVdがその開発の段階で考慮されていると考えている。Vdのさらに詳細な考え方は、本章末の参考文献に書かれている。

　医薬品が体循環に入り、全身に分配してその効果を発現した後に、身体は医薬品を排泄する適切なメカニズムをもたなければならない。効果的に体内から医薬品を排泄するためには、まず始めに代謝する。

代謝

　医薬品代謝や生物変換は、医薬品の化学組成を修正または変化させるプロ

セスである。これまで述べてきたように、医薬品の脂溶性が高いほど、そして非イオン化されているほど、医薬品は簡単に細胞膜を透過する。そこで、医薬品の薬理活性を除去し、積極的に医薬品を排泄するために、身体は医薬品をより水溶性（親水性）にして脂溶性を減らし、より極性化（あるいはイオン化）しようとする。このため、医薬品が排泄のために腎臓に移行しても、細胞膜を透過して体循環に再吸収されるのは難しい。

　ほとんどの医薬品代謝は肝臓で起き、ここで一連の酵素が種々の生化学反応を触媒する。こうした反応は2つの相に分類され、第1相代謝と第2相代謝と呼ばれる。ある医薬品は第1相と第2相の両方の代謝を受け、ある医薬品はこれらの相の1つだけを受け、ある医薬品は第1相代謝の前に第2相代謝を受ける。また、積極的に代謝されることなく、無変化で排泄される医薬品もある。

第1相代謝

　第1相代謝のプロセスは医薬品の酸化、還元、あるいは加水分解である。酸化過程が最も一般的で、しばしば、多数のシトクロムP450アイソザイム（CYP450）の1つによって触媒される。このプロセスの目的は医薬品の有効性を下げ、水溶性を高めることであるが、ある種の医薬品は実際にはこのプロセスで活性化される。例えば、エナラプリルは薬理学的に不活性であるが、第1相の代謝物は活性である。活性医薬品から生成する代謝物それ自体も薬理活性であることがある。例えば、ヘロインがモルヒネに代謝される場合である。

第2相代謝

　十分に極性ではなく、あるいはまだ活性である医薬品や第1相代謝物は、抱合プロセスによってさらに親水性にされる。この抱合プロセスには、医薬品や代謝物への内因性化合物（例えば、グルクロン酸）の結合が関与する。生成する化合物は水溶性で極性が高いため、腎臓によって容易に排泄される。第1相代謝の場合と同様に、ある種の医薬品は抱合の後でも活性であり、例えば、モルヒネはモルヒネ-6-グルクロニドに代謝され、依然として鎮痛効果を発揮する。

シトクロム P450 アイソザイム

　薬物代謝から離れる前に、CYP450をよく知ること、また、どのようにこれらの酵素がある種の医薬品の排泄に重大な影響を及ぼすかを知ることが必要である。

　ある種の医薬品はCYP450の合成速度と作用を増す酵素誘導剤（例えば、リファンピシン）として知られている。一方、ある種の医薬品は酵素の合成速度と作用を抑制する酵素阻害剤（例えば、シメチジン）として知られている。一般に、酵素誘導はCYP450が一定時間、酵素誘導剤に曝されることが必要であるが、酵素阻害剤は接触後すぐにCYP450へ影響を与える。

　このCYP450に影響するのは医薬品だけではない。外因性物質も影響し、こうした物質は医薬品と同時に投与されると医薬品作用に影響を及ぼす。この好例がグレープフルーツジュースで、CYP450を阻害することが知られている。治療域が小さいために血漿濃度が重要である医薬品（例えば、テオフィリンやシクロスポリン）を服用中の患者は、グレープフルーツジュースを飲まないように助言される。グレープフルーツジュースが酵素系を抑制し、医薬品の血漿中濃度を高め、医薬品の治療効果を増加させるためである。

　酵素誘導剤と阻害剤の充実したリストが英国医薬品集（BNF）に記載されている。果汁が肝酵素に及ぼす作用に関するさらに踏み込んだ報告は、本章末の参考文献に示した。

　ほとんどの医薬品は、濃度に依存しないメカニズムによって代謝される。つまり、医薬品が治療域内にある間、代謝に関与する酵素は飽和しないということである。しかし、医薬品が治療域内にある場合でも、飽和する酵素がある。この飽和現象が起きるために、わずかな追加投与によって血漿中濃度に不均一な（比例的ではない）増加が生じ、最終的に毒性をもたらすことがある。この一例がフェニトイン（抗てんかん薬）である。この医薬品は治療域が小さく、代謝に関与する酵素が治療域内で飽和する。このため、投与量をわずかに増やすだけで、治療域を上回る高い血漿中濃度となり、毒性が生じる。この反応に関わる患者間のばらつきは大きく、フェニトインは患者が安定するまで慎重に投与し、血漿中濃度をモニタリングしなければならない。

以上のように、医薬品代謝のプロセスは、容易に排泄されるように医薬品を変えることを目指すものである。

排泄

ほとんどの医薬品はそのままか、あるいは代謝プロセスを経た後に腎臓から排泄される。これまで述べたように、医薬品代謝のプロセスは薬理学的に活性な化合物を生じる可能性があるため、医薬品の効果は主に代謝よりも排泄に依存する。

腎排泄

腎臓は非常に血流量が多く、1分間に約1.5Lの血液を受け入れる。この一部（10〜20％）が能動的に糸球体で濾過され、糸球体濾液を生成する。医薬品や代謝物はこの段階で腎臓を直接透過できるが、分子サイズが小さくなければならず、血漿タンパク質に結合する医薬品や代謝物は腎臓を透過できない。しかし、遊離型の医薬品は透過できる。

ある種の医薬品は毛細血管からネフロンの近位曲尿細管へ分泌される。この尿細管分泌のプロセスは輸送システムを必要とする能動過程であり、一般に強い酸性あるいは塩基性の医薬品または代謝物が関わる。このプロセスで排泄される医薬品の一例がペニシリンである。このプロセスは能動輸送であるため、プロベネシドのような医薬品によって阻害される。プロベネシドは能動輸送のメカニズムを妨げるため、ペニシリンの排泄を阻害し、結果としてペニシリンの血漿中濃度を高める。

ある医薬品は能動的に体循環に再吸収される。能動的再吸収によって、身体は必要不可欠な栄養素やビタミンを保持することができる。脂溶性で、尿中pHでイオン化しない医薬品は、このプロセスによって再吸収され、その効果を持続する。医薬品の排泄は、炭酸水素ナトリウムの投与などで、尿中pHを変えることによっても変わる。

腸肝循環

別のメカニズムとして、医薬品は肝臓を経由して胆汁へ排泄される。医薬

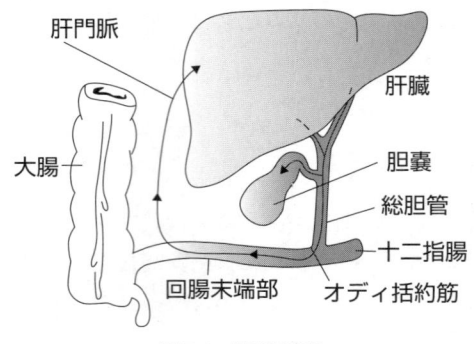

```
        肝門脈
              肝臓
大腸            胆嚢
               総胆管
               十二指腸
    回腸末端部  オディ括約筋
```

図7.4　腸肝循環

品が肝臓で胆汁中に分泌されると、総胆管を経て十二指腸に入り、小腸へ向かう。ここである種の医薬品は腸内バクテリアの作用によって脱抱合化され、回腸末端部から血流に再吸収され、肝臓に戻る。医薬品はさらに代謝され、胆汁中へ分泌され、このプロセスを繰り返していく。これを腸肝循環（enterohepatic cycling）と呼ぶ。

　多くの医薬品が胆汁中に分泌されるわけではないが、この循環メカニズムを受ける医薬品は体内でその効果を増強し、また、このメカニズムを妨げるものは医薬品の効果を変えるため、重要なものとして理解しなければならない。例えば、経口避妊薬はエストロゲンを含有し、エストロゲンはこのメカニズムによって身体中を循環する。女性に連続して広域抗生物質を投与する場合、抗生物質は腸内細菌を変化させるため、エストロゲン抱合体が小腸で分解されなくなり、糞便中に排泄され、腸肝循環は止まる。こうして抗生物質の投与は経口避妊薬の効果を減少させ、同様に、下痢はこの循環に要する時間を制限し、経口避妊薬の効果を減少させることになる。図7.4に腸肝循環を示す。

その他の排泄方法

　その他の排泄方法には、汗、息、涙、唾液、母乳経由がある。これらは受動的なプロセスで、授乳婦に処方する場合を除き、さほど重要ではない。母乳中に分泌される医薬品と分泌された場合の影響は、BNFからリストとして入手できる。

半減期

医薬品の半減期（$t_{1/2}$）という用語は、血漿中濃度がその元の値（初期濃度）の半分になるまでの時間を記述するために用いられ、時間単位で測定される。半減期はすべての濃度で同じであり、定数である。図7.5はこれを図解したものである。

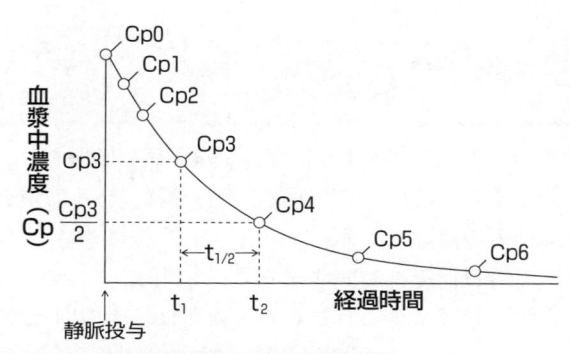

図7.5　静脈注射投与後の血漿中濃度
　　　　－時間曲線を用いた半減期（$t_{1/2}$）の求め方

医薬品を反復投与すると、蓄積され始め、身体からの排泄量が投与量から得られる排泄量と一致する状態が生じる。これを「定常状態」と呼び、短い半減期の医薬品は、長い半減期の医薬品よりも早く「定常状態」に到達する。長い半減期をもつ医薬品が定常状態に達するには、治療域の血漿中濃度に到達するまで負荷投与（loading dose）が必要であり、血漿中濃度あるいは定常状態を維持するために、負荷投与よりも少ない維持投与（maintenance dose）が継続される。

処方者は吸収、分布、代謝、排泄（ADME）の基本的原則を理解することにより、医薬品投与を評価することができるようになる。本章ですでに述べた情報を使って、次の項目を考慮できなければならない。医薬品の投与経路は、効果が表われる速さを決める。体内循環中の医薬品量と効果は、医薬品の投与量、血漿タンパク質への結合性（つまり、医薬品が全身にどのくらい分布するか）、代謝速度、排泄速度に依存する。医薬品が身体から排泄される速度は、医薬品の作用時間を決定する重要な要因である。

これらが薬物動態学の基本的原則である。

薬力学

　前節では、どのように身体が医薬品を処理するかという薬物動態学を論じた。薬力学については医薬品が身体に与える効果を受容体レベルと全身体システムの両方で検討する。

　全身機能をコントロールする生理的システムとメカニズムは多種多様で、非常に複雑である。これらの機能は多くの別々の電気的、化学的メッセンジャーシステムが共同してコントロールし、全身の生体恒常性を維持している。身体がこのメッセンジャーシステムをコントロールする方法（システムをオン・オフにしたり、その速度を変えるために、シグナル伝達することによる）は多種多様である。受容体に作用する内因性のシグナル伝達物質は、しばしばリガンドと呼ばれる。これらの内因性リガンドなしでは、身体は機能することができない。例えば、インスリン、ノルアドレナリン、セロトニンなどはすべて内因性の化学物質で、受容体部位でリガンドとして機能することによって効果を発現する。身体中の多くのシグナル伝達様式はあまりに多様で、複雑であるため、本章で詳細に検討することはできない。この課題については詳細な参考文献を掲げた。

　医薬品は多かれ少なかれ、身体内の生理的システムを変えることによって効果を発現する。この場合、医薬品は外因性リガンドとして機能する。医薬品は受容体に、酵素システムに、イオンチャネルに、輸送メカニズムに作用する。

受容体に作用する医薬品

　医薬品は内因性リガンドを模倣し、受容体部位に結合することによって効果を発現する。その結合様式は内因性のシグナル伝達物質がリガンド－受容体複合体を作る場合と同様である。受容体部位はタンパク質分子で、通常、細胞の表面か細胞内の細胞質に存在する。当然、医薬品は多くの異なる様式で作用するが、これはすべての医薬品がすべての受容体と結合するわけではないからである。医薬品が特定の受容体部位でリガンドとして機能するため

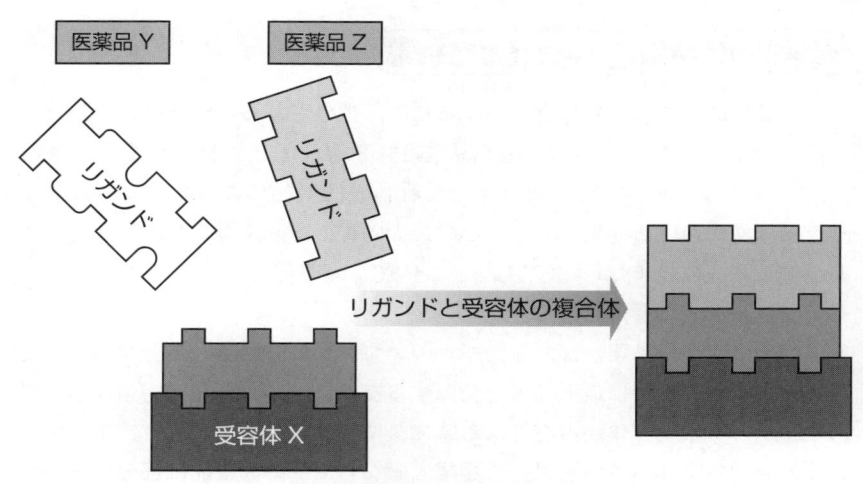

図7.6　医薬品－受容体結合

医薬品 Y は受容体 X に相補的な構造をもたないため、結合できない。一方、医薬品 Z は相補的な構造をもつため、受容体 X に結合して医薬品－受容体複合体を作ることができる。

には、その受容体部位へ結合するための相補的な構造をもたなければならない。これはジグソーパズルのピースがはまるのと同じ様式であると考えられる（図7.6参照）。

こうした医薬品－受容体複合体の効果は、その効果を医薬品がどのように発現するかによって変わる。医薬品－受容体複合体の形成が特異的な反応を引き起こす場合には、この医薬品は作動薬（agonist）と呼ばれる。作動薬の一例がサルブタモールであり、喘息に使用される β_2 受容体作動薬である。サルブタモールは細気管支の平滑筋に存在する受容体に結合し、気管支拡張を引き起こす。医薬品－受容体複合体の形成は何の効果ももたないが、特定の内因性のシグナル伝達物質の結合を阻害する場合がある。この医薬品は拮抗薬（antagonist）と呼ばれる。拮抗薬の一例がアテノロールであり、狭心症に使われる β_1 アドレナリン受容体拮抗薬である。アテノロールは心臓に対するノルアドレナリンの β_1 作用を阻害するために使われ、収縮力の緩徐化、心筋酸素消費量の減少、狭心痛の緩和を生じる。

医薬品用量反応、作動薬と拮抗薬

　医薬品は期待された効果を発揮するために投与される。医薬品には到達できる最大効果があり、体内の医薬品濃度に依存する。医薬品の最大効果は E_{max} と呼ばれ、すべての利用可能な受容体が医薬品によって占有されるような高濃度における効果である。この最大効果の半分を得るために必要な医薬品濃度を EC_{50} と呼ぶ。図7.7は E_{max} と EC_{50} の関係を濃度に対する効果としてプロットしたものである。

　作動薬は完全作動薬か部分作動薬かのいずれかに分類される。すべての受容体が占有される時に最大効果を発揮するなら、その医薬品は完全作動薬である。すべての受容体が占有される時に、準最大の効果（つまり、生体由来の作動薬効果より小さい効果）を発揮するなら、その医薬品は部分作動薬である。有効性（efficacy）という用語は、受容体部位で効果を発揮する医薬品の能力を述べるために使われる。親和性（affinity）という用語は、医薬品が受容体に結合する程度を述べるために使われる。受容体に対して医薬品がもつ親和性が高いほど、医薬品とその受容体の間の結合は強くなる。医薬品ごとに受容体への親和性は異なる。また、医薬品が受容体と結合して効果を発揮する場合でも、この効果の強さは異なる。これらの用語を合わせて用いることで、作動薬が受容体部位へもつ親和性と受容体部位での効果を述べることができる。一方、拮抗薬は受容体部位に親和性をもつが、直接的には

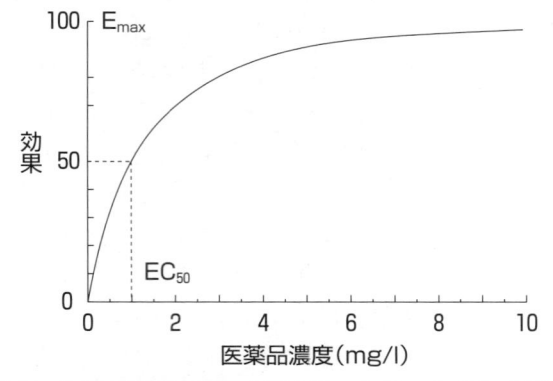

図7.7　医薬品濃度－効果曲線を用いた E_{max} と EC_{50} の図示

効果を発揮しない。これまで述べたように、医薬品が効果を発揮するためには、一定の濃度で体内に存在する必要がある。効力（potency）という用語は、期待される効果を得るためになければならない医薬品の相対濃度（あるいは用量）を述べるために使われる。医薬品が有効であるほど、効果に対する投与量は少なくなる。これらの考え方を図7.8に示す。この図は作動薬として効果、有効性、効力の異なる医薬品で、効果を濃度の対数値に対してプロットしたものである。

これまで述べたように、拮抗薬は受容体部位を占有することによってシステムを止めるか、阻害する。身体は依然として内因性の化学的メッセンジャー（リガンド）を産生するが、拮抗薬が結合している受容体部位では通常の効果を発揮できない。拮抗薬は競合的か非競合的かに分類される。競合的拮抗薬は受容体部位で内因性リガンドと競合し、可逆的な結合を形成する。多量の拮抗薬が使われるほど（例えば、より多くの用量を投与し、体循環中の医薬品濃度を増すほど）、拮抗薬は内因性リガンドよりも多数の受容体を占有し、身体固有の反応を強く阻害する。この拮抗薬の効果を打ち消すためには、受容体部位で拮抗薬と競合するさらに多量の内因性リガンドが必要と

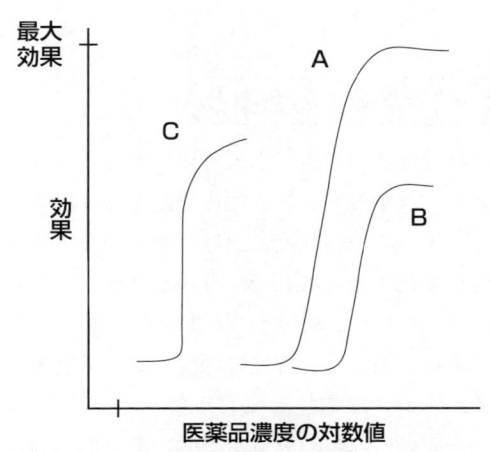

図7.8　作動薬（agonist）、有効性（efficacy）、効力（potency）
医薬品Aは受容体すべてを占有した時に最大効果を発揮するので、完全作動薬である。一方、Bは部分的作動薬である。医薬品AとBは同じ受容体に結合するが、AはBより有効性が高い。医薬品CはAあるいはBよりも効力が高い。

なる。すなわち、内因性リガンドと拮抗薬の間で競合が生じなければならない。非競合的拮抗薬も受容体部位で結合を形成するが、この結合は概ね不可逆的である。このため、内因性リガンドがどれほど存在しても、拮抗薬はその効果を発揮する。

　患者へ拮抗薬の投与を続けない場合、経時的な代謝と排泄のプロセスによって拮抗薬の濃度が自然に減少し、効果は失われることになる。

酵素システムに作用する医薬品

　医薬品には、体内の酵素システムに影響を与えることによって効果を発揮するものがある。医薬品が酵素の内因性基質に似ているため、酵素活性部位への結合で内因性基質と競合する場合である。また、医薬品が酵素に不可逆的に結合し、通常の機能を阻害する場合もある。酵素システムに作用する医薬品の一例はアンジオテンシン変換酵素阻害薬（ACEI）であり、生理的に不活性なアンジオテンシンⅠを血管収縮作用をもつアンジオテンシンⅡに転換する酵素レニンを阻害する。ACEIは血管収縮を防ぐことで血圧をコントロールする。

イオンチャネルに作用する医薬品

　体内システムは、細胞膜でカルシウムイオンやカリウムイオンなどのイオンを選択的に透過する（細胞膜を渡る電位勾配を作り出す）細胞によってコントロールされている。この細胞膜における選択的なイオン透過を変えるものは、この膜電位を変化させることで、身体システムに影響を及ぼす。例えば、ニフェジピンやジルチアゼムなどのカルシウムチャネル遮断薬（拮抗薬）は細胞膜中のチャネルを阻害し、特定の状況下で平滑筋細胞にカルシウムイオンを透過させる。これが膜電位を変えるため、生理学的な反応が変わる。この場合、心臓の平滑筋の収縮力を減少させ、最終的に高血圧症における降圧を生じる。

輸送メカニズムに作用する医薬品

　本章の第1節で、体内のさまざまな細胞でイオンや分子をさまざまな濃度に維持する能動輸送プロセスについて述べた。これらの能動輸送はエネルギー依存的な輸送機構であり、ある種の医薬品はこの輸送メカニズムを阻害する。例えば、ジゴキシンは心臓で H^+/K^+ ポンプを阻害し、オメプラゾールのようなプロトンポンプ阻害薬は胃粘膜で Na^+/K^+ ポンプを阻害する。

　本節で述べる概念に関するさらに詳細な議論は、本章末の参考文献にある。

　これまで述べたように、薬物動態学と薬力学の概念は非常に複雑である。薬物治療の結果を予測し、個別化するためには、処方者は少なくとも薬物動態学と薬力学の基本を理解し、また、どのように医薬品が相互作用するか、なぜ医薬品が望まれない有害作用をもたらすのかを理解しなければならない。

医薬品の相互作用と有害作用

医薬品の相互作用

　身体システムはばらばらに動くのではなく、生体恒常性を維持するように相互作用するため、2種類以上の医薬品を投与した場合にそれらの医薬品が相互作用する可能性があることは理解に難くない。薬理学的に2種類以上の医薬品は相互作用する可能性があるが、相互作用が常に臨床的に有意な効果をもたらすとは限らない。臨床的に有意である薬物相互作用は有害であるか、時には有益であるかのいずれかであり、また、すべての患者に起きるとも限らない。

　処方者がすべての薬物相互作用の可能性を意識することはできない。処方者はどのように医薬品が相互作用するか、そうした相互作用がどんな人で起こりそうか、どのような医薬品が最も関わりそうかを理解し、こうした知識を実際の処方業務に生かすことができる。疑問があるなら、複数の医薬品を

患者に処方する前に、常に文献を確認するか、専門的な助言を求めなければならない。

だれに薬物相互作用のリスクがあるか

2種類以上の医薬品を服用する患者は、潜在的に薬物相互作用のリスクをもつ。しかし、患者が服用する医薬品が多くなるほど、薬物相互作用の数は多くなる。次のような集団や個人は薬物相互作用を生じやすい。

高齢者

高齢者は一般に複数の疾患を治療するため、あるいは将来の罹患のリスクを減らすため、多くの医薬品を服用している。こうした事実と共に、高齢者には腎機能のような生理機能の衰えもある。このような理由で、多剤併用（polypharmacy、1人に多くの医薬品を処方すること）は、高齢者の薬物相互作用の可能性を増す。

重篤な疾患患者

重篤な疾患患者、あるいは重大な処置（例えば、臓器移植など）を受けた患者は、多くの医薬品を投与されており、疾患や症状の結果として生理機能が変化している可能性がある。

複数の処方を受けている患者

現在の国民保健サービス（NHS）では、多くの専門職がIP（独立処方者）あるいはSP（補助的処方者）として処方する訓練を受けることができる。これらの専門職には看護師、薬剤師、その他の医療専門職（AHP、例えば、理学療法士など）が含まれる。このため、患者は多くの臨床プラクティショナーに診察され、処方を受ける。すべての処方者の間に良好なコミュニケーションがなく、明確な記録が残されない場合には、処方時に利用できる情報が不足するため、薬物相互作用が生じる危険性がある。

他のグループ

リスクをもつその他の患者集団には、治療域が小さい医薬品を服用している患者、腎障害や肝障害をもつ患者、ケア記録に記載されていない一般用医薬品を服用する患者、特異的な疾患や症状のために長期の薬物治療が必要な患者が含まれる。

どのような医薬品が薬物相互作用に関わりそうか

理論的には、どのような2種類の医薬品でも相互作用する可能性があるが、すべてが相互作用するわけではなく、仮にしたとしても、その結果が必ずしも臨床的に有意ではない。薬物相互作用に多くの理由が絡む医薬品もある。この理由には、治療域が小さい医薬品、シトクロムP450アイソザイム（CYP450）システムに作用する医薬品、同じ形式のタンパク質輸送体を必要とする医薬品、同じ形式の受容体に作用する医薬品などがある。薬物相互作用のリストは英国医薬品集（BNF 2009）に示されており、処方者は特定の患者に対してどの医薬品が臨床的に有効であるかを決定しなければならない。

医薬品はどのように相互作用するか

薬物相互作用には多くの様式がある。本節では体内で起こる薬物相互作用についてのみ考慮し、医薬品が患者に投与される前（例えば、保管状態など）に起こる相互作用については考慮しない。どのように医薬品が相互作用するかを述べるために、これまでに本章で述べてきた概念やプロセスを用いていく。

薬物動態学的薬物相互作用

薬物相互作用はADMEのどの段階でも起こり得る。どの段階で相互作用が起こるかにかかわらず、全体的な効果は医薬品の血漿中濃度を変え、医薬品作用を増強したり、減弱したりする。

● 吸収

　投与部位から医薬品の吸収を阻害する要因が何であれ、医薬品の生物学的利用能を変え、最終的にはその効果に影響を及ぼす。吸収を変えるような薬物相互作用は、一般的に消化管で生じる。同時に服用すると医薬品同士が結合し、一方の医薬品の吸収を妨げることがある。例えば、制酸薬は一般的に使用される抗生物質の吸収を低下させるため、抗生物質によっては同時に制酸薬を服用することを避けるよう警告されている。ある種の医薬品は胃排出を遅らせ、同時に投与された別の医薬品が効果を表わす時間を遅らせることがある。またある場合には、胃の運動性を増進する医薬品（例えば、メトクロプラミド）を同時に投与すると、医薬品の外層を胃酸で分解して活性化する必要がある医薬品の吸収に悪影響を及ぼす。例えば、腸溶性医薬品には、活性医薬品を放出するために胃の酸性環境に一定時間曝されることが必要なものがある。本章では経口避妊薬に関して腸肝循環の概念を述べたが、この再吸収プロセスと抗生物質の間の相互作用についても述べている。

● 分布

　本章では医薬品分布に影響する要因を述べ、特に遊離型の医薬品だけが薬理学的に活性であることを述べてきた。血漿タンパク質に結合した医薬品は不活性である。医薬品の中には非常に強いタンパク結合性をもつものがあり、別の強いタンパク結合性をもつ医薬品と同時に投与した場合、2つの医薬品が同じタンパク結合部位で競合することがある。どちらの医薬品で遊離型の濃度が高くなるか（あるいは低くなるか）は、どちらの医薬品がより強くタンパク結合部位に結合するかによる。この医薬品のタンパク結合部位における競合が臨床的に常に有意な効果をもたらすものではないが、特定の状況では非常に重要となる。この事例を先に「タンパク結合」の節で、ワルファリンとトルブタミドの相互作用として血中の血漿タンパク質濃度に関連付けて述べた。

● 代謝

　本章の始めに、CYP450について簡単に述べた。このCYP450を誘導し、

あるいは阻害する医薬品があることを実例と共に示した。例えば、フェニトインの投与で安定している患者に、酵素阻害剤（エリスロマイシンなど）が投与される場合、フェニトインの代謝は落ちる可能性がある（エリスロマイシンがフェイトニンの代謝に欠かせない酵素を阻害するため、フェニトインが高濃度となって体内を循環する）。フェニトインは治療域が小さい医薬品であるため、本章の始めの例のように、血漿中濃度のわずかな変化で毒性が生じるか、効果が減弱する。処方者はいつでも臨床的に重要な酵素誘導剤や阻害剤、薬物相互作用の可能性について英国医薬品集（BNF）を参照しなければならない。

• **排泄**

医薬品には、他の医薬品の排泄を変えるものがある。例えば、イブプロフェンやジクロフェナクのような非ステロイド系抗炎症薬（NSAID）は、リチウムの腎排泄を減らす。リチウムは治療域が小さい医薬品であり、その排泄を減らすことで重篤な毒性を生じる可能性がある。

薬力学的薬物相互作用

薬力学的薬物相互作用は、しばしば関与する医薬品の作用メカニズムを知ることで予測できる。本章では書き尽くせないが、いくつかの一般的な事例を示す。

喘息患者はβ-遮断薬を避けるよう助言される。それはβ-受容体が細気管支や心臓に存在するからである。次の喘息患者の事例では、細気管支のβ_2-受容体へのサルブタモールの作動性作用によって、気道の拡張が維持されている。この患者にβ-遮断薬を投与すると、心臓のβ_1-受容体だけでなく、細気管支のβ_2-受容体も遮断される。この場合、β-遮断薬はサルブタモール作用に拮抗し、患者は喘鳴を起こす場合があり、悪くするとサルブタモール作用の減少のため、喘息発作を起こすかもしれない。医薬品は1つの受容体に対して他の受容体よりも高い選択性をもつように作られている。例えば、β_1-選択性β-遮断薬は、細気管支や平滑筋のβ_2-受容体ではなく、心臓のβ_1-受容体に作用するように作られている。しかし、この選択性は常に100％ではなく、相対的である。

アンジオテンシン変換酵素阻害薬（ACEI）とNSAIDが相互作用すると、体液とカリウムイオン濃度を増加させる作用が出ることがある。心房細動をコントロールするために使われるジゴキシンはカリウムイオン濃度に影響され、カリウム保持性利尿薬（例えば、アミロライド）はジゴキシンと相互作用する場合がある。

処方者は1種類以上の医薬品を服用している患者に処方する前に、常に臨床的に重要な薬物相互作用をBNFで調べなければならない。

薬物有害反応（ADR）

患者に投与された医薬品が、思わぬ有害作用を引き起こすことがある。こうした作用はADRと呼ばれる。ADRは非常に一般的で、医薬品を投与された患者の10%から20%に発生すると考えられている。ADRは入院する理由の約4%に関わるとされており、GP（一般診療医）による診察の10%ほどがADRを理由とするものである。英国を拠点とした9週間にわたる調査では、成人の急性期病棟への入院840例をスクリーニングし、85例（10.1%）が医薬品関連であり、この中の52%がADRによる入院であると結論された（Bhallaら2003）。もう1つの英国を拠点にした調査では、6ヶ月にわたる18,000例以上の入院を分析し、1,225例の入院がADRに関連していることが見いだされた（Pirmohamedら2004）。

ADRの問題は、それがADRであると認識されない場合もあり、むしろ患者の疾患の進行と切り離せない疾患の一部であると捉えられていることがある。薬物相互作用と同様に、処方者がすべての起こり得るADRの知識をもつことは（特に、ある種のADRは体質特異的であるため）不可能である。患者が問題を抱える場合には、処方者は注意を怠らず、ADRを可能性の1つと考えるべきである。

薬物有害反応（ADR）とは何か

ADRの分類は非常に複雑であり、本章末に示した参考文献でさらに深く調べることができる。

ADR は A 型と B 型の 2 つに分類できる。

A 型反応

A 型反応はしばしば医薬品の薬理学から予測することができ、医薬品に対する過剰な応答、あるいは不適切な応答から生じる。この型の反応は薬物動態学的な問題か、薬力学的な問題である。A 型の ADR は、多くの場合、予測することができ、用量に関連し、単純に用量を変えることでマネジメントできる。実際には、一般的に多くの文献に記載された医薬品の副作用は A 型の ADR で、望ましくはないが予測可能な医薬品に対する応答である。A 型反応の実例には、アミノグリコシド（例えば、ゲンタマイシン）による聴覚障害（腎機能の低下や障害のある患者における医薬品の蓄積による）や、NSAID に関連する消化性潰瘍（胃粘膜を保護するプロスタグランジン合成の阻害による）などがある。

B 型反応

B 型反応は体質特異的で、医薬品の薬理学からは予測できず、医薬品の用量とも無関係である。B 型反応は A 型反応ほど一般的ではないが、B 型の ADR の作用は非常に重篤であることが多く、臨床的に極めて重要である。ペニシリンの治療用量でのアナフィラキシー反応などを挙げることができる。

ADR のリスクがあるのはだれか

先に述べたように、ADR には完全に体質特異的なものがあり、これらは予測することができない。しかし、処方者は次の患者群に対して特に注意を払わなければならない。高齢者や幼児（薬物動態学的プロセスや薬力学的プロセスが違うため）、腎臓や肝臓の障害または疾患のある患者、既知の遺伝的疾病素因をもつ（例えば、グルコース 6-リン酸脱水素酵素欠損症の患者は、ある種の医薬品が投与されると溶血を起こす可能性がある）患者である。

ADRの報告

多くのB型ADRは減多に起こらず、十分な患者数で臨床試験が行われないために確認できない。ある種のADRは非常にまれで、1つの有害インシデントを拾い上げるために、1万人さらには10万人の患者に投与する必要がある。あるいは、ある種の医薬品ではADRを明らかにするために、長期間にわたって投与しなければならない。このため、ADRの報告が非常に重要となる。すべての処方者は関係当局に可能性を報告する義務をもつ。英国では医薬品・医療製品規制庁（MHRA）がADRのデータと報告を収集している。

イエローカード制度は医薬品・医療製品規制庁とヒト用医薬品委員会（CHM）によって運営され、医療専門職と一般市民の両方から医薬品の副作用やADRの疑いについての情報を収集するために利用されている。これは自発報告システムであり、継続的に成功を収めるか否かはこれらの疑いを報告する人々の意志にかかっている。

医薬品・医療製品規制庁は、次に掲げる承認医薬品と未承認医薬品の両方について、あらゆる英国民からイエローカード報告を受け付けている。
- 処方薬
- 一般用医薬品（OTC）
- 漢方薬
- 化粧品

医薬品・医療製品規制庁へのADR報告は、オンラインでも、英国医薬品集（BNF）に添付されたイエローカード報告用紙を用いてもできる。同庁はイエローカード報告や別の情報源からADR情報を収集し、特定の型のADRに関する警告と処方者への助言、さらにADRを最小限に留める方法を公表するか否かを決定する。医薬品・医療製品規制庁は公衆の最大の利益であると考えられる場合には、医薬品の承認を取り消し、市場から回収する決定を下すこともある。

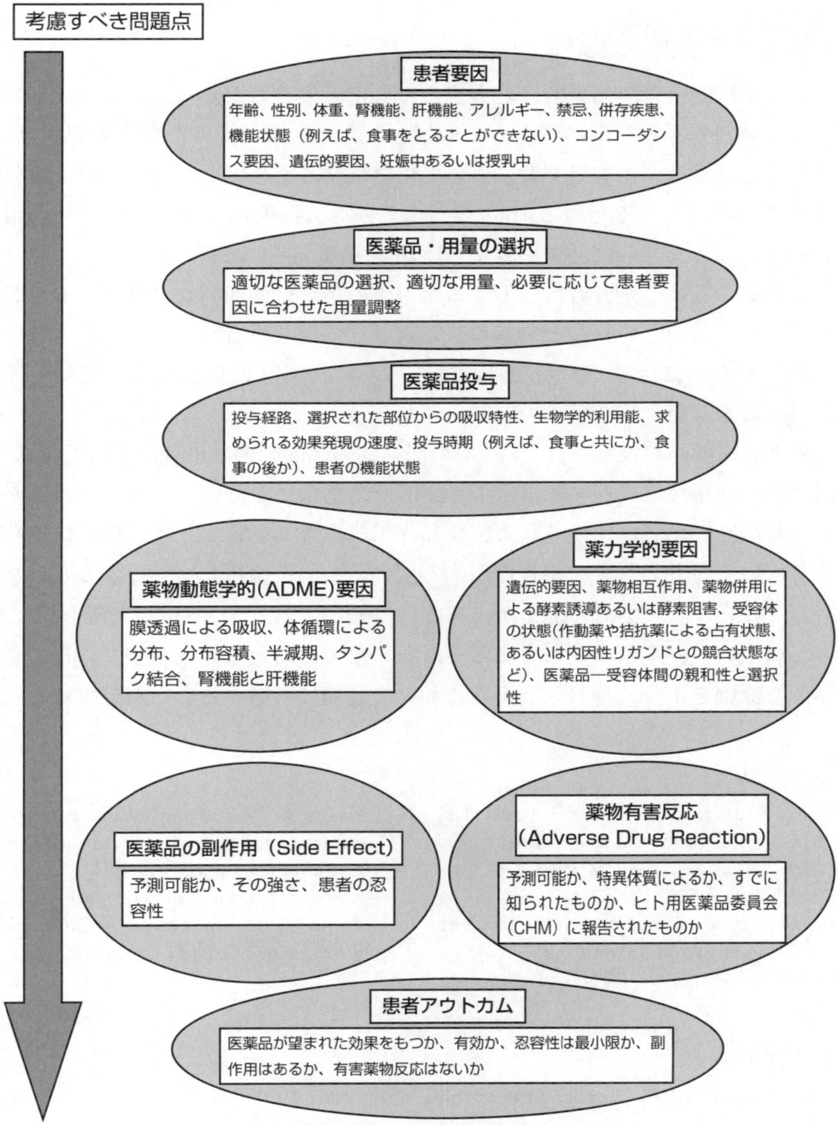

考慮すべき問題点

患者要因
年齢、性別、体重、腎機能、肝機能、アレルギー、禁忌、併存疾患、機能状態（例えば、食事をとることができない）、コンコーダンス要因、遺伝的要因、妊娠中あるいは授乳中

医薬品・用量の選択
適切な医薬品の選択、適切な用量、必要に応じて患者要因に合わせた用量調整

医薬品投与
投与経路、選択された部位からの吸収特性、生物学的利用能、求められる効果発現の速度、投与時期（例えば、食事と共にか、食事の後か）、患者の機能状態

薬物動態学的（ADME）要因
膜透過による吸収、体循環による分布、分布容積、半減期、タンパク結合、腎機能と肝機能

薬力学的要因
遺伝的要因、薬物相互作用、薬物併用による酵素誘導あるいは酵素阻害、受容体の状態（作動薬や拮抗薬による占有状態、あるいは内因性リガンドとの競合状態など）、医薬品―受容体間の親和性と選択性

医薬品の副作用（Side Effect）
予測可能か、その強さ、患者の忍容性

薬物有害反応（Adverse Drug Reaction）
予測可能か、特異体質によるか、すでに知られたものか、ヒト用医薬品委員会（CHM）に報告されたものか

患者アウトカム
医薬品が望まれた効果をもつか、有効か、忍容性は最小限か、副作用はあるか、有害薬物反応はないか

図7.9 薬物治療の個別化に対する模式図

薬物治療の個別化

　本章では安全に、効果的に処方するために、処方者が知っておかなければならない基本的な原則と考え方を考察してきた。扱ってきた多くの課題は、ほとんど意識せずとも処方者によって検討されるものである（例えば、医薬品を患者に投与するための剤形など）。しかし、医薬品の中で何が相互作用しそうかなど、さらに熟慮を要する課題がある。

　重要なことは、処方者は処方するすべての患者に個別的なアプローチをとらねばならないということである。1人として同じ患者はおらず、処方者はこのことを肝に命じておかなければならない。図7.9に個別化した薬物治療と処方者が考慮すべき多くの課題を示した。

　患者に医薬品が投与された時、その医薬品の体内動態は患者ごとに異なり、医薬品が作用部位に達する場合でさえ、その効果は予測されたものでないかもしれない。患者は期待される医薬品作用に重大な影響を及ぼす併存疾患を抱えているかもしれず、相互作用する別の医薬品を服用しているかもしれない。また、予測できるADRか、あるいは予測できないADRを発症するかもしれない。本章および参考文献を読むことで、新たな処方者がこれらの基本的な原則を十分に理解し、実践において適切に考慮することが望まれる。

参考文献

Bhalla, N., Duggan, C., Dhillon, S. (2003). The incidence and nature of drug-related admissions to hospital. *The Pharmaceutical Journal 270*: 583-586.

British National Formulary. (2009). London: BMJ Group and RPS Publishing.

Pirmohamed, M. et al. (2004). Adverse drug reactions as cause of admission to hospital: prospective analysis of 18 820 patients. *British Medical Journal 329*: 15-19.

Weatherall, D.J., Ledingham, J.G., Warrell, D.A. (eds). (2006). *Oxford Textbook of Medicine* (fourth edition). Oxford: Oxford University Press.

推奨図書

Baxter, K. et al. (2008). Drug interactions and fruit juices. *The Pharmaceutical Journal* 281: 333.

Hawksworth, G.M. (2003). Drug metabolism. *Medicine 31*(8): 16-17.

McKinnon, J. (2004). A painless introduction to pharmacology for nurses. Part 1. *Nurse Prescribing 2*(1): 16-19.

McKinnon, J. (2004). A painless introduction to pharmacology. Part 2: therapeutics and metabolism. *Nurse Prescribing* 2(3): 122-126.

McLeod, H.L. (2003). Pharmacokinetics for the prescriber. *Medicine* 31(8): 11-15.

第8章

モニタリングスキル

Part a―喘息　　Trisha Weller

　英国には520万人を超える喘息患者がおり、300万人以上が現在治療を受けている（National Asthma Campaign（NAC）2001）。そのうちのおよそ260万人は依然として重症で、大部分は喘息のマネジメントが不十分であったためである（Asthma UK 2004）。喘息の有病率は過去30年以上にわたって増加しており（British Thoracic Society（BTS）2001）、喘息患者の大多数はプライマリーケアの範疇で治療されている。

喘息―病態[*39]

　喘息は気管支収縮、炎症、浮腫、粘液の産生を特徴とする可逆的な気道疾患であり、最新の解説には、必ず気道反応性の亢進が記載されている。喘息は自然に、あるいは喘息治療によって回復する。

　小児における喘息の推定罹患率は12.5％～15.5％の範囲であるが、成人における推定罹患率は7.8％と報告されている（NAC 2001）。疾患の重症度は広範囲にわたり、必要な治療はそれぞれに異なる。喘息コントロールは以下の基準で判定される（BTS/Scottish Intercollegiate Guidelines Network（SIGN）2008）。

[*39] 症状－病態－疾患：複数の症状を合わせることで、疾患の状態（病態）が特定でき、その病態をもつ疾患の名称が与えられる。

- 昼間に症状がない。
- 夜間に喘息で目覚めることがない。
- レスキューのための投薬の必要がない。
- 増悪がない。
- 運動を含む日常生活に制限がない。
- 正常な肺機能（実際には、強制呼気容量1秒量（Forced Expiratory Volume in one second, FEV1）とピークフロー（最大呼気流量（Peak Exspiratory Flow, PER））（あるいはいずれか）が予測値の80％以上である場合）

喘息マネジメントへの看護師の関わり

　一般医療サービス契約[*40]（保健社会保障省（DHSS）1990）と国民健康白書（Health of the Nation White Paper（DoH）1992）の公表以降、プライマリーケアに活動拠点をもつ看護師は喘息マネジメントに関わってきた。プライマリーケアに対する一般医療サービス契約（DoH 2003）では、看護師が上質の医療を提供する場合、その一般診療に報酬を与える。この報酬の中には喘息治療を提供する場合が含まれているが、一定の品質指標が達成されている場合に限られる。この品質指標の1つとして、最終15ヶ月の間、喘息患者を評価することが求められている。同様に、薬物治療マネジメントの全体で4回以上のリピート処方を受ける患者には、過去15ヶ月間の薬物治療について文書化された評価を残さなければならない。

　喘息マネジメントに関する英国ガイドライン（BTS/SIGN 2008）は、公表された研究エビデンスに基づいて喘息治療のフレームワークを提供する。このガイドラインは英国における喘息治療を標準化するのに役立っている。喘息は推奨されるガイドラインや、構造的な評価の一部としてまとめられた治療法に従って、治療しなければならない。このことは治療を必要に応じて

[*40] 一般医療サービス契約（general medical services contract）：GP（一般診療医）とプライマリーケア機構（Primary Care Organisations, PCO）の間の英国全域の契約で、地域にプライマリーケアサービスを提供する。

ステップアップして、あるいはコントロールが良好であるならステップダウンして、症状を評価することにつながる（BTS/SIGN 2008）。治療のフレームワークは、裏付けとなるエビデンスに基づいて、年齢層ごとの治療段階に分けられる。これらの年齢層は次の通りである。
- 成人
- 5－12歳
- 5歳未満

　2歳未満の治療では裏付けとなるエビデンスは明確ではなく、診断が疑わしい場合は専門医に意見を求めるべきである。
　喘息の新たな症例は減少していることが報じられ（Flemingら2000）、看護師がこの減少に貢献していることが示されている（Wellerら2001）。
　喘息治療を行う医療専門職は適切な喘息治療の訓練を受けていることが不可欠である。喘息マネジメントに関する英国ガイドライン（BTS/SIGN 2008）は、「プライマリーケアの中で、喘息患者は喘息マネジメントの適切な訓練を受けた看護師または医師によって定期的に評価されるべきである」と記載している。Asthma UK（かつてのNational Asthma Campaign, NAC）は、喘息憲章（Asthma Charter）2003の中で、特別な喘息治療の訓練を受けた医師または看護師を受診できる権利を支持している（www.asthma.org.uk）。
　健康教育（Education for Health（http://www.educationforhealth.org.uk）、かつてのNational Respiratory Training Centre）は、英国におけるプライマリーケア看護師のための呼吸器関連教育を先導するプロバイダーであり、1万1,000人以上の看護師が認定学位レベルの喘息モジュール[*41]を修了している。結果的に、この喘息モジュールは看護師業務に対する必要条件として頻繁に記載され、多くの看護師が喘息マネジメントに少なからぬ知識と臨床スキルをもっている。

[*41] モジュール：大学の履習の単位。

独立処方や補助的処方以前の喘息治療

　独立処方や補助的処方が実施される前から、喘息マネジメントに携わる多くの看護師が治療方法を決めていたが、処方は依然としてGP（一般診療医）の役割であった。しかし、喘息に関して訓練を受けた看護師は、多くの場合、他の医療スタッフよりもはるかに喘息の最新知識を備えている。

　喘息という慢性疾患マネジメントに携わる看護師は、当初、初期の処方規制に不満を抱いた。喘息患者の湿疹や鼻炎には処方することができるものの、喘息治療のために処方することはできなかったからである（医薬品規則庁（MCA）2002）[*42]。

補助的処方と喘息

　今日では、看護師処方者は喘息患者を診察し、評価し、喘息治療薬を処方することができる。補助的処方を用いる場合は、医師であるIP（独立処方者）が最初に診断する必要がある。補助的処方を始める前に、IPとSP（補助的処方者）が患者の臨床マネジメント計画（CMP）に同意しなければならない。また、患者もこれに同意し、意思決定プロセスに積極的な役割を果さなければならない。喘息マネジメントに関する英国ガイドラインは、個別化された喘息の治療計画（あるいは自主管理計画）が治療アウトカムを改善するというエビデンスを与えている（BTS/SIGN 2008）。喘息治療の訓練を受けた看護師が臨床的な喘息治療のアウトカムを改善するというエビデンスもある（BTS/SIGN 2008；Dickinson ら1997）。

[*42] 医薬品規制庁（Medicines Control Agency, MCA）：現在の医薬品・医療製品規制庁（MHRA）は2003年に医薬品規制庁（MCA）と医療機器庁（Medical Devices Agency, MDA）を併合して発足し、さらに2013年に国立生物製品基準規制機構（National Institute for Biological Standards and Control, NIBSC）を併合し一組織となった。MHRAは保健省（DoH）の執行機関であり、医薬品および医療機器の認可および安全性に責任を負っている。

薬剤師と喘息モニタリング

　地域薬局も、最初に咳や風邪のような症状や、一般用医薬品による治療の相談を受けるため、喘息患者のモニタリングに重要な役割を担っている。かぜは喘息を悪化させる可能性があり、喘息モニタリングや臨床的マネジメントに目を向けることで、さらに患者ケアの質を高めることができる。

　新しい契約による薬局コントラクトは英国全土に展開されている（http://www.dh.gov.uk/en/Publicationsandstatistics/Publications/PublicationsPolicyAndGuidance/DH_4109256；http://wales.gov.uk/news/archivepress/healthpress/2007/1421 243/?lang=en；http://www.scotland.gov.uk/Publications/2004/06/19514/39165；http://www.dhsspsni.gov.uk/index/pas/non-medical-prescribing.htm）。

　提供されるサービスは、必須サービス、上級サービス、強化サービスに分けられる。上級サービスは医薬品使用に関わる評価を含み、強化サービスは疾患特異的な薬物治療マネジメントを含む。薬剤師が必須サービス以上のサービスを提供するためには、適切な基準を満たさなければならない。臨床的な喘息マネジメントに関する知識とは、喘息患者の最適なケアを維持するために必要な範囲である。

　イングランド、ウェールズ、スコットランド、北アイルランドの薬剤師は、IP（独立処方者）やSP（補助的処方者）になる資格がある。

喘息の薬物治療

喘息の治療薬には次の3つの分類がある。
- 気管支拡張薬
- コルチコステロイド
- ロイコトリエン受容体拮抗薬（LTRA）

　これらと異なる新しい喘息治療薬には坑IgEモノクロナール抗体がある

が、広くは使用されていない。

気管支拡張薬

気管支拡張薬は次のように分類される。
- 短時間作用型気管支拡張薬（β_2アドレナリン作動薬）、サルブタモールやテルブタリンなど
- 抗コリン作動薬、臭化イプラトロピウムなど
- 長時間作用型気管支拡張薬（長時間作用型β_2アドレナリン作動薬）、サルメテロールやフォルモテロールなど
- メチルキサンチン類、テオフィリンやアミノフィリンなど

短時間作用型気管支拡張薬

これらは喘鳴、咳、息切れ、胸の圧迫感などの症状緩和のために適宜、用いられる。また、必要なら運動前にも用いられ、増悪した喘息や急性の喘息の場合には高用量で用いられる。一般的な副作用は頻脈と震えであり、通常、服用量に関連する。

抗コリン作動薬

臭化イプラトロピウムは急性で重症の喘息治療において、初めの短時間作用型気管支拡張薬が効かなかった場合に用いられる。臭化イプラトロピウムは短時間作用型気管支拡張薬と一緒に吸入される（BTS/SIGN 2008）。副作用には口渇がある。

長時間作用型気管支拡張薬

この医薬品は短時間作用型気管支拡張薬や低用量コルチコステロイドに追加する第1選択薬であり、急性の喘息発作を治療するために用いるべきではない。副作用は短時間作用型気管支拡張薬と同様である。

2005年の米国FDA報告（http://www.fda.gov/consumer/updates/asthmameds05130S.html）以来、喘息マネジメントにおける長時間作用型β作動薬の安全性が懸念されている。この報告は長時間作用型β作動薬を用いること

で、重症の喘息発作と喘息による死亡が増加する可能性があることを示した。しかし、この米国の報告では吸入ステロイド薬を併用しないでおり、英国では併用なしに用いることはない。医薬品・医療製品規制庁（MHRA）によりエビデンスに基づく喘息ガイドラインが見直され、長時間作用型β作動薬は、喘息ガイドライン（BTS/SIGN 2008）に従って吸入ステロイドに追加して用いる場合に限り、安全であると結論された。

メチルキサンチン類

長時間作用型気管支拡張薬がまったく効かない場合に追加で用いられる。半減期には大きなばらつきがあり、心不全、肝硬変、ウイルス感染のある患者、高齢者で長くなる。また、シメチジン、シプロフロキサシン、エリスロマイシン、経口避妊薬のような医薬品との併用によっても長くなる。逆に、喫煙やアルコール依存症、あるいはフェニトイン、カルバマゼピン、リファンピシン、バルビツレートのような医薬品との併用により短くなる。メチルキサンチン類の治療域は狭く、定期的な血液モニタリングを行い、頻脈、胃腸障害、頭痛、不眠症、痙攣などの副作用を未然防止しなければならない。

コルチコステロイド

英国で利用できる吸入コルチコステロイドは次の5つである。
- ベクロメタゾン
- ブデソニド
- フルチカゾン
- モメタゾン
- シクレソニド

吸入ステロイドは喘息予防の第1選択薬である（BTS/SIGN 2008）。喘息症状を抑えるために、できる限り最小量を用いるべきである。発声障害やカンジダ症などの局所副作用がまれに起こるが、通常は服用量に関係付けられる。全身性副作用は、低い用量範囲（800マイクログラム以下のジプロピオン酸ベクロメタゾン（baclomethasone dipropionate, BDP）、またはこれと

同等のもの）では非常にまれである。吸入ステロイドで最大の効果を得るためには規則的に使用しなければならない。

　1日1回吸入するシクレソニドを除き、吸入ステロイドは1日2回の使用から始める。軽症の喘息では、1日2回使用する吸入ステロイドのほうがやや効果が高いが、いったん、喘息のコントロールが確立されれば1日1回使用が検討できる。ただし、1日2回服用と同じ1日量でなければならない（BTS/SIGN 2008）。

　フルチカゾンはベクロメタゾンやブデソニドの半量で用いることを覚えておくことが重要である。いくつかの報告で、1日500マイクログラム以上のフルチカゾンの投与では、副腎不全のような重篤な副作用が起きる可能性があると指摘されている（Toddら1996；2002）。

　現行のBTS/SIGNガイドラインは、小児へのベクロメタゾン投与の上限を800マイクログラム、あるいはこれと同等とすることを提唱している（BTS/SIGN 2008）。

　Hawkinsら（2003）は中程度から重度の喘息患者で、喘息コントロールを損なうことなく、吸入ステロイドを効果的に減らすことができると報告しており、吸入ステロイドはできる限り低用量で用いるよう推奨する現行のガイドラインを支持している。喘息患者をモニタリングする医療専門職は、喘息の評価に、症状をコントロールするために必要な最低限の用量まで喘息治療薬を減らすことを確実に加えなければならない。

　ステロイドカードは吸入ステロイドを利用する喘息患者に日常的に発行されてはいないが、経口ステロイドを定期的に服用している患者には発行されなければならない。これらのカードは保健省（DoH）から入手できる。

ロイコトリエン受容体拮抗薬（LTRA）

　LTRAは、一般に長時間作用型喘息気管支拡張薬による治療に続けて、吸入ステロイドに追加する形で経口的に用いられる。6ヶ月から5歳までの小児では、LTRAは第1選択の予防治療薬である。英国ではモンテルカストとザフィルルカストが利用できる。モンテルカストはザフィルルカストより広く使われ、夜1日1回を服用する。副作用には胃腸障害、口渇、非常に

まれに睡眠障害がある。モンテルカストは、青年と成人の場合に限り、喘息が共存する鼻炎の治療にも効果がある。

混合吸入器

吸入ステロイドと長時間作用型$β_2$アドレナリン作動薬は、単独で用いても併用しても有効性に違いはないが、混合吸入器は有用である。一度、喘息コントロールが安定すれば、次のような多くの利点がある。
- 別々の医薬品をいつでも一緒に確実に服用することができる。
- 吸入器1つが必要なだけであるため、アドヒアランスを改善できる。
- 投与計画を簡略化できる。

さらに、BTS/SIGN喘息ガイドラインの第三段階の成人で、通常の混合吸入器を用いて喘息をコントロールできない場合には、救急吸入用としてシンビコート混合吸入器を使用できる。この治療法を用いる場合には、患者がカウンセリングを受けることが重要である。

抗IgEモノクロナール抗体

オマリズマブは抗IgEモノクロナール抗体として唯一入手できる医薬品であり、2週間から4週間ごとに皮下注射で投与される。これが体液性の免疫グロブリンE（IgE）と結びつき、遊離の血清IgE濃度を下げ、アレルギーが喘息の重要な原因であるような特異的な患者群に有効である。オマリズマブは深刻で困難な喘息の治療経験をもつ複合医療施設[*43]でのみ投与され、厳格な処方基準がある。この医薬品の使用は12歳以上に制限されている。セカンダリーケアを除き、非常に慎重なモニタリングが要求される。

[*43] 複合医療センター（specialist centre）：多職種複合医療センターで、明るく快適な日中滞在施設、整備された処置室、使い勝手の良い駐車場などを備えている。広範な医療サービスを行う専門職に施設を提供し、入院なしで軽度の処置を行うことができる。さらに、医師やその他の医療専門職が、簡便に総合的な外科治療ができる病院施設を利用できるようになっている。

喘息の薬物治療と妊娠

妊娠している喘息患者は、妊娠していない喘息患者と同じ方法で治療を受けるべきである。喘息の薬物治療は、必要ならば経口ステロイドの使用を含めて、妊娠中も継続されるべきである。ロイコトリエン受容体拮抗薬（LTRA）は、先行する治療の中で臨床的に有効であると認められない場合には、妊娠中に投与しない（BTS/SIGN、2008）。喘息コントロールに関わるどのような変化にも対応できるように、喘息をもつ妊婦は注意深くモニタリングすることが重要である。

小児における喘息の薬物治療

喘息治療薬の中には製造承認で定められた年齢制限のため、小児科にかかる喘息患者には未承認のものがある。王立小児保健協会（Royal College of Paediatricians and Child Health, RCPCH）は、小児診療における未承認医薬品の使用と承認医薬品の適応外使用に関する姿勢表明を行った（RCPCH 2003）。これらの医薬品の使用は最適な医薬品であるならば正当化されるが、小児の両親にはなぜこの選択がなされたのかを知らせなければならない。

多くの喘息治療薬で、さまざまな医薬品送達システムが利用でき、また、何種類かの規格が利用できる。高い規格の医薬品は12歳以上の小児には適用がないが、これは「小児を何歳と定義するか」による。承認する適応は処方者を混乱させないように限定的でなければならない。表8.1と8.2は、吸入ステロイドと長時間作用型気管支拡張薬に対する承認年齢の範囲の違いを示す。

表8.3は吸入ステロイドと長時間作用型気管支拡張薬の併用療法に対する承認年齢の違いを示す。個々の成分が異なる承認年齢をもつため、この違いが処方者を混乱させる可能性がある。

喘息の薬物治療に対する承認年齢にはかなりの違いがある。新薬が上市される時、承認適応は通常、12歳以上に制限される。この年齢範囲は、製造承

表8.1 吸入ステロイドの承認年齢範囲

医薬品	年齢範囲
ベクロメタゾン（Asmabec）	6歳以上
ベクロメタゾン（Clenil）	大きなボリュームスペーサを常に装着している15歳未満
ベクロメタゾン（Pulvinal）	6歳以上
ベクロメタゾン（Qvar）	12歳以上
ブデソニド（Novolizer inhaler）	6歳以上
ブデソニド（Pulmicort inhaler）	2歳以上
ブデソニド（Turbohaler）	5歳以上
シクレソニド	12歳以上
フルチカゾン（Evohaler）	4歳以上
フルチカゾン（Accuhaler）250mcg，500mcg	小児の使用は表示されていない
フルチカゾン（Diskhaler）250mcg，500mcg	小児の使用は表示されていない
フルチカゾン（Evohaler）125mcg，250mcg	小児の使用は表示されていない
モメタゾン	12歳以上

出典：英国医薬品集（BNF）58、2009年9月（http://emcmedicines.org.uk/default.aspx accessed 27/1/2010）

注記：QvarとClenilは、クロロフルオロカーボン（chlorofluorocarbon，CFC）を含むベクロメタゾン吸入剤と互換性がなく、ブランド名によって処方されるべきである。

表8.2 長時間作用型気管支拡張薬の承認年齢範囲

医薬品	年齢範囲
サルメテロール	4歳以上
ホルモテロール（Oxis Turbohaler）	6歳以上
ホルモテロール（Atimos Modulite）	12歳以上
ホルモテロール（Easyhaler）	5歳以上
ホルモテロール（Foradil）	6歳以上

出典：英国医薬品集（BNF）58、2009年9月（http://emcmedicines.org.uk/defa ult.aspx accessed 27/1/2010）

表8.3 喘息の併用療法における医薬品服用量と承認年齢の違い

Seretide（フルチカゾン＋サルメテロール）	年齢範囲
Accuhaler（100mcg フルチカゾン）	4歳以上
Accuhaler（250mcg フルチカゾン）	12歳以上
Accuhaler（500mcg フルチカゾン）	12歳以上
Evohaler(計量吸入器)（フルチカゾン）	4歳以上
Evohaler(計量吸入器)（フルチカゾン）	12歳以上
Evohaler(計量吸入器)（フルチカゾン）	12歳以上
Symbicort（ブデソニド＋ホルモテロール）	年齢範囲
Turbohaler（100/6mcg）	6歳以上
Turbohaler（200/6mcg）	12歳以上
Turbohaler（400/12mcg）	12歳以上
Fostair（ベクロメタゾン＋ホルモテロール）	年齢範囲
	18歳以上

認を取得するために実施される臨床試験と関連する。この製品が指定された年齢範囲よりも下の患者に危険なのではなく、製品が最初に承認された時、その年齢範囲よりも下で安全性を支持する試験がなかったことを示すに過ぎない。

　喘息患者をモニタリングする看護師は、必要な薬物治療が現行のガイドラインに準じていることに注意するだけではなく、製品の承認適応にも注意を払わなければならない。医薬品・医療製品規制庁（MHRA）は、QvarとClenilがその他のベクロメタゾン吸入剤と違った生物学的利用能をもつため、ブランド名で処方するよう勧告している。

副作用モニタリング

　看護師は既存のイエローカードシステム（医薬品安全委員会（CSM）[*44]（CSM/MCA 2002））を使って、医薬品の副作用を報告できる。この報告シ

ステムは医薬品・医療製品規制庁（MHRA）に早期警戒システムを提供する。イエローカードシステムは、サリドマイドが回収された後の1964年に動き出した。しかし、報告できるのは医師、歯科医師、検死医、薬剤師、および製薬企業に制限されていた。現在では、看護師が医薬品使用で、特に慢性疾患マネジメントで重要なモニタリングの役割を担っていることが認められ、イエローカードシステムに追加されている。電子申請もでき、一層、容易かつ迅速に報告書を提出することができる。

新たに承認された医薬品（初めて上市された場合、あるいは投与経路や送達システムが変更された場合）は医薬品・医療製品規制庁によって慎重にモニタリングされる。これらの医薬品は英国医薬品集（BNF）と Monthly Index of Medical Specialities（MIMS）の中で黒三角印が付けられる。この黒三角印の表示には時間的な上限は設定されていないが、通常、最短で2年後に再評価される。

喘息モニタリング

喘息の評価では、次のことが重要である。
- 用量変更を含め、薬物治療の変更を評価する。
- 常に患者や介護者に、患者が何を服用しているかを尋ねる。尋ね方は何が処方されているかによって異なる。
- 起こる可能性のある副作用に注意する。
- 吸入器の取扱方法を評価し、必要に応じてその方法を改善する。
- 取扱方法を改善できない場合は吸入器を変える。
- 高用量の吸入ステロイドが必要な場合には、スペーサーの追加を検討する。
- BTS/SIGN 2008の推奨通りにプラスチックスペーサーが洗浄されていることを確認する。

[*44] 医薬品安全委員会（Committee on Safety of Medicines, CSM）：CSMは2005年にヒト用医薬品委員会（CHM）に併合された。CHMは医薬品・医療製品規制庁（MHRA）に設置された専門職委員会である。

- 喘息治療が公式のガイドラインに準拠していることを確認する。
- 喘息患者ごとに個別化され（BTS/SIGN 2008）、患者とIP（独立処方者）が合意した治療計画書を提供する。
- 次の患者には、喘息治療計画に従ってピークフローメーターを使い、患者の適切なピークフロー値を決める。
  - 不安定型または重篤な喘息患者
  - 過去に入院歴をもつ患者
  - 喘息発作による突破的な治療歴をもつ患者
  - 経口ステロイドの頻回な使用歴をもつ患者
  - 喘息ガイドライン（BTS/SIGN、2008）の第三段階、あるいはそれ以上の治療を受けている患者
- フォローアップの評価データを提供する。

要約

　独立処方と補助的処方は、喘息患者が受ける治療の質を高める。呼吸器症状と薬物治療のモニタリングは必要不可欠であり、喘息マネジメントの確実な技能をもった医療専門職が実施するべきである。英国喘息ガイドラインに準拠した多職種連携によるケアが不可欠である。

追加情報

- 喘息研修：追加情報は健康教育（Education for Health, http://www.educationforhealth.org.uk）から入手できる（Tel：01926 493313）。
- Asthma UK（かつてのNational Asthma Campaign, NAC）：http://www.asthma.org.uk.
- 喘息マネジメントに関する英国ガイドライン：http://www.brit-thoracic.org.uk/ClinicalInformation/Asthma/AsthmaGuidelines/tabid/83/Default.aspx

- ステロイドカードは保健省（DoH）、PO Box 777, London SE1 6XH から入手できる。

参考文献

Asthma UK (2004). Living on a knife edge. http://www.asthma.org.uk/all_about_asthma/publications/living_on_a_knife_ed.html

British Thoracic Society (2001). *The Burden of Lung Disease. A Statistics Report from the British Thoracic Society*. London : BTS.

British Thoracic Society/SIGN (2008). British Guideline on the Management of Asthma. Revised ed. *Thorax 63*(Suppl IV).

Committee on Safety of Medicine/MCA (2002). *Extension of the Yellow Card Scheme to Nurse Reporters*. London : CSM/MCA.

Department of Health (1992). *The Health of the Nation : A Strategy for Health in England*, London : HMSO.

Department of Health (2003). *Investing in General Practice : The New General Medical Services Contract*. London : DoH.

Department of Health and Social Services (1990). *General Practice in the National Health Service. A New Contract*. London : HMSO.

Dickinson, J., Hutton, S., Atkin, A. et al. (1997). Reducing asthma morbidity in the community : the effect of a targeted nurse-run asthma clinic in an English general practice. *Respiratory Medicine 91* : 634-640.

Fleming, D.M., Sunderland, R., Cross, K.W. et al. (2000). Declining incidence of episodes of asthma : a study of trends in new episodes presenting to general practitioners in the period 1989-1998. *Thorax 55*(8) : 657-661.

Hawkins, G., McMahon, A.D., Twaddle, S. et al. (2003). Stepping down inhaled corticosteroids in asthma : a randomised controlled trial. *British Medical Journal 326* : 1115-1118.

Medicines Control Agency (2002). *Proposals for Supplementary Prescribing by Nurses and Pharmacists and Proposed Amendments to the Prescription Only Medicines (Human Use) Order 1997*. MLX 284. London : MCA.

National Asthma Campaign (2001). Out in the open. *Asthma Journal 6*(3) (suppl) : 1-14.

Royal College of Paediatricians and Child Health (2003). The use of unlicensed medicines or licensed medicines for unlicensed applications in paediatric practice. In : *Medicines for Children* (second edition). London : RCPCH Publications Limited, pp. xvi-xviii.

Todd, G., Dunlop, K., McNaboe, J. et al. (1996). Growth and adrenal suppression in asthmatic children treated with high-dose fluticasone propionate. *Lancet 348* : 27-29.

Todd, G.R.G., Acerini, C.L., Buck, J.J. et al. (2002). Acute adrenal crisis in asthmatics treated with high-dose fluticasone propionate. *European Respiratory Journal 19* :1207-1209.

Weller, T., Booker, R., Walker, S. (2001). Declining incidence of episodes of asthma : letter. *Thorax 56*(3) : 246.

Part b ー冠動脈性心疾患　　Paul Warburton

冠動脈性心疾患（CHD）は先進諸国における主要な死因である。英国で

表8.4 冠動脈性心疾患（CHD）のリスク因子

不変要素	修正可能な要素
年齢	喫煙
性別	高血圧症
家族歴	コレステロールの増加
	糖尿病
	肥満
	偏食
	座りがちな生活

　は心疾患と循環器系疾患により、2006年にはおよそ19万8,000人が死亡している（Allenderら2008）。CHDは英国における最も一般的な死因であり、2006年には9万4,000人以上が死亡し、このうちのおよそ3万1,000千人が75歳以下であった（BHF 2008）。英国におけるCHDによる死亡率は1970年代以降下がり続けているが、こうした改善にもかかわらず、世界で最も高い値を出し続けている。

　CHDは一般的な病態であり、こうした病態をもつ人々と社会全体の両方に大きな影響を及ぼしている。CHDは、個人にとってはしばしば致命的であり、身体を衰弱させ、QOLを低下させる。社会にとっては経済コストが膨大であり、CHDが英国経済に毎年90億ポンドの負担をかけていると推定されている（Allenderら2008）。しかし、CHDは大部分が予防できる。CHDの基礎病変は通常、アテローム硬化であり、しばしばなんらの徴候や症状もなく長い年月をかけて徐々に進展する。

　CHDのリスク因子は数多くあるが、十分に認識され、理解されている。これらのリスク因子は他の心血管疾患（CVD）に対するものと同じであり、今日ではこれらのリスク因子を用いてリスク計算を行うことができる。これらのリスク因子を改善することで、CVDの既往歴の有無にかかわらず、死亡率や罹患率を減らせることがわかっている。リスク因子は不変のものと修正可能なものに分類できる（表8.4参照）。年齢、性別、CHDに関する家族歴は不変のリスク因子であり、変えることはできない。

CVDのような病態が生じるリスクを検討する場合、相対リスク（リスクの相対的な増加）と絶対リスク（病態が生じる実際の確率）を区別することが重要である。1つ以上のリスク因子をもつ場合、CVDを発症するリスクは高くなる。例えば、1日30本喫煙し、血清コレステロール濃度が8 mmol/lと高い40歳の男性は、喫煙せず、血清コレステロール濃度が低い40歳の女性よりも、10年以内にCVDで死亡する可能性がはるかに高い。しかし、この男性がCVDを実際に発症する可能性は依然として低い。つまり、CVDを発症する相対リスクは高いが、絶対リスクは低いのである。

不変のリスク因子

心血管疾患（CVD）を発症するリスクは年齢と共に高くなり、多くの男性が女性よりも強く年齢の影響を受ける（Allenderら2008）。家族歴は重要な不変のリスク因子であり、フラミンガム研究（Schildkrautら1989）によって、両親のいずれかにCVDによる死亡歴がある場合、CVDの発症リスクは30％高まることが明らかにされている。実際に、今日のあらゆるCVDリスクの計算は、早期CVD患者（男性＜55歳、女性＜65歳）の第1度近親者[*45]でCVD発症のリスクが高くなることを考慮している。このリスク増加は、遺伝的要因、共有環境の影響（同じ食事など）、習慣（喫煙など）の影響による可能性がある。CVDはしばしば家族に遺伝するため、早期CVD患者の第1度近親者や、脂質異常症の家族がいる早期CVD患者の第1度近親者は、CVD発症のリスクを見積もらなければならない。こうした発症リスクを英国合同学会心血管リスクチャート（Joint British Societies Cardiovascular Risk Charts）（JBS 2005）のような標準的な承認されたリスク計算法を用いて評価し、必要があれば、適切なエビデンスに基づいて治療しなければならない。

[*45] 第1度近親者：親子、兄弟・姉妹を指す。

修正可能なリスク因子

喫煙

英国において、喫煙は心血管疾患（CVD）を始めとする慢性疾患のすべてに共通した原因で、いたって容易に避けられるものである。喫煙は避け得る原因の中でも最も多くの人々に死をもたらしている（RCP 2005）。喫煙とCVDの間には強く一貫した用量依存関係がある。喫煙は冠動脈プラーク[*46]の蓄積を助長し、早期のプラーク破裂と再発性心筋梗塞を引き起こす。「常習的な喫煙者の半数はいずれその習慣によって死に至る」（Dollら2004）といわれ、CVDによる死亡者の20％は喫煙によると推定されている。喫煙と冠動脈性心疾患（CHD）の間には十分に認知された関係があるにもかかわらず、2006年の英国では23％の男性と21％の女性が喫煙していた（BHF 2008）。

高血圧症

欧米では、収縮期血圧と拡張期血圧の平均値は年齢と共に高くなる。2006年のイングランドでは、31％の男性と28％の女性が高血圧症であるか、あるいはその治療を受けていた（BHF 2008）。これらの数字は過去の記録に比べれば、全体的に改善されたことを示している。高血圧症は140mmHg以上の収縮期血圧、あるいは90mmHg以上の拡張期血圧として定義される（JBS 2005）。CHDとその他の血管系疾患を発症するリスクは収縮期血圧と拡張期血圧の両方に直接的に関係し、リスクは血圧が高くなるほど連続的に高くなる。このため、血圧を下げることはCHDのリスクを下げるだけでなく、脳梗塞や腎機能障害のようなその他の循環器系疾患のリスクも下げることになる。

高血圧症は血圧を違った時間に3回測定してから診断される。高血圧症患

[*46] プラーク：身体の一部または臓器の組織にみられる異常な小斑点。

者の95％以上で根本的な原因は見いだせず、本態性高血圧症あるいは一次高血圧症と呼ばれる。本態性高血圧症患者の70％は、その家族も高血圧症である。

孤立性収縮期高血圧症（収縮期血圧＞160mmHgで拡張期血圧＜90mmHg）の患者、ことに60歳以上の患者は、脳卒中や冠動脈疾患を始めとするCVDを発症するリスクが高い。こうした患者はCVDリスクを評価し、他の高血圧症患者と同様に治療すべきである。

高血圧症と診断されれば、多くの場合、高血圧症の薬物治療とモニタリングを一生涯、受けることになる。しかし、日々の生活習慣の改善により、血圧を下げることができる。そのためには患者すべてに血圧に影響する生活習慣についてカウンセリングしなければならない。適切に口頭で、文書や視聴覚資料を用いて、アルコールや塩分のとり過ぎを防ぎ、食事を改善し、肥満を解消し、運動量を増やすことなどに向き合うように指導しなければならない。規則正しい運動は体調を整え、血圧を下げてくれる。

食事と肥満

健康的な食生活は、CVDや他の疾患の発症リスクを下げることに結び付く。一般的に、脂肪（特に飽和脂肪）や塩分の摂取を控え、炭水化物、果物、野菜などの摂取を増やすことが推奨される（DoH 1994）。このことを踏まえ、保健省（DoH）は1日5種類の果物と野菜をとる「ファイブ・ア・デイ」の勧めを導入した。こうした食事をとることで、CVDのような慢性疾患の発症リスクを最大で20％減らすことができると推定されている（WHO 2003）。

英国では過体重[*47]（または肥満）の人々は増え続け、1980年代半ばからほぼ倍増している。カロリー摂取が増え、あまり動かない生活を送る人々が増えたことによるものであろう。2006年に、イングランドの全人口のうち、67％の男性と57％の女性が過体重（または肥満）（BMI[*48]が25以上）であった（Joint Health Surveys Unit 2008）。過体重（または肥満）はCHDを含む高血圧症、糖尿病、慢性疾患の発症の重要なリスク因子である。インスリ

[*47] 過体重（overweight）：肥満（obesity）の上位概念。
[*48] BMI（Body Mass Index）：体重（kg）を身長（m）の2乗値で割ったもの。

ン抵抗性の2型糖尿病の発症率は肥満と関連し、CHD発症に対する強いリスク因子である（Yusufら2004）。

糖尿病

　糖尿病は英国のおよそ250万人が煩う一般的な疾患であり、このうちの約90％は2型糖尿病であることが知られている（Diabetes UK 2008）。この数値は糖尿病と診断された人々に対するものであり、潜在的な糖尿病患者は英国の35歳以上の男性の3.1％、女性の1.5％と推定されている（DoH 2004）。糖尿病は、血管合併症やCVDの発症に対する独立したリスク因子として重要である。2型糖尿病の患者では、心血管障害発症の有意なリスクの増加があり、糖尿病患者の心血管障害による死亡率は糖尿病でない患者の5倍に及んでいる（WeMeReC 2005）。糖尿病患者では厳格に血圧（Blood Pressure Lowering Treatment Trialists' Collaboration 2005）と血糖（UK Prospective Diabetes Study Group 1998）をコントロールすることが有効であると結論されている。このため、糖尿病の改善可能なリスク因子を評価し、治療すると同時に、糖尿病に関連するCVDの一次予防が不可欠である。糖尿病患者群は、CVDを患っているものとして治療することが有益である。今日のリスク計算はこの点を反映している。

高コレステロール血症

　CVD発症に対する個々のリスクは血中総コレステロール値に比例することが明らかにされているが、低密度リポたんぱく（LDL）コレステロールはさらに正確に心血管障害を予測する因子である。スタチン治療はLDLコレステロールを1 mmol/L下げるごとに、心血管障害の相対リスクを20％下げる（Baigentら2005）。高密度リポたんぱく（HDL）コレステロール濃度は心血管障害のリスクに反比例し、HDLが上がるにつれ、CVDを発症するリスクは下がる。LDLコレステロールを下げ、HDLコレステロールを上げることで、アテローム性動脈硬化の進行は遅くなり、CVDを発症するリスクは下がる。総コレステロールとLDLコレステロールの両方の濃度を下げる

ことは、CVD の一次予防と二次予防に有効である。コレステロール濃度は食事を改善し、身体活動を増やし、コレステロール降下薬を服用することによって下げることができる。現在、2 型糖尿病をもたない人々に対しては、CVD の一次予防を目的とした総コレステロールや LDL コレステロールの目標値は特に設定されていない（NICE 2008）。

CVD と診断された患者で CVD を二次予防するための総コレステロールの目標値は、英国では「CHD に対する国民サービスフレームワーク（National Service Framework for CHD）」（DoH 2000）の公表以後、下方へ修正された。新たな理想的な目標値は、総コレステロールを30％下げるか、総コレステロールを 4 mmol/L、LDL コレステロールを 2 mmol/L にすることであり、いずれか大きいほうを目標値に設定する（JBS 2005；NICE 2008）。

リスク計算式

心血管リスクの計算式は数多く知られており、心血管疾患（CVD）発症の絶対リスクを評価するために利用できる。そのほとんどが、冠動脈性心疾患（CHD）だけの発症リスクを推定するために設計されたものから発展したものである。これらの計算式は CHD の一次予防を支援し、まだ CHD や他の目立ったアテローム硬化疾患を発症していない人々のために設計された。英国で広く使われている CVD リスク予測チャートは、英国合同学会心血管リスクチャートである（JBS 2005）。

リスク計算式は CVD を発症する10年リスクを与え、％で表される。低リスク群とは CVD を発症する10年リスクが10％より低い人であり、高リスク群とは CVD を発症するリスクが20％より高い人であると定義される。

リスク計算式は、脂質降下薬や降圧薬による治療のような薬理学的介入を検討する場合に、臨床的判断を下すための有益なツールであるが、臨床的判断に取って代わるものではない。リスク計算式は患者に禁煙すること、血圧をコントロールすること、コレステロール値を下げることなどのリスク因子を改善することが有益であると説明する場合にも価値がある。

冠動脈疾患の一次予防に用いられる薬物治療

心血管疾患（CVD）の発症リスクを減らすために医薬品を処方する場合、すべての処方と同様に、処方の原則（NPC 1999）が適用されなければならない。意思決定のプロセスに患者を加え、個々のリスク因子に対応できる治療の選択肢について話し合うことが重要である。薬物治療の目的、有益性、作用と予想される副作用、また医薬品をどのように、いつ服用するべきかを説明しなければならない。処方された治療とは別の治療の可能性についても話し合う必要がある。

降圧薬

高血圧症を治療する目的は、承認された許容範囲内に効果的に血圧を下げ、合併症のリスクを減らし、生存率を高めることである。降圧薬は血圧を下げ、忍容性[*49]が高くなければならない。高血圧症治療に使えるエビデンスに基づく薬物治療の幅は広く、医薬品は通常、患者個々の病態に基づいて選ばれる。しばしば、1種類以上の医薬品による併用療法が適切に血圧をコントロールするために必要になる。これらの医薬品は、通常、コントロールが成就するまで段階的に追加される。アンギオテンシン変換酵素阻害薬（ACEI）、カルシウム拮抗薬（CCB）、低用量チアジド系利尿薬が第一選択薬と考えられるが、冠動脈性心疾患（CHD）が認められる場合にはβ-遮断薬を必要とすることもある。

アンギオテンシン変換酵素阻害薬（ACEI）

ACEIは非常に有効な降圧薬であり、黒人（アフリカ系またはカリブ海系の民族）でない55歳未満の高血圧症患者に第一選択薬として推奨される。ACEIはアンギオテンシンIからアンギオテンシンIIへの変換を阻害するこ

[*49] 忍容性：有害薬物反応が発生したとしても患者が十分耐えられる程度であれば、「忍容性が高い医薬品」であると表現される。

とによって血圧をコントロールする。忍容性は高く、良好な副作用プロファイルをもち、最も一般的な副作用は持続性乾性咳嗽である。腎機能障害のある患者に投与する場合には注意が必要であり、ACEIの投与を開始する前と、開始後あるいは投与量を増やした後の7日から10日目には、腎機能や電解質（カリウム・ナトリウムなど）の血中濃度をすべての患者でモニタリングしなければならない。

アンジオテンシンⅡ受容体拮抗薬

　アンジオテンシンⅡ受容体拮抗薬（AIIA）やアンジオテンシンⅡ受容体遮断薬（ARB）はACEIの作用に類似した作用をもつが、ACEIに付きものの持続性乾性咳嗽を起こさない。今のところ、ACEIの代わりにAIIAを使うことの有益性を示す有力なエビデンスはないため、通常は持続性乾性咳嗽のためACEIを忍容できない患者に使われている。ACEIと同様に、AIIAも腎機能障害のある患者には注意して用いなければならない。腎機能と電解質の血中濃度は、AIIAの投与を開始する前と、開始後あるいは投与量を増やした後の7日から10日目に、すべての患者でモニタリングしなければならない。

β遮断薬

　β遮断薬は他の降圧薬より、血圧を下げる有効性が低いと考えられている。糖尿病を発症するリスクを高め、特にチアジド系利尿薬と併用する場合に高めると考えられている。このため、β遮断薬は血圧をコントロールするための第一選択薬としては推奨されなくなっている（NICE 2006）。しかし、例えば妊娠などによってACEIが禁忌であったり、忍容性がないなどの状況によっては、若年者に適用する場合がある。

カルシウム拮抗薬（CCB）

　CCBは有効な降圧薬であり、カルシウムイオンが細胞膜を透過して細胞

内部へ移動するのを妨げる。黒人または55歳以上の高血圧症患者に第一選択薬として推奨される（NICE 2006）。異なるCCBは異なる作用部位で機能するため、CCBの作用と効果には大きな違いがある。一般的な副作用に足首のむくみ、紅潮、頭痛があるが、概ね忍容性は高い。

チアジド系利尿薬

　低用量チアジド系利尿薬は遠位曲尿細管におけるナトリウム再吸収を抑制し、効果的で費用対効果の高い降圧薬である。その利用と有益性を支持する十分なエビデンスがあり、黒人または55歳以上の高血圧症患者に第一選択薬として推奨される（NICE 2006）。

抗血小板薬

　抗血小板薬は動脈循環で血小板凝集を抑制し、血栓形成を押さえる。血管疾患とは診断されていない人々がアスピリンを服用すると、心筋梗塞を含むCVDの発症リスクを下げるとする強いエビデンスがある（Antithrombotic Trialists' Collaboration 2002）。50歳以上の無症状の高リスク患者では、10年リスクが20％以上の場合に、低用量アスピリンがCVDの一次予防に有効である。アスピリンで真性の過敏反応を起こす患者では、かなり高価ではあるが、抗血小板薬としてクロピドグレルを用いることができる（CKS 2008）。

コレステロール降下薬

　コレステロール値を下げる医薬品は多数ある。スタチン、フィブラート、胆汁酸捕捉薬、陰イオン交換樹脂などである。スタチンには一次と二次の両方の心血管障害を減らす決定的なエビデンスがあり、CVDの一次予防と二次予防の両方において第一選択薬であり、コレステロール降下治療の主軸である。効力の水準が違う多くのスタチンを選択できるが、CVDの一次予防と二次予防のための初期治療は1日1回のシンバスタチン40mgである（NICE 2008）。スタチンは3-ヒドロキシ-3-メチルグルタリル補酵素A

（HMG CoA）還元酵素と呼ばれるコレステロール合成に関与する酵素を競合的に阻害する。スタチンに忍容性のない患者では、フィブラートや陰イオン交換樹脂がコレステロールを減らすために使われる。スタチンにフィブラート、陰イオン交換樹脂、ニコチン酸などのその他のコレステロール降下薬を併用することは、副作用のリスクが高まるため、推奨されない。

禁煙

　禁煙治療は健康被害を減らし、寿命を延ばすことができ、費用対効果が高い。ニコチン置換療法（NRT）やブプロピオンは、毎日10本以上喫煙する禁煙したい人々を効果的に手助けする。NRTは禁煙治療に対する薬理学的な介入であり、皮膚パッチ、チューインガム、スプレー式点鼻薬、錠剤などのさまざまな剤形が使用できる。これらの医薬品は禁煙の成功率を50%から70%まで改善する（Steadら2008）。国民保健サービス（NHS）が実施する禁煙サービス（Stop Smoking Service）（NICE 2006）のように診療所が禁煙治療を支援する場合、その成功率はさらに高まる。

一次予防に対する推奨

　心血管疾患（CVD）発症の10年リスクが20%より高く、CVDと診断されていない個人を特定し、このリスクを下げるために組織的なケアを提供しなければならない。最新の英国ガイダンス（JBS 2005；NICE 2008；SIGN 2007）では、40歳以上のすべての人、あるいは何歳であっても早期CVDや高コレステロール血症の第一度近親者をもつ人は、自らのCVD発症リスクを評価することが推奨されている。リスク計算は少なくとも5年ごとに再評価されなければならない（JBS 2005）。この方法によってCVDを発症するリスクの高い人を特定し、エビデンスに基づく適切な介入を行うことができる。
　こうした人々には、次のような助言や治療を行わなければならない。
- 喫煙者には禁煙するよう助言し、ニコチン置換療法（NRT）のような適

切な介入によって支援する。
- 健康的な生活習慣を推奨する。個々のリスク因子を評価し、必要に応じて、食事、身体活動、体重とアルコール消費のような改善可能なリスク因子に関する情報を提供する。提供する情報とその形式は個々のニーズに合わせて個別化する。
- 血圧が140/80mmHgを超える場合には、この基準値以下に血圧を保つよう助言し、治療を行う。
- 個人の推定CVDのリスクが20％以上である場合には、スタチンを投与する。

　CVDを発症するリスクが高い個人を特定することは、その個人と処方者に多くの課題をもたらす。喫煙、座りがちな生活、食事などの生活習慣は、通常一生涯続き、多くの場合、生活習慣を変えるためには専門職の支援が必要である。禁煙支援や栄養士による食事支援を患者に紹介することが、変化をもたらすために有効なこともある。すべての患者に治療の合理性、有益性、効果を説明すると共に、教育と支援を提供しなければならない。たとえ無症候であったとしても、彼らが生涯にわたって薬物治療を受け続ける必要があるからである。それゆえ、薬物治療におけるコンコーダンスが問題となり、特に、副作用が起きた場合や多剤併用が必要とされる場合が問題である。CVDを発症する高いリスクをもつ患者のマネジメントでは、生活習慣を変えるための共同的なアプローチが必要であり、変わることの効果を患者に説明し、こうした説明を繰り返さなければならない。

参考文献

Allender, S., Peto, V., Scarborough, P. et al. (2008). *Coronary Heart Disease Statistics*. London : British Heart Foundation.

Allender, S., Scarborough, P., Peto, V. et al. (2008). *European Cardiovascular Disease Statistics*. Brussels : European Heart Networks.

Antithrombotic Trialists' Collaboration (2002). Collaborative meta-analysis of randomised trials of antiplatelet therapy for the prevention of death, myocardial infarction and stroke in high-risk patients. *British Medical Journal 324*(7329) : 71-86.

Baigent, C., Keech, A., Kearney, P.M. et al. Cholesterol Treatment Trialists' (CTT) Collaborators (2005). Efficacy and safety of cholesterol-lowering treatment : prospective meta-analysis of data from 90 056 participants in 14 randomised trials of statins. *Lancet, 366* : 1267-1278.

Blood Pressure Lowering Treatment Trialists'

Collaboration (2005). Effects of different blood pressure-lowering regimens on major cardiovascular events in individuals with and without diabetes mellitus: results of prospectively designed overviews of randomized trials. *Archives of Internal Medicine 165*(12): 1410-1419.

Clinical Knowledge Summaries (2008). Antiplatelet treatment, http://www.cks.nhs.uk/antiplatelet_treatment (accessed 31 December 2008).

Department of Health (1994). *Nutritional Aspects of Cardiovascular Disease. Report of the Cardiovascular Review Group of the Committee on Medical Aspects of Food Policy.* London: HMSO.

Department of Health (2000). *National Service Framework for Coronary Heart Disease.* London: Department of Health.

Department of Health (2004). *Health Survey for England 2003.* London: The Stationery Office.

Diabetes UK (2008). Diabetes prevalence 2008, http://www.diabetes.org.uk/Professionals/Information_resources/Reports/Diabetes-prevalence-2008/ (accessed 31 December 2008)

Doll, R., Peto, R., Boreham, J. et al. (2004). Mortality in relation to smoking: 50 years' observations on male British doctors. *British Medical Journal, 328*: 1519-1527.

Joint British Societies (2005). JBS 2: Joint British Societies' guidelines on prevention of cardiovascular disease in clinical practice. *Heart,* 91(Suppl 5): v1-v52

Joint Health Surveys Unit (2008). *Health survey for England 2006. Cardiovascular disease and risk factors.* Leeds: the Information Centre, http://www.ic.nhs.uk/webfiles/publications/HSE06/HSE%2006%20report%20VOL%201%20v2.pdf (accessed 30 December 2008).

National Institute for Health and Clinical Excellence (2006). Public health intervention guidance no.1. Brief interventions and referral for smoking cessation in primary care and other settings. March 2006, http://www.nice.org.uk/nicemedia/pdf/SMOKING-ALS2_FINAL.pdf (accessed 1 January 2009).

National Institute for Health and Clinical Excellence (2008). Lipid modification. Cardiovascular risk assessment: the modification of blood lipids for the primary and secondary prevention of cardiovascular disease. Clinical Guideline 67. May 2008, http://www.nice.org.uk/nicemedia/pdf/CG067NICEGuideline.pdf (accessed 1 January 2009).

National Prescribing Centre (1999). Signposts for prescribing nurses – general principles of good prescribing. Liverpool: National Prescribing Centre, http://www.npc.co.uk/nurse_bulletins/sign1.1.htm (accessed 31 December 2008).

Royal College of Physicians Tobacco Advisory Group (2005). Going smoke-free. The medical case for clean air in the home, at work an in public places, http://www.rcplondon.ac.uk (accessed 31 December 2008).

Schildkraut, J.M., Myers, R.H., Carrison, R.J. (1989). Coronary risk associated with age and sex or parental heart disease in the Framingham Heart Study. *American Journal of Epidemiology, 64*: 555-559.

Scottish Intercollegiate Guidelines Network (2007). Risk estimation and the prevention of cardiovascular disease, http://www.sign.ac.uk/pdf/sign97.pdf (accessed 30 December 2008).

Stead, L.F., Perera, R., Bullen, C. et al. (2008). Nicotine replacement therapy for smoking cessation (Cochrane Review). The *Cochrane Library*.John Wiley & Sons, Ltd, http://www.thecochranelibrary.com (accessed 1 January 2009).

UK Prospective Diabetes Study Group (1998). Effect of intensive blood-glucose control with metformin on complications in overweight patients with type 2 diabetes (UKPDS 34). *Lancet 352*(9131): 854-865

WeMeReC (2005). Type 2 diabetes important aspects of care. WeMeReC, http://www.wemerec.org/Documents/Bulletins/Diabetes_bulletin.pdf (accessed 30 December 2008).

World Health Organization (2003) *Diet, Nutrition and the Prevention of Chronic Diseases.* Geneva, WHO, http://whqlibdoc.who.int/trs/who_TRS_916.pdf (accessed 30 December 2008).

Yusuf, S., Hawken, S., Ôunpuu, S. et al. on behalf of the INTERHEART Study Investigators (2004). Effect of potentially modifiable risk factors associated with myocardial infarction in 52 countries (the INTERHEART study): case-control study. *Lancet, 64*: 937-952.

Part c－糖尿病　　Jill Hill

　糖尿病は世界中で一般的な疾患になった。1989年に英国では130万人が糖尿病を患っていると推定され、この数は2010年までに310万人に増えると予測された（Amosら1997）。こうした有病率の増加は主として2型糖尿病の発症によってもたらされ、過体重（または肥満）の人々の割合が増加したことと密接に関連する。糖尿病の蔓延は国民保健サービス（NHS）財源に深刻な影響を及ぼしている。糖尿病治療は費用がかさみ、2001年にはNHS総予算の約5％から10％を消費したと推定されている（DoH 2001）。この費用の約40％は予防できるはずの糖尿病の合併症のマネジメントに使われている（Baxterら2000）。

　すべての糖尿病患者は、1型であるか2型であるかにかかわらず、合併症を発症するリスクがある。合併症には微小血管の合併症（網膜症、神経障害、腎症）と大血管の合併症（心筋梗塞、狭心症、脳梗塞、末梢血管疾患）などがある。血糖、血圧、脂質、その他のリスク因子をうまくマネジメントすることで、糖尿病の合併症のリスクを下げることができる（Strattonら2000）。

　糖尿病は慢性的に上昇した血漿中ブドウ糖濃度（高血糖）によって特徴付けられる病態と定義され、血糖値を正常値内に維持するために、インスリンが絶対的に不足しているか、相対的に不足していることによる（Watkins 1998）。この非常に明確な定義にもかかわらず、糖尿病と診断することは容易ではない。糖尿病と診断されることはその人の生き方に重大な意味合いをもつため、診断への疑いが一切ないことが不可欠である。WHOは糖尿病と耐糖能障害を診断する明確な基準を提供している（WHO 1999）。

1型糖尿病の診断は通常明瞭である。短期間のうちに、浸透圧性の症候（口渇や多尿）が顕著な体重減少と糖尿病と診断できる血液検査データを伴っているならば、糖尿病と確定できる。尿や血液中にケトン類が認められるなら、2型糖尿病ではなく1型糖尿病であると確定される。糖尿病患者のおよそ15%は1型であり、常にではないが、大半は30歳前から発症する。1型糖尿病は膵臓中のインスリン産生β細胞の自己免疫破壊によって生じ、最終的にインスリンの絶対的な不足をきたす。それゆえに、治療は常にインスリン補充療法である。

　2型糖尿病は複雑な病態で、通常、メタボリックシンドロームが顕在化したものである。2型糖尿病は高血圧症、脂質異常症、中心性肥満、凝固異常、インスリンが十分に補充されないインスリン抵抗性に絡んでいる。患者は通常、これらの症状の大部分、あるいはすべてに対応する薬物治療を必要とし、多数の医薬品が処方される。残念なことに、多くの患者が処方された通りに医薬品を服用しないというエビデンスがある（Donnan ら2002）。2型糖尿病は進行性である。早期（実際には診断される前の数年間）にはインスリン作用に対する細胞の感受性が低下し（インスリン抵抗性を示し）、β細胞によるインスリン産生が代償的に亢進する。晩期には通常の病態経過として、β細胞の障害が現れる。2型糖尿病の典型的な治療は、インスリン抵抗性からβ細胞障害への増悪過程を反映し、食事と生活習慣の改善に始まり、次いで経口血糖降下薬、最終的にインスリン療法へと進む（Wright ら2002）。

　妊娠糖尿病は妊娠中に生じる耐糖能が低下する病態であり、妊娠ホルモン[*50]によって生じるインスリン抵抗性にβ細胞が十分に対応できないことによる。インスリン療法を必要とすることもあるが、この病態は出産とともに消失する。しかし、妊娠糖尿病を発症する女性は、その後の生活で2型糖尿病を発症するリスクが有意に高くなる。

　若年発症成人型糖尿病（MODY）は複雑な糖尿病で、常染色体の優性遺伝子として遺伝する。患者は通常若く、合併症のリスクが低いものもいる。MODYは比較的まれな疾患である。

　糖尿病に関する国民サービスフレームワーク（NSF）は2001年に開始され、

[*50] 妊娠ホルモン：ヒト絨毛性性腺刺激ホルモン（Human Chorionic Gonadotropin, HCG）。

2013年までに達成されるべき12の治療基準を設定した（DoH 2001）。これらの基準は糖尿病治療のすべての観点として、予防、早期診断、日常的な治療から、小児や妊婦の糖尿病マネジメントのような専門的な領域までを網羅する。国立医療技術評価機構（NICE）は良質な糖尿病治療を支援し、多くの技術評価やガイドラインを発行している。

糖尿病の非インスリン治療

糖尿病を錠剤やインスリンでマネジメントしているか、医薬品を使わずにマネジメントしているかにかかわらず、糖尿病患者は健康的な食事をとり（Diabetes UK 2003）、日々の身体活動を増やし、悪い生活習慣を避け、血糖、コレステロール、血圧、体重をコントロールしなければならない。2型糖尿病では、少なくともその初期には、生活習慣の改善だけで通常の血糖値を維持できる患者がいる。しかし、典型的な2型糖尿病の患者では、初めは経口血糖降下薬を用いてインスリン感受性を改善し、インスリンのβ細胞産生を刺激するが、最終的にはインスリン療法を用いて内因性インスリンを補うことが必要になる。2型糖尿病マネジメントのガイドラインは、最近、国立医療技術評価機構（NICE）によって改定されている（NICE 2008）。

メトホルミンはビグアニド系で唯一入手できる医薬品である。メトホルミンは通常、第一選択薬であり、禁忌（有意な腎機能障害、重度の心不全、重度の肝機能不全の場合には乳酸アシドーシスを起こす可能性がある）でない限り、あるいは患者が非常に症候性でない（多くの症状を呈していない）限り選択される。胃腸管系の副作用は多くみられるが、徐放性メトホルミンは耐糖性を改善できる。特に、2型糖尿病の過体重の患者に有効であり、β細胞によるインスリン産生を刺激しないため、体重増加や低血糖を起こしにくい。

スルホニル尿素は膵臓のβ細胞からのインスリン分泌を刺激する。主な副作用は体重増加と低血糖である。不規則な食事習慣をもつ人々はスルホニル尿素の代わりに**食事調節薬**（速効型食後血糖降下薬、レパグリニド、ナテグリニドなど）を服用することが効果的である。この医薬品は食直前に服用し、

食後のグルコースレベルを調整するためにβ細胞を短時間だけ刺激する。

チアゾリジンジオン（ピオグリタゾンとロシグリタゾン）は末梢インスリン抵抗性を減らすことにより、インスリン感受性を改善する。これらの医薬品は体液貯留を引き起こし、潜在する心不全を悪化させる可能性があるため、心不全の既往歴がある患者には禁忌である。ロシグリタゾンを服用する患者では、メタアナリシスによって心筋梗塞のリスクが高まることが示された（Nis-san and Wolski 2007）。ピオグリタゾンではロシグリタゾンと同様のことが起きるエビデンスはない。実際、PROactive試験では、過去に心筋梗塞を発症したことのある患者に有効性を示している（Dormandyら2005）。

2型糖尿病患者に対する非インスリン療法には、最近、**GLP-1ミメティック**と**グリプチン**の2つが追加された。現時点では2つのGLP-1ミメティックが利用でき、エクセナチド（Byetta）は1日2回注射で、リラグルチド（Victoza）は1日1回注射で投与される。GLP-1を含めたインクレチンホルモンは小腸で分泌され、食後のグルカゴン産生を抑制し、満腹感を与える（それゆえ、食欲を抑える）ことなどのさまざまな作用をもつ。GLP-1ミメティックは2型糖尿病患者に推奨され、BMIが35以上の患者（ただし、低血糖症を避けなければならない場合や、睡眠時無呼吸のような併存疾患のために体重増加を慎重に避けなければならない場合にはBMIを30以上）や、別にインスリンあるいはグルチカゾンを必要とする患者に使われる。エクセナチドを服用する患者では初めに膵炎のリスクが上がる懸念があり、GLP-1ミメティックを始める患者には急性腹痛の症状について注意を与えなければならない。グリプチンはDPP（dipeptidy peptidase)-4阻害薬であり、現時点ではシタグリプチン（Januvia）、ビルダグリプチン（Galvus）、サクサグリプチン（Onglyza）の3つが利用できる。DPP-4は天然のインクレチンホルモンを不活性化する酵素である。そのため、グリプチンの作用機序は内因性インクレチンホルモンの作用を延長することである。

インスリン療法

　１型糖尿病患者と、最終的には２型糖尿病患者の大部分がインスリン療法を必要とする。英国では４つの会社からさまざまなインスリン製剤が供給されており、作用の発現時期と持続時間によって分類されている。ほとんどのインスリンは使い捨てペンとして、あるいは耐久性のあるペンにとり付けるカートリッジとして提供され、あるものは注射器で使用するバイアルとして提供されている。豚インスリンと牛インスリンはわずかではあるが、依然として供給されている。

　速効型インスリン類縁体（Apidra、Novorapid、Humalog）は、糖尿病でない人が炭水化物を摂取した後に生じる一過性のインスリン「噴出」を模倣する。これらは食直前（あるいは食直後に）に注射され、15分以内に効き始め、３〜５時間まで持続する。１型糖尿病の患者は、通常、摂取した炭水化物量によって食事時のインスリン量を調整することが推奨される。国立医療技術評価機構（NICE）は「日常食に対する投与量調節」（Dose Adjustment For Normal Eating, DAFNE）（DAFNE 2002）と呼ばれる１週間コースの受講を１型糖尿病患者に推奨している（NICE 2003）。

　短時間作用型インスリン（Humulin S、Hypurin Porcine Neutral など）は食事の20分前に注射するが、速効型インスリン類似体よりも持続時間が長く、８時間まで持続する。

　中間型インスリン（Insulatard、Insuman Basal、Hypurin Porcine Isophane など）は混濁しており、使用前に少なくとも10回震盪する必要がある。これは基底となるボーラス投与療法として１日１回から２回使われ、食事時のインスリンと併用するか、２型糖尿病患者では経口薬と併用する。

　基底を作るインスリン類縁体には Detemir と Glargine がある。これらは長時間作用型インスリン（１回の注射で最大24時間持続する）で、インスリンの基底部分を作ることができる。従来の基底部を作るインスリンと異なり、これらのインスリンは食事時に使うインスリンのように透明である。患者がその両方を使う場合には、類似しているため、自分が正しいインスリンを使っていることを確認する必要がある。これらは２型糖尿病の経口薬と併用

表8.5 2型糖尿病患者に対して国立医療技術評価機構（NICE）が推奨する目標値（NICE 2009）

パラメータ	目標値
糖化ヘモグロビン（HbA1c）	6.5－7.5%（新規に2型糖尿病と診断された患者に対してはより低い目標値を設定する）
血圧	＜140/80（微小血管合併症が併発している場合には＜130/80とする）
総コレステロール	＜4 mmol/L
LDLコレステロール	＜2 mmol/L

して、あるいは1型糖尿病における用量変更型の注射（または基底となるボーラス投与療法）の一部として使われる。

限られた範囲で**インスリン混合剤**が利用できる。Mixtard 30、Humulin M3、Hypurin Porcine 30/70 mix、Novomix 30は30％が短時間型あるいは速効型インスリンである。Humalog Mix 25、Humalog Mix 50はそれぞれ25％、50％が速効型インスリンである。これらのインスリンは通常1日2回、朝食と夕食前に投与するが、1日3回投与することもできる。

インスリンを投与する患者は、適切な注射技術（通常、腹部、大腿部、臀部の皮下脂肪へ）、針の安全な廃棄処分、低血糖症状の認識と適切な対処方法について助言を受けるべきである。速効性の炭水化物（デキストロース錠やLucozadeのような）をいつでも簡単に使えるようにしておかなければならない。グルカゴン1 mgの注射は、重篤な低血糖エピソードをもつ患者の介護者が、低血糖症による無意識に対応するのに有効である。

糖尿病の大規模臨床研究、Diabetes Control and Complications Trial（DCCT 2003）は、集中的な血糖マネジメントが1型糖尿病患者における微小血管合併症のリスクを下げることを明らかにした。また、UK Prospective Diabetes Study（UKPDS 1998）は、2型糖尿病患者で類似の結果を示した。しかし、脂質や血圧のマネジメントも非常に重要であり、特に2型糖尿病患者における大血管合併症を予防するために重要である。

糖尿病のモニタリング

　すべての糖尿病患者は、毎年、網膜症スクリーニングと糖尿病評価を受けなければならない（DoH 2001）。こうした評価によって、（例えば、レーザー治療が失明を防ぐように）治療がその進行を遅らせられる段階で、糖尿病による合併症の初期徴候を特定し、合併症に繋がるリスク因子（例えば、異常なコレステロール濃度や血圧）を明らかにすることができる。また、患者を教育し、患者からの意見を聴くための機会にもなる。糖尿病の薬物治療も評価し、投与量を微調整し、新しい医薬品を追加し、忍容性がない治療や禁忌となってしまった治療（例えば、クレアチニン値が150mmol/L 以上になってしまった場合のメトホルミンの投与）を中止する。こうした年次評価は、通常、患者の GP（一般診療医）と診療所看護師（practice nurse）、あるいはそのいずれかによって実施される。糖尿病の治療は、「一般医療サービス契約における質とアウトカムのフレームワーク（The Quality and Outcomes Framework of the General Medical Services contract)」（Kenny 2005）により達成される点を顕著な特徴とする。評価には少なくとも次の項目が含まれなければならない。

- 脂質プロファイルに対する血液検査、血糖コントロールと腎機能（クレアチニン値と推定糸球体濾過率）に対する血液検査
- 血圧
- 体重と BMI 値
- 神経感度（10g モノフィラメントを使用する）、足の血液循環（足の脈診）と足の一般的な検査

　多くの 2 型糖尿病患者に推奨される目標値を表8.5に示した。

参考文献

Amos, A.F., McCarty, D.J., Zimmet, P. (1997). The rising global burden of diabetes and its complications: estimates and projections to the year 2010. Diabetic Medicine; 14(Suppl 5): S1-S85.

Baxter, H., Bottomley, J., Burns. E. et al. (2000). CODE-2 UK. The annual direct costs of care for people with type 2 diabetes in

Great Britain. *Diabetic Medicine*; 17(Suppl 1): 13.

DAFNE Study Group (2002). Training in flexible, intensive insulin management to enable dietary freedom in people with type 1 diabetes: dose adjustment for normal eating (DAFNE) randomised controlled trial. *British Medical Journal 325*: 746-749.

Department of Health (2001). *National Service Framework for Diabetes*: Standards. London: Stationery Office.

Diabetes Control and Complications Trial (1993). Research Group. The effect of intensive treatment of diabetes on the development and progression of long-term complications in insulin-dependent diabetes mellitus. *New England Journal of Medicine 329*(14): 977-986.

Diabetes UK (2003). Nutrition Committee of the Diabetes Care Advisory Committee of Diabetes UK. The implementation of nutritional advice for people with diabetes. *Diabetic Medicine 20*: 786-807.

Donnan, P.T., MacDonald, T.M., Morris, A.D. (2002). Adherence to prescribed oral hypoglycaemic medication in a population of patients with type 2 diabetes: a retrospective cohort study. *Diabetic Medicine 19*: 279-284.

Dormandy, J.A., Charbonnel, B., Eckland, D.J.A. et al. (2005). Secondary prevention of macrovascular events in patients with type 2 diabetes in the PRO active Study (PROspective pioglitAzone Clinical Trial In macroVascular Events): a randomised controlled trial. *Lancet 366*: 1279-1289.

Kenny, C. (2005). Diabetes and the quality and outcome framework. *British Medical Journal 331*: 1097-1098.

National Institute for Health and Clinical Excellence (2003). *Guidance on the Use of Patient Education Models for Diabetes. Technical Appraisal 60*. London: NICE.

National Institute for Health and Clinical Excellence (2008). *Type 2 Diabetes: the Management of Type 2 Diabetes. NICE Clinical Guideline 66*. London: NICE.

National Institute for Health and Clinical Excellence (2009). *Type 2 Diabetes: the Management of Type 2 Diabetes. NICE Clinical Guideline 87*. London: NICE.

Nissan, S.E., Wolski, K. (2007). Effect of rosiglitazone on the risk of myocardial infarction and death from cardiovascular causes. *New England Journal of Medicine 356*: 2457-2471.

Stratton, I.M., Adler, A.I., Andrew, H. (2000). Association of glycaemia with macrovascular and microvascular complications of type 2 diabetes (UKPDS 35): prospective observational study. *British Medical Journal 321*: 405-412.

United Kingdom Prospective Diabetes Study 33 (1998). Intensive blood-glucose control with sulphonylureas or insulin compared with conventional treatment and risk of complications in patients with type 2 diabetes. *Lancet 352*: 837-853.

Watkins, P. (1998). *ABC of Diabetes*. London: BMJ Publishing Group.

World Health Organization (1999). *Definition, Diagnosis and Classification of Diabetes Mellitus and its Complications. Part 1. Diagnosis and Classification of Diabetes Mellitus*. Geneva: World Health Organization.

Wright, A., Burden, A.C., Paisley, R.B. et al. (2002). Sulfonyl inadequacy: efficacy of addition of insulin over 6 years in patients with type 2 diabetes in the UK Prospective Diabetes Study (UKPDS 57). *Diabetes Care 25*: 330-336.

第9章

処方に関わるインターラクションにおけるコンコーダンスの推進

Sue Latter

　医師以外の医療専門職による処方を取り入れ、広めていくことは医療サービスの近代化であり、医療サービスを利用しやすく、患者の求めに応じたものにする。さまざまな医療施設でますます多くの看護師、薬剤師、その他の医療専門職（AHP）が処方権をもつようになり、2006年以降、フォーミュラリー薬[*51]の範囲で処方を行っている。このため、患者は多くの医療施設で医薬品を入手することができるようになった。しかし、プラクティショナーから医薬品を入手することが、患者の健康それ自体を改善することはまずない。医薬品を利用しやすくすることが処方に関わる診察と結びつくべきであり、そこから生じるコミュニケーションとインターラクションによって、患者が自らの健康のため、医薬品を効果的に服用することができるようにならなければならない。

　効果的な処方のためにエビデンスを用いるとは（その処方の効果を潜在的な健康上の利益（health benefit）として評価するなら）、薬理学的なエビデンスを考慮するだけではなく、医薬品を効果的に服用するために必要な患者とのコミュニケーションを考慮することである。「コンコーダンス（concordance）」は患者と医療専門職のコミュニケーションのプロセスと態度に対する原則であり、処方における効果的なパートナーシップモデルを具体化するものと考えられている。

[*51] フォーミュラリー薬（formulary medicine）：あらかじめ定められた範囲の医薬品。

本章では、「コンコーダンス」の考え方をエビデンスに基づいて概説し、新世代の処方者に対する研究から、その意味を解釈することにする。コンコーダンスを定義し、その由来、「コンプライアンス」と「アドヒアランス」の考え方との関連をたどることから始める。コンプライアンスとコンコーダンスに関する研究を検討した後、IP（独立処方者）あるいはSP（補助的処方者）であるプラクティショナーがなぜコンコーダンスの考え方を実践に取り入れる必要があるのかを解説する。次いで、コンコーダンスを実務に取り入れるためにプラクティショナーに必要なスキルとコンピテンシーの概要を示す。その後に、看護師とAHPによるコンコーダンスの実践について調査した研究を検討する。

コンコーダンスとは何か

「コンコーダンス」は医薬品に関わる医療専門職と患者のインターラクションとして、また、パートナーシップに基づいたアプローチを指す用語として使われる。理論的にも実際的にも、コンコーダンスは医薬品に関わるインターラクションを目的として、「コンプライアンス」や「アドヒアランス」に代わって使われる。これら2つの用語は医療専門職の支配や、医薬品の服用で医療専門職が重要だとすることに患者が従い、厳守するように指導し、あるいは説得することを重要視しており、必ずしも適切とはいえない用語である。コンプライアンスとアドヒアランスは、医薬品に関わるインターラクションから生じる、医療専門職が意図したアウトカムに言及する。これに対して、コンコーダンスは、インターラクションによる効果的なアウトカムに強く関連するものの、インターラクションのプロセスで生じることに言及する。

「コンコーダンス」という用語は、1997年に初めて王立薬剤師会（RPSGB）によって導入され、パートナーシップに基づく医薬品の処方と服用へのアプローチと定義された。

> 患者と医療専門職は、疾患とその治療について合意するパートナーである。この合意は、いつ、どのように、また、なぜ医薬品を服用するかを決定する患者の経験と信念、希望に基づく。医療専門職は患者をパートナーとし、患者が治療に参画できるように互いの能力を認め合わなければならない（Medicines Partnership 2003）。

この定義から、医療専門職と患者は医薬品についての経験を共有し、合意し、協働することが必要だと分かる。コンコーダンスとは、患者に提供されるケアや処置とは別のところで、パートナーシップに基づくアプローチを用いることに他ならない。しかし、この用語自体は、一般的に医薬品マネジメントと処方におけるインターアクションに対して使われている。

コンコーダンスは、処方におけるインターアクションとして最良の実践的アプローチであり、医薬品の服用に関して重要な臨床的課題が残されているなどの理由から推進されている。そして、コンコーダンスがこうした課題を解決していくための有効なアプローチであることを示すエビデンスがある。

処方の問題

患者は常に処方された通りに医薬品を服用するわけではない。この現象は「ノンコンプライアンス」といわれる。現状では、最大で50％の慢性症状の患者が、医薬品を処方された通りに服用しないと指摘されている（DoH 2000）。患者はさまざまな原因からノンコンプライアンスに陥り、これに注意を払うことが大切である。Vermeireら（2001）は、ノンコンプライアンスに至るいくつかの段階と機会があることを強調している。
- 処方は受け取るが、それを薬局で調剤してもらわない（一次的ノンコンプライアンス）。
- 用量を守らない。
- 医薬品を誤った回数で服用する。

・医薬品の服用を1回以上忘れる。
・処方者が推奨する服用期間よりも早くに服薬をやめることで、あるいはリピート処方の医薬品を入手し忘れることで、早期に治療を中断する（二次的ノンコンプライアンス）。

　意図したものであるか否かにかかわらず、処方通りに服薬しないことが患者の健康や、その家族と介護者の健康に影響し、医療資源の効率的で効果的な使用にも影響を及ぼす。MarinkerとShaw（2003）が「患者はさまざまな理由でノンコンプライアンスに陥る」と指摘するように、この解消されることなく続く問題の根底には多くの要因が絡んでいる。ノンコンプライアンスは、恐らく意図されたものではない。それは、与えられた情報の質、その治療が日常生活に与える影響、患者の身体的、精神的な能力不足、社会的な孤立などと関係している。

　処方者の意図通りに服薬しないことの影響を、患者が消極的にであれ積極的にであれ理解すること、また、患者自らの信念や生活習慣の文脈で理解しなければならないことを認識することが重要である。処方通りに服薬しないことによる影響を、患者と医療専門職は違った形で理解しているかもしれない。多かれ少なかれ、現実的なノンコンプライアンスの影響が処方時の話し合いで明らかになる。例えば、ある患者は薬物治療によって引き起こされる不快な副作用を解消したいために、また副作用を経験するくらいなら、十分にはコントロールされていないがそこそこの状態のほうが良いと考えるために、処方量よりも少ない量を服用するかもしれない。こうしたノンコンプライアンスは、処方時の話し合いの中で批判的にならないように、現状のマネジメントと治療に関する患者の考え方や信念を探り、理解し、恐らくは副作用の少ない他の医薬品を提供することによって解決することができる。また、ある患者は一般的に医薬品に否定的で、科学的に正しくない考え方をもつために、あるいは症状がなくなったために、処方期間より早く服薬を中止するかもしれない。処方者は症状がないことの意味を説明するとともに、医薬品の作用について患者の考え方を聞き出し、話し合うことで、こうしたノンコンプライアンスを克服することができる。

　これらの事例はノンコンプライアンスが多様な側面をもち、患者を個々に

理解しなければならないこと、また、医療資源の効率的かつ効果的な利用と同様に、患者やその家族・介護者の健康にも悪影響を及ぼしかねないことを示している。これらの問題を解決するためには、患者の考え方が批判的でない方法で探られ、話し合いの基礎として了解されるアプローチ、つまりインターラクションへのパートナーシップに基づくアプローチが必要である。

効果的な介入—エビデンスベース

　ノンコンプライアンスを解決するための実践的なエビデンスは、まだ完全ではない。しかし、こうしたエビデンスは、ノンコンプライアンスを解決するために必要な介入は多面的で複雑であるものの、コンコーダンスによるアプローチが効果的な服薬に影響を与え、効果的な服薬を促進するためにとり得る最も有効な戦略であることを示している。医薬品に関わる効果的なインターラクションに向けたエビデンスを以下に概括する。

コンプライアンスの研究

　1970年代から1990年代まで、医薬品の使用に関する研究はノンコンプライアンスを理解し、予測し、コンプライアンスを高める介入を評価する必要性から、医療専門職によって推し進められた。こうした研究では、医療専門職の意図した通りに患者が処方に従うためには、何をしなければならないかに重点が置かれ、ノンコンプライアンスを生じる患者の特徴とコンプライアンスを改善する方法が探られた。しかし、恐らくは、こうした研究を進めるための問いがあまりに単純化されていたため、そして服薬による影響や服薬のプロセスに対する患者の視点を取り入れなかったため、コンプライアンスを決定的に理解することも、コンプライアンスをどのように確保するかもまったく見いだせなかった。つまり、患者の視点を考慮せずに、専門職が定めた問題としてコンプライアンスを明らかにしようとしても、医薬品を効果的に処方する方法を知るための決定的な結論は得られそうもないということであ

る。それでもなお、コンコーダンスとその有効性に注目した研究に入る前に、ここ数十年のコンプライアンスの研究から得られた成果をまとめることには価値がある。

　Haynes ら（2008）によるアドヒアランスを推進する介入研究と、Vermeire ら（2005）による 2 型糖尿病におけるアドヒアランスの研究についてのコクランレビューは、この領域で知られている知識と、この知識が導き出されるエビデンスの強さの両方に関して類似の結論を出している。彼らは、アドヒアランスを推進する効果的な介入は 1 つとして見いだされず、現状の慢性疾患に対するアドヒアランスのための介入は複雑あるいは多面的で、必ずしも効果的ではないと結論付けた。Vermeire ら（2005）は、看護師主導の介入、家庭支援、糖尿病教育、薬剤師主導の介入、服薬の用量と頻度の調節は、どれも（HbA1C を含む）さまざまなアウトカムにおいてわずかな効果しか示さず、それらを実践で使うことを支持するエビデンスは限られたものであることを見いだした。

　しかし、Vermeire ら（2001；2005）のレビューで報告された一般的な観察を繰り返すことによって、これらの戦略を文脈化することが重要である。彼らのレビューは、さまざまな調査研究で何が働いているかの結論は矛盾していること、研究者らがさまざまなアウトカム尺度とアドヒアランス測定のための仕掛けを使っており、研究はしばしば方法論的に欠陥があると述べている。さまざまな臨床条件におけるアドヒアランス改善についての初期のレビューで、Vermeire ら（2001）は、研究が不完全で矛盾した結論につながり、これまでにある方法が他の方法よりもアドヒアランスを改善できるというエビデンスはないと結論している。彼らはまた、何がアドヒアランスを改善するかを理解するために必要な介入を試験する理論的フレームワークが欠如していること、患者の視点や定性的手法の利用に焦点を絞る必要があることなど、研究ベースに著しい隔たりがあることも述べている。

　これらのコンプライアンスやアドヒアランスの研究に関するレビューは、ノンコンプライアンスの原因や解決策が理解しにくく、単なる専門職の視点からではまず見いだせないであろうことを強調した。医師以外の新世代の処方者は、この数十年の研究から何を学ばなければならないか。恐らく、これまでに概要を述べてきたような、たとえ不完全で部分的な理解であるとして

も、「コンプライアンス」を高めると思われる「ある種の」エビデンスを蓄積した戦略群を知ることが重要である。独立的あるいは補助的に処方する看護師、薬剤師、その他の医療専門職（AHP）は、処方における患者とのインターラクションに個別的に取り組むために、こうした戦略を精選して、適切に利用することができる。

Vermeire らのレビュー（2001）は、コンコーダンスに特有な有効性についての研究や文献を含んでおり、このエビデンスを以下で再検討することにする。

コンコーダンスのためのエビデンスベース

効果的な服薬に必要な介入方法の1つに、医療カウンセリングへの「パートナーシップアプローチ」があることは広く支持されている。しかし、この戦略の効果に対してどのようなエビデンスがあり、先に概要を示した別の介入方法に対するエビデンスとどのように比較するのか。つまり、医薬品に関わるインターラクションにおいてコンコーダンスアプローチを推奨するエビデンスベースは完全ではないが、この領域の研究によって、コンコーダンスが患者に良いアウトカムをもたらすことが示されている。コンコーダンスは実用的、倫理的、理論的な理由から、インターラクションへの好ましいアプローチとして推奨される。

第一に、コンコーダンスを支持する研究のエビデンスは何か。この問いには健康行動を予測する理論モデルの研究と、医療専門職のコミュニケーション能力の影響についての研究が関係する。服薬行動を予測するためには健康信念が重要であることから、コンコーダンスに向けた王立薬剤師会（RPS-GB）の提言（1997）が支持されている。この提言では、薬物治療や医薬品全般についての患者の信念が医薬品の使用に最も顕著に影響すること、このため、こうした信念をコンコーダンスアプローチによって処方する対面時に聞き出す必要があることが指摘されている。この点は、コンコーダンスとアドヒアランスのエビデンスをまとめた Horne ら（2005）の次の結論によっても支持されている。『過去10年間にわたり多くの研究が進展し、患者の疾

患や治療についての「常識的」信念がノンアドヒアランスの原因として重要であるとの認識が高まってきた』。この結論は近年、服薬行動についての質的研究から得られたエビデンスによって裏付けられている。つまり、患者が服薬することに抵抗し、薬物治療計画を自己調整してしまう主な理由は、患者の医薬品に対する誤った信念であることが明らかにされた（Pound ら 2005）。信念には、例えば患者が健康を維持するために医薬品を必要なものと認識しているかどうか、副作用、依存性または長期的悪影響のような起こり得る有害事象に対する懸念を抱いているかどうかが絡む。Shaw ら（2005）は、これらの信念は、患者が医療専門職から得る情報に強く影響されるとしている。

医薬品に対する健康信念、疾患とその原因、治療に対する「常識的」信念が、服薬行動を説明できるとする多くのエビデンスがある。医療専門職による情報の提供や説明（あるいは話し合い）の前提として、これらの信念を処方におけるインターラクションの中で探る必要があることは明らかである。医薬品を処方する医療専門職と患者の間で、その信念と優先事項を摺り合わせることが、コンコーダンスの本質である。両者の知識や経験を尊重することが、コンコーダンスのプロセスである。

コンコーダンス指向のコミュニケーションスキルが与える影響に関する研究も、実際にこうしたアプローチを用いることが必要であるとするエビデンスを示した。Cox ら（2003）は、服薬に関する患者と医療専門職のコミュニケーションを評価し、患者の関与を促し、患者の考え方や懸念を傾聴するなどのコンコーダンスに基づくコミュニケーションが、患者のアドヒアランスと満足度を高めることなどを含めて、アウトカムを改善するとした。Vermeire ら（2001）は、「患者が満足すること（満足）、予定などを思い起こすこと（想起）、医療専門職の要求に応じること（コンプライアンス）などのアウトカムとコミュニケーションの間には、正の相関があるという十分なエビデンスがある」とした。同様に、Carter ら（2003）は、レビュー「選択の問題―薬の使用におけるコンプライアンス（A Question of Choice-Compliance in Medicine Taking）」の中で、「入手可能なエビデンスは（不完全ではあるが）コンコーダンス（処方および医薬品マネジメントにおける患者と医療専門職のパートナーシップ）のような全人的で患者中心のアプ

ローチが、不十分なコンプライアンスに対処するために必要であることを示す」と結論付けた。

こうした研究のエビデンスは、効果的な処方のためのインターラクションを求めるならば、実務においてパートナーシップとコンコーダンスを促進するためにコミュニケーションスキルを生かすことの重要性を示しているように思われる。

コンコーダンスの推進は、広く患者の参画と関与を強化するような方針（policy）と実行に関わる哲学的な転換を反映するものである。例えば、Expert Patient Programme (DoH 2001) では、医療専門職と患者のインターラクションにおいてパートナーシップを進めることの重要性が反映され、喘息や関節炎、糖尿病のような慢性疾患のマネジメントで、患者の知識や経験を生かす必要があることが強調された。同プログラムはパートナーシップの考え方だけではなく、患者自身の病気をマネジメントする能力と自己有効感[*52]を高めることのほうが、医療専門職が患者の疾患をマネジメントするよりも効果的であることを示すエビデンスに基づいている。「すべての人のための質の高いケア：NHS次世代展望最終報告（High Quality Care for All: NHS Next Stage Review Final Report）」(DoH 2008) は情報、選択、パートナーシップを基本理念としている。

要約すれば、コンコーダンスは服薬に関わるインターラクションへのアプローチとして普及し、医薬品マネジメントに効果的に介入することに関わるエビデンスと、今日の基本方針に反映される哲学的姿勢を表しており、医薬品マネジメントに関連する医療の中心に、患者の参画と患者とのパートナーシップを位置づけている。

コンコーダンスを実践するために必要なスキルや知識とは何か

コンコーダンスの基本的な要素を文献から綿密に調査することによって、

[*52] 自己有効感：目標に到達する能力に対する自分自身の感覚。

コンコーダンスを効果的に実践するために、IP（独立処方者）と SP（補助的処方者）に求められる知識とスキルが明らかにされようとしている。

「Medicines Partnership（医薬品パートナーシップ）(2003)」は、コンコーダンスに不可欠な3つの要素をまとめている。

1. 患者はパートナーとして参画するに足る知識をもつこと

このために医薬品の情報を明瞭に、正確に、わかりやすく、そして十分に個々のニーズに合わせて詳しく提供すること。

2. 処方時のカウンセリングは、患者をパートナーとすること

これは患者が服薬と治療について、彼らの優先順位、選択、不安を率直に話せるようにすることである。医療専門職は提案した治療の論理的根拠と特徴を説明する。医療専門職と患者は、専門職としての勧めと患者の選択ができる限り両立する治療方針で合意する。何を合意したかについて両者の理解を確認し、また、治療を受ける患者の能力も確認する。

3. 医療専門職は患者の服薬を支援すること

医療専門職は医薬品に関わる問題を話し合うため、あらゆる機会を活用し、患者と効果的に医薬品の情報を共有しなければならない。また、薬物治療を患者の参画の上で定期的に見直し、服薬することの実際の難しさに対処しなければならない。

つまり、患者の視点を引き出すためのコミュニケーションスキルと同様に、情報提供と医薬品の説明に関わるスキルが必要である。

国立処方センター（NPC 2001）は処方するコンピテンシーをまとめ、コンコーダンスが処方に関わる診察時のコミュニケーションとして好ましい方法であり、重要であるとした。同センターのまとめは前述の Medicines Partnership（2003）でも確認されたスキルと知識を強調している。最近の Medicines Partnership（2007）では診察におけるコンコーダンスを達成するために、意思決定のコンピテンシーを共有するフレームワーク[*53]が開発されている。このフレークワークは患者の服薬に関する診察の質と影響力を高めるために、処方者がもつべきスキルとコンピテンシーを示している。

[*53] フレームワーク：意思決定の基礎となる一連の信念、発想、あるいは規則などを指す。

表9.1 意思決定の共有に関わるコンピテンシーの例（Medicines Partnership 2007）

リスニング
患者の話を積極的に聞く。
患者に意見を述べる機会を与える。
患者の意見を聞き、不安な点を話し合う。
コミュニケーション
患者にとって重要な情報をわかりやすく説明する。
情報を聞き出すために開いた質問をする。
批判的でない態度をとる。
文脈
患者と共に、診察の目的を決めて合意する。
患者がその治療の決定にどのように加わりたいかを決める。
診察で合意した目的に集中する。
知識
幅広い医療サービスと実践の領域で最新の知識をもつ。
同僚とパートナーシップをもって働く。
患者を治療するための実際の資源と支援を把握する。
理解
患者が個々に違うということを認める。
患者と目的を合意する。
自身の状態に関わる患者の知識や意見に敬意を払う。
調査
治療しないことも含め、疾患と治療の選択肢について話し合う。
患者が疾患とその治療について何を理解しているかを聞き出す。
患者が一般的に医薬品について何を考えているかを調べる。
症状や疾患の原因とマネジメントの方法を話し合う。
疾患や症状に対する患者と医療専門職の視点が同じなのか、違うのかを明確にする。
疾患やその治療について誤解がないかを話し合う。

治療しないことを含め、治療の選択肢について患者が積極的な意見と消極的な意見を言えるようにする。
決定
疾患の最良のマネジメント方法を患者と決める。
なぜ医薬品が必要か、または不要かについて医療専門職の理由と思考プロセスを説明する。
副作用を含め、すべての治療の良い点と悪い点を完全に、正確に伝える。
予測される患者の予後と起こり得る健康上のアウトカムを話し合う。
患者に医薬品の不確実性とリスクを伝える。
患者が決定に至った理由を理解しているかどうか確認する。
患者と治療の決定について協議する。
適切な場合には、患者が決定する前に、情報を熟慮する時間を与える。
患者の決定を受け入れる。
合意した計画に着手するための患者の能力を調べる。
患者が何を、なぜ服用しているかを理解しているか確認する。
モニタリング
次に起こることについて患者と合意する。
症状が変化したり、問題が生じた場合にすべきことを、患者が理解しているか確認する。
患者の決定を進んで検討する心構えを示す。

　表9.1にいくつかの実施例を示す。

　表9.1は、情報を提供するスキルや、コミュニケーションスキル（医薬品に対する思惑、信念、期待を患者と分かち合えるように、開いた質問をするスキルや、聞くスキル、きっかけを見つけるスキルなど）が必要であることを示す（診察スキルと意思決定については第3章を参照のこと）。

　こうしたスキルは重要であるが、インターアクションの目的に対して処方者が示す姿勢と信念と共に活用されなければならない。すなわち、医療専門職に求められるのは、患者を支援することや、患者が現に薬物治療の決定に（患者自身の好みや都合に合わせて）関わる機会をもつという最終的な目標を達成するようにスキルを使うことである。Medicines Partnership（2007）のコンピテンシーが示すように、これには患者に向けて批判的でない態度を

とり、患者の期待を尊重し、患者自身が服薬を決定することが必要である。

看護師やその他の医療専門職（AHP）も、コンコーダンスのスキルとコンピテンシーを、今の患者との関係性、あるいは継続的な患者との関係性の中でしばしば活用することを強調しておかなければならない。このインターラクションのパターンは医師のものとはかなり違うだろう。それゆえ、Coxら（2003）がシステマティックレビューで実証したように（以下を参照のこと）、看護師や薬剤師、AHPにとっては、かつて医師の処方時のインターラクションを特徴付けていた、往々にして乏しいコミュニケーションを改善する好機となり得る。看護師やAHPは患者と継続的な関係性をもっているだけでなく、親しみやすさや近付きやすさなどの専門的で個別的な特徴によって患者から評価されていることが多い。この事実は看護師処方者に対する評価でも際立っていた。LatterとCourtenay（2004）は看護師による処方の効果に関するレビューの中で、英国の看護師による処方の黎明期に現れた重要なプラスの要素は、患者が処方する看護師との関係性を高く評価したことだったと述べている。看護師は患者との関係性を可能な限り築き、この貴重な関係性の中でコンコーダンスのスキルとコンピテンシーを用いることによって、患者の評価を効果的な医薬品マネジメントのために役立てていかなければならない。

前述したスキルやコンピテンシーは、コンコーダンスが医療チームのメンバー間での効果的なコミュニケーションや処方薬の定期的な見直しを必要とすること、また、補助的処方に関して政府が勧告する要件を必要とすることを示している。

英国では最近、国立医療技術評価機構（NICE）によって、医薬品に関わるコンコーダンスのための全国ガイドラインが制定された（NICE 2009）。

このガイドラインを読むような経験を積んだ医療専門職は、恐らく、すでにコンコーダンスを実践しており、医薬品に関するものを含めて、インターラクションに向けた全人的なパートナーシップアプローチや、このアプローチを実践するために必要なコミュニケーションスキルをもっていると考えられる。これらの原則やスキルは、しばしば「第2の天性」として、また、臨床経験の中で単純に獲得したものとして理解される。しかし、医薬品に関わるインターラクションに向けた看護師とAHPのアプローチを調査した研究

では、彼らのインターラクションがコンコーダンスを実践しているといえるほどに十分なものではないと結論されている。この研究の概要と、IPとSPとの関わり合いを以下に述べる。

コンコーダンス―医療専門職は何を実践しているのか

　コンコーダンスの実践に関する研究は依然として乏しいが、入手可能なエビデンスの評価は現行の実践を明らかにし始めており、こうした実践から看護師が処方することの意味を描き出すことができる。

　Coxら（2003）は、服薬と処方に関する患者と医療専門職のコミュニケーションの研究に関してシステマティックレビューを行った。このレビューの目的は、コンコーダンスのモデルを周知するために、患者と医療専門職間の双方向コミュニケーションに関する研究を特定し、要約することだった。このレビューは、1991年から2000年の間に発表された134もの質的および量的研究に注目し、さまざまな国で実施された介入研究や非介入研究を網羅したものである。ほとんどの研究が、現在ではコンコーダンスとして知られる要素を調査していた。これらの研究がコンコーダンスとは述べていなかったとしても、「患者に医薬品について質問するよう促すこと」や「医薬品の検討に患者を交えること」などを調査した研究であった。驚くほどのことではないが、大多数の研究は医薬品に関する医師のコミュニケーションに焦点を当てており、少数が薬剤師や患者のコミュニケーション行動について触れていた。これらのレビューの中で、看護師やその他の医療専門職（AHP）に焦点を当てた研究は極めて少なかった。恐らく、国際的にも処方の領域にこれらの専門職集団が登場したのは、比較的最近であることを考えれば驚くことではない。しかし、これまでの医薬品に関わる患者と医師、患者と薬剤師のコミュニケーション行動の研究から、貴重な洞察や教訓が導き出される可能性がある。

　このレビューで、Coxら（2003）は次のように結論付けた。「多くの研究は、患者と専門職の間のコミュニケーションが、典型的な非対称性をもつパター

ナリズムに支配されていること、このためレビューの中で考察されたエビデンスは、コンコーダンスが行われているとは考えにくいことを示している」。しかし、Coxらは、医師が患者の参加を促し、彼らの不安を傾聴するなどの一定の前提条件が整うなら、実際にコンコーダンスに向かうことを示すエビデンスがあると述べている。ある程度のコンコーダンスが実践され、満足度とアドヒアランスの改善といった優れたアウトカムが示されたとも述べている。そのため、これらの意見は看護師やAHPが実際にコンコーダンスに励むべきであるとする主張を後押しした。結論として、医療専門職がコンコーダンスを実践していくためにとるべき道があるという事実を指摘した。

　Coxらのレビューをさらに詳細に解析することは、本章の範囲を超えている。このレビューは上記のすべての結論に加えて、患者の参加に対する嗜好やインターラクションと意思決定におけるパートナーシップは複雑であり、動的であることも強調している。患者の参加に関わる一般的概念の研究と同様に、Coxらのレビューは、例えば患者が医薬品に関わる検討に参加し、医薬品マネジメントについての決定を分担することを望む程度はさまざまであることを示している。これらの患者の選択は、少なくとも一部は、医療のインターラクションにおける役割と関係性について、これまでどのような経験や期待をしてきたかと関連しそうである（Latterら2000）。すなわち、患者が医療専門職と双方向のコミュニケーションを経験したことがない場合、患者は参加する機会を与えられても、自分にどれほどの権限が与えられているかを自覚することがないであろう。

　看護師の役割と実践、そして医薬品マネジメントに焦点を当てた2つの研究は、Coxら（2003）のレビューと同様の結論を示し、看護師が実際にコンコーダンスアプローチを進めるために何を実践しているか、何が必要であるかをより詳細に示した。Latterら（2000）の服薬教育（medication education）における看護師の役割に関する研究では、多くの医療施設で、看護師の役割が医薬品の名称とその目的、服薬時間といった簡単な情報提供に限られていたことが見いだされた。服薬の決定に患者が参加することはほとんどなく、看護師が実際にコンコーダンスのスキルを使っていることを示すエビデンスや、実際に何を使うべきかについてのエビデンスベースを了解していることを示すエビデンスはほとんどなかった。看護師はコンコーダンスのア

プローチが進まない要因に、使える時間が乏しいことや、業務が多忙であることばかりでなく、患者が服薬について詳細に説明されることをそれほど望んでいないことを挙げている。患者とのインターラクションは、次のような実践事例ではある程度までエビデンスと一致していた。医療施設におけるケアが組織化され、看護師と患者の良好な関係が築かれている場合や、臨床現場が医師あるいは医療施設の優先事項によって決められたケアではなく、看護師に主導されている場合である。同様の所見はRycroft-Malone（2002）の研究からも得られている。この研究はデータ解析手法として会話分析を始め、多様な質的方法を用いて、服薬に関わる看護師と患者のインターラクションに患者が参加することに注目したものである。この研究から、看護師が患者との会話を開始し、コントロールするために、さまざまな会話的手法を使い、こうしたことがむしろ患者の参加を阻害していることが見いだされた。多くの場合、看護師は患者にコンコーダンス型のインターラクションに加わるようには仕向けず、患者の健康信念を評価したり、意思決定に参加しやすくするようなことはなかった。しかし、Rycroft-Maloneは自身の研究の中で、看護師がこうした参加を促す程度には幅があることを見いだし、この程度は看護師と患者の関係に内在する力関係、看護師のコミュニケーションスタイル、知識、技術、経験、さらに患者の年齢、病気の急性度、知識レベル、そして臨床施設で採用されるケアの組織化や方針に依存することを明らかにした。

　医薬品を処方する看護師に関する最新の研究（Latterら2007）では、看護師が患者の診療で用いているコミュニケーションのコンピテンシーが調査された。この全国調査は、ほとんどの看護師が患者のパートナーとして協働しており、99％の看護師が、(a)患者をカウンセリング上のパートナーと考えていること、(b)コンコーダンスの原則を用いていることを肯定、または強く肯定していると報告した。実際の事例検討では、国立処方センター（NPC 2001）のまとめた患者とのコミュニケーションのコンピテンシーが看護師による処方カウンセリングの観察に適用された。この結果を表9.2に示す。

　こうした研究は、処方する看護師が定期的に医薬品に関する多くの情報を患者に提供していることを明らかにした。大部分の事例で、看護師は医薬品の服用方法を患者に明確に指示し、また、治療についての患者の理解度と参

表9.2 患者とのコミュニケーション―看護師処方者の診察で観察されるコンピテンシー

コンピテンシー	はい（%）	いいえ（%）	合計（%）
患者に明確な指示を出す ―薬の飲み方（用量、用法、期間）―	89%(n=105)	11%(n=13)	100%(n=118)
患者に明確な指示を出す ―起こり得る副作用とその症状―	48%(n=57)	52%(n=61)	100%(n=118)
患者が自らの治療を理解し、自ら治療に参加することを確認する	73%(n=86)	27%(n=32)	100%(n=118)
診断結果や病状の本質と、その理論的根拠を患者に説明する	66%(n=78)	34%(n=40)	100%(n=118)
治療の選択肢に対して潜在的なリスクと有効性を患者に説明する	39%(n=46)	61%(n=72)	100%(n=118)
患者自身の健康マネジメントのために、エビデンスに基づく選択肢を説明する	45%(n=54)	55%(n=64)	100%(n=118)
患者の信念と期待を聞き、理解する	64%(n=76)	36%(n=42)	100%(n=118)
処方の文化的、言語的、宗教的意味合いを理解するためのエビデンスを示す	14%(n=17)	86%(n=101)	100%(n=118)

加を確認していた。しかし、表9.2が示すように、同じ研究からすべての診察で患者の信念や期待が傾聴されてはおらず、治療の選択肢に対するリスクと有効性、望ましくない効果についての情報も十分に与えられていないことが明らかにされた。看護師処方者は、処方時の診察で、医薬品のある側面については効果的にコミュニケーションしているとするエビデンスベースの楽観的根拠がある一方で、完全にはコンコーダンスあるいはコミュニケーションにおける共有型の意思決定モデルを取り入れてはいないとするエビデンスがあると結論している。重要なことは、看護師には処方時に医薬品に対する患者の健康信念を探る頻度と網羅性を高める余地があるということである。この分野では、さらなる研究が必要である。

結論

本章では、効果的な処方カウンセリングを支えるエビデンスベースを吟味し、コンコーダンスの意味を紹介した。コンコーダンスは服薬に対する従来のアプローチであるコンプライアンスと比較されるが、コンプライアンスに対するエビデンスベースは多くの点で不十分であることが指摘されてきた。本章では実際にコンコーダンスを成立させるために必要なコンピテンシーを説明した。こうしたコンピテンシーは医療専門職にとっては周知のスキルであるかもしれない。しかし、コンコーダンスに関する現在までの研究は、コンコーダンスが医薬品に関する医療専門職と患者のインターアクションを特徴づけるものにはまだなっていないとしており、医療専門職が独りよがりに陥らないよう戒めている。

医療専門職による処方インターアクションの質と効果は、医療専門職が業務をコンコーダンスによるアプローチに転換できるような介入方法や、コンコーダンスによる患者のアウトカム（健康と医薬品への信念、服薬行動、健康アウトカムなど）への影響を含めて、さらに研究されなければならない。

コンコーダンスは今日、新世代の処方者である看護師、薬剤師、その他の関連する医療専門職（AHP）の基本的なコンピテンシーであるといわれている。コンコーダンスを実践していくことは、患者が医薬品処方を利用する機会を増やすだけではない。患者が自身の健康と幸福のために医薬品をマネジメントする能力を高める機会を増やすことにより、処方権拡大のもつ真の力が発揮されるだろう。

参考文献

Carter, S., Taylor, D., Levenson, R. (2003). *A Question of Choice – Compliance in Medicine Taking*. London: Medicines Partnership.

Cox, K., Stevenson, F., Britten, N. et al. (2003). *A Systematic Review of Communication between Patients and Healthcare Professionals about Medicine-taking and Prescribing*. London: Guy's, King's and St Thomas' Concordance Unit.

Department of Health (2000). *Pharmacy in the Future: Implementing the NHS Plan. A Programme for Pharmacy in the NHS*. London: Stationery Office.

Department of Health (2001). *The Expert Patient Programme*. London: Department of

Health.

Department of Health (2008). *High Quality Care for All: NHS Next Stage Review Final Report*. London: Department of Health.

Haynes, R.B., Ackloo, E., Sahota, N. et al. (2008). *Interventions for Enhancing Medication Adherence*. Issue 4. Oxford: Cochrane Library.

Horne, R., Weinman, J., Barber, N. et al. (2005). *Concordance, adherence and compliance in medicine-taking*. Report for the National Co-ordinating Centre for NHS Service Delivery and Organisation R&D. London: NHS.

Latter, S., Courtenay, M. (2004). Effectiveness of nurse prescribing: a review of the literature. *Journal of Clinical Nursing 13*: 26-32.

Latter, S., Yerrell, P., Rycroft-Malone, J. et al. (2000). *Nursing and Medication Education; Concept Analysis Research for Curriculum and Practice Development*. Research Reports Series no 15. London: English National Board for Nursing, Midwifery and Health Visiting.

Latter, S., Maben, J., Myall, M. et al. (2007). Perceptions and practice of concordance in nurses' prescribing consultations: findings from a national questionnaire survey and case studies of practice. *International Journal of Nursing Studies 44*(1): 9-18.

Marinker, M., Shaw, J. (2003). Not to be taken as directed: putting concordance for taking medicines into practice. *British Medical Journal 326*: 348-349.

Medicines Partnership (2003). *Project Evaluation Toolkit*. Keele: Medicines Partnership.

Medicines Partnership (2007). *A Competency Framework for Shared Decision-making With Patients* (first edition). Keele: Medicines Partnership Programme at NPC Plus.

National Institute for Health and Clinical Excellence (2009). *Medicines Adherence: Involving Patients in Decisions About Prescribed Medicines and Supporting Adherence. Clinical Guideline 76*. London: NICE.

National Prescribing Centre (2001). *An Outline Framework to Help Nurse Prescribers*. Liverpool: NHS National Prescribing Centre.

Pound, P., Britten, N., Morgan, M. et al. (2005). Resisting medicines: a synthesis of qualitative studies of medicine-taking. *Social Science and Medicine 61*(1): 133-155.

Royal Pharmaceutical Society of Great Britain (1997). *From Compliance to Concordance: Achieving Shared Goals in Medicine-taking*. London: Royal Pharmaceutical Society of Great Britain.

Rycroft-Malone, J. (2002). *Patient Participation in Nurse-patient Interactions About Medication*. Unpublished PhD thesis. Southampton: School of Nursing and Midwifery, University of Southampton.

Shaw, J.M., Mynors, G., Kelham, C. (2005). Information for patients on medicines. *British Medical Journal 331*: 1034-1035.

Vermeire, E., Hearnshaw, H., Van Royen, P. et al. (2001). Patient adherence to treatment: three decades of research. A comprehensive review. *Journal of Clinical Pharmacy and Therapeutics 26*: 331-342.

Vermeire, E., Wens, J., Van Royen, P, et al. (2005) *Interventions for Improving Adherence to Treatment Recommendations in People with Type 2 Diabetes Mellitus*. Issue 2. Oxford: Cochrane Library.

第10章

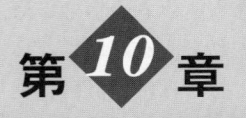

エビデンスに基づく処方

Trudy Granby and Stephen R. Chapman

　Sackett ら（1996）によれば、エビデンスに基づく医療（EBM）とは「疾患を予防、発見し、治療するために最良のエビデンスを思慮深く良心的に適用すること」である。

　エビデンスの普及や適用には多くの、また、多方面にわたる障壁があるため、これは意欲的な声明といえる。

　エビデンスに基づく医療の分野は、看護師にとって比較的目新しいものである。看護師は伝統的に、自身の経験や観察、意見、出版物、個人的な調査に基づいて臨床上の決定を下してきた（Trinder and Reynolds 2000）。看護師が行ってきた方法は、結果責任（accountability）や品質、効率を強調する臨床ガバナンスの導入によって疑問視されるようになり、個人的な意見に基づいて臨床的決定を下すことはもはや許されなくなった。意思決定はエビデンスに基づかなければならない。

　処方は合理的な治療を決定する段階の1つに過ぎない。別の段階には個別の臨床技術を生かすこと、患者の選択を考慮に入れること、利用可能な資源を検討することなどが加わる。処方は段階的なアプローチをとり、専門的な臨床スキルや知識を用いて患者の問題を明らかにすることに始まり、詳細な病歴調査や身体検査、検査結果の解釈などが行われる。確固たる診断がなされる前に治療が開始されることもある。こうした状況では、医療専門職はその時点で入手できる最良の情報と、患者に対する知識を生かさなければならない。

患者が治療に関する決定に参画することは不可欠である。患者の信念、期待、選択は臨床的なエビデンスと共に確認され、受け入れられなければならない。治療が患者にとって認めがたいものであるなら、患者は治療計画に従わないであろう。

　エビデンスに基づく臨床的な実践とは、意思決定のアプローチでもある。このアプローチとは個々の患者、患者群あるいは集団を治療する方法を決定する場合に、最良のエビデンスを考慮し、適用することである（Gray 1997）。

　エビデンスに基づく臨床的な実践は構造化されたプロセスであり、プラクティショナーは次のことを実践できなければならない。
- 安全性、効果（effectiveness）、有効性（efficacy）のような一定の基準を理解し、評価すること。
- エビデンスを探し、その質を評価すること。
- 得られた結果を一般化することができるかどうか、そして、個人、患者群または集団に適用できるかどうかを評価すること。

　本章は臨床的な効果、費用対効果、エビデンスの階層、治療の有益性や危険性、コンコーダンスへの認識を含め、エビデンスに基づく処方を取り巻く一連の課題を簡潔に考察する。

いくつかの事実と数値

　2008年、イングランドでは、心血管疾患、中枢神経系疾患、呼吸器疾患、内分泌障害のような慢性疾患の治療のために使用された医薬品が、地域の国民保健サービス（NHS）処方によって調剤された総医薬品数の約60.5％を占めた（http://www.ic.nhs.uk/）。

　医薬品の処方、供給、投与は、今日、最も一般的な医療介入であろう。2007年、イングランドでは国民保健サービスの処方として7億9,600万点の医薬品が調剤され、その88.6％を患者は無償で入手し、その総費用は8兆3,727億ポンドであった。平均して、人口1人当たり15.6点の医薬品が調剤さ

れた（http://www.ic.nhs.uk/）。1997年と比べて実質49.5％の増加である。

　急性期医療の分野で、2007年に使われた医薬品は国民保健サービス総支出の25.7％、112億ポンドに相当する（http://www.ic.nhs.uk/）。毎年、約9,000万ポンド相当の医薬品が患者によって病院にもち込まれるが、これらのほとんどは破棄される。7,000件に及ぶ医薬品の投与が毎日「良く見かける類の」病院で行われ、医薬品の投与に看護師の労働時間の約40％が使われている（Audit Commission 2001）。

　この医薬品の大量消費は、人々の健康状態を改善したと思われる。大部分の患者は処方された医薬品の恩恵を受けるが、慢性疾患を抱える患者の50％は、処方された通りに医薬品を服用していない（DoH 2000a）。1964年のイエローカード副作用報告制度の導入以来、薬物有害反応の疑いが4万件以上も医薬品安全委員会（CSM）と医薬品・医療製品規制庁（MHRA）に報告されてきた。より高齢な入院患者の約17％は医薬品の副作用を経験し（Audit Commission 2001）、こうした薬物治療の過誤による在院日数の延長分の費用として、国民保健サービスは毎年約5億ポンドを負担している。さらに、医療過失事例の約25％は、病院での薬物治療の過誤によって生じている（DoH 2000b）。

事態をどのように改善できるか

　国民保健サービス（NHS）改革（DoH 2000c）の主な焦点は、疾患を治療するために必要な医薬品やサービスを増やすことによって、患者が受ける治療の質を高めることにある。この目標を達成する方法の1つが医療専門職の役割を拡大し、彼らが医薬品を処方し、供給し、投与できるようにすることである。処方を効果的なものとするには、プラクティショナーは以下のことを実践できなければならない。

• 患者（または住民）のニーズやすべての治療の最終目標の観点から問題を特定する。
• 問題をより明確な質問に分ける（例えば、「治療の選択肢には何があるか、それらはどのくらい有効か、関連する資源は何か」）。

- エビデンスを確認する。

これらを実践するためには、次のことを考慮しなければならない。

治療に関する選択肢はどれくらい有効か

この問題に答えるには、**有効性**（efficacy）と**臨床的な効果**（clinical effectiveness）の2つの課題を検討しなければならない。この2つは全く異なるものである。

有効性とは、医薬品がプラセボより大きな薬理作用をもつということである。これは必ずしも臨床アウトカムの改善につながるわけではない。

臨床的な効果とは、その有効性が真の臨床アウトカムをもたらすことを指す。

例えば、医薬品Aが血圧を2mmHg下げるなら、Aは臨床的な**有効性**をもち、理論上は承認を受けられるだろう。しかし、血圧を2mmHg下げるために医薬品Aを使用しても、アウトカムに対する望み通りの効果（つまり、Aが脳卒中を予防する効果）をもたないなら、**臨床的な効果**はないことになる。

これは重要な区別である。ある医薬品が有効性をもち、承認を受けていても、臨床アウトカムを考慮すれば選択薬にならないかもしれない。つまり、単に承認された医薬品というだけでは、必ずしも最適な医薬品ということにはならない。

医薬品の費用対効果は優れているか

プライマリーケアトラスト（PCT）のような、公的資金に基づく限られた財源による医療経済機構では、医薬品が金額に見合う価値をもつと保証することは、臨床的な効果と同じく、エビデンスに基づく処方の一部である。限界便益[*54]に基づいて自らの判断を合理化することが特に重要である。

この点を、欄1に示すように、風邪の治療に使う2つの仮想的医薬品、AとBの例で説明する。

欄1　限界利益と限界便益の実例

医薬品Aは風邪の症例中、90％を完治させる
医薬品Bは風邪の症例中、80％を完治させる
医薬品Aの価格は10ポンドである
医薬品Bの価格は5ポンドである
あなたは、患者を治療するためにプライマリーケアトラストから1,000ポンドを配分されている
医薬品Aは1,000/10ポンド x 90％ ＝ 90人の患者を治療できる
医薬品Bは1,000/ 5ポンド x 80％ ＝ 160人の患者を治療できる

この例では、効果の低い医薬品を使うことで、ほぼ2倍の患者を治療できる。しかし、風邪を引いて、支払う余裕がある患者の中には、風邪を治すために5ポンド多く出しても良いと思う人がいるかもしれない。このため、公的資金を使う場合には、別々の価値観を適用することになる。この2つの価値観の綱引きはあらゆる処方を決定する時に、また、集団のニーズと個人のニーズのバランスをとらねばならない時に生じる。

Barberはこの動的プロセスを論文（1995）で図式的に示し（図10.1参照）、Parish（1973、Barberにより1995年に引用された）が示した妥当性、安全性、効果、コストの定義に患者の選択という側面を付け加えた。

医療経済機構や国立医療技術評価機構（NICE）のような組織は、医療経

[*54] 限界便益（marginal benefit）：医療サービスの増加は患者の健康を改善する。こうした健康改善によって得られる生活の「豊かさ」を示す指標を経済学では効用（utility）と呼ぶ。医療サービスの量と効用の間には比例関係はなく、医療サービスの量を増やしても効用の増加が次第に鈍っていく「収穫漸減の法則」が働くと考えられる。これが医療サービスにおける漸減する限界便益を与える。医療サービスの量の増加は、一方でその他の消費財・サービスの消費を犠牲にするため、患者の効用を低める。これが医療サービスにおける限界費用（marginal cost）に当たる。患者の効用は医療サービスの限界便益と限界費用が等しくなるところで最大となる。この最大位置に対応するように医療サービスとその他の消費財・サービスが配分された時に「効率的な資源配分」が達成されたという。

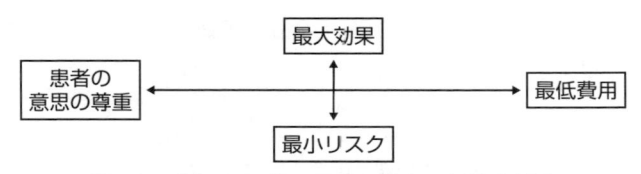

```
           ┌──────┐
           │最大効果│
           └──────┘
              ↕
┌──────┐          ┌──────┐
│患者の  │ ←———→ │最低費用│
│意思の尊重│          └──────┘
└──────┘
              ↕
           ┌──────┐
           │最小リスク│
           └──────┘
```

図10.1　優れた処方の目的と最も一般的な対立

済学的モデルを使って、コストと有益性のバランスをとることを目指している。これらのモデルはしばしば複雑・精巧である。処方者は医療経済の詳細な知識をもつ必要はないが、こうした知識はモデルで使われる基本的な用語を理解するために役立つ。

　最も単純な例として、2つの医薬品が同じ臨床的な効果をもつなら、安いほうの医薬品を処方することは理にかなっている。これを費用最小化（cost-minimisation）という。

　費用効果分析（cost-effective analysis） は、期待されるアウトカム（例えば、血圧の低下など）と治療費を比較する方法である。効果はmmHgの低下のような普通に用いられる単位で測定される。

　費用便益分析（cost-benefit analysis） は、こうした効果の差に費用を割り当てることにより、分析をさらに1段階進める。定型的な費用便益分析では、医薬品費用以外の追加費用を検討に加える。この費用は**直接費用**（医薬品費用、治療にかかるスタッフの時間、治療に必要な設備、病院への移動など患者にかかる他の費用）、**間接費用**（他のことにかけることもできた時間をどれほどスタッフが費やしたか）、**無形費用**（痛みや副作用など）からなる（PhillipsおよびThompson 1997）。

　例えば、病院で使われる静脈麻酔薬Propofolは通常の全身麻酔より単価が高く、直接費用は高くなる。しかし、Propofolを使うことで患者への副作用は少なくなり、すばやく麻酔の効果から回復して退院が早まる。ひいてはより多くの外科処置が日帰り入院として実施されることになり、結果として病院で一晩過ごす「ホテル費用」の発生を防ぐことになる。これらの直接費用の発生を防ぐことは、Propofolの費用対効果を高める。医療経済研究は臨床試験と同じくらい慎重に試験される必要があり、結論を急ぐ前に批判的に吟味されるべきである。Drummondらの論文とEvidence-based Medicine

Working Group の論文は確認すべき主要なポイントを示している（Drummond 1997；O'Brien 1997）。さらに、「薬剤経済学（Pharmacoeconomics）」（Wally ら、2004）は医薬品の費用対効果を確実に見いだせるように、薬剤経済性の研究がどのように立案されているかを、読みやすく、分かりやすく紹介している。

エビデンスを確認する

処方決定を裏付けるために使われるエビデンスは、さまざまな情報源に由来する。
- 公表されたエビデンス
- 個人的な経験
- 論理的思考や直感
- 同僚や仲間
- 販売促進資料

表10.1　エビデンスの階層（Jones 2002）

Ⅰ. システマティックレビューとメタアナリシス
Ⅱ. 無作為化比較試験
Ⅲ. コホート研究
Ⅳ. 症例対照研究
Ⅴ. 横断研究
Ⅵ. 症例集積研究
Ⅶ. 症例報告

効果的な処方決定には、公表されたエビデンスに注目することが不可欠である。こうしたエビデンスの質および信頼性はさまざまであり、それゆえに、研究を「エビデンスの階層」（表10.1参照）によって、順位づけする。

システマティックレビューとメタアナリシス

質の高いシステマティックレビューは、介入による効果を最も良く表す。こうしたレビューは定式化された堅牢な方法を用いて、入手できる研究のエビデンスをまとめたものである（Egger ら 2001）。この方法では、多くの治療上の疑問（例えば、治療目的、患者群、治療アウトカムなど）を質すことによって、レビューに組み込むべき研究を選定していく。次に、介入の効果を評価するために、選定された研究の結果をメタアナリシスの手法を用いて

表10.2　インターネットを介して利用できるデータベース

審査のある論文誌	
Annals of Internal Medicine	www.annals.org
British Medical Journal (BMJ)	www.bmj.com
Journal of the American Medical Association (JAMA)	www.jama.ama-assn.org
New England Journal of Medicine	www.nejm.org
The Lancet	www.thelancet.com
システマティックレビューとレビューのダイジェスト	
Aggressive Research Intelligence Facility (ARIF)	www.bham.ac.uk/arif
Bandolier	www.jr2.ox.ac.uk/bandolier
Clinical Evidence	www.clinicalevidence.com
Cochrane Library	www.nelh.nhs.uk/cochrane.asp
Database of Abstracts of Reviews of Effectiveness (DARE)	www.york.ac.uk/inst/crd/darehp.htm
Drugs and Therapeutics Bulletin	www.dtb.org.uk/dtb/index.html
Effective Health Care Bulletins	www.york.ac.uk/inst/crd/ehcb.htm
Effectiveness Matters	www.york.ac.uk/inst/crd/em.htm
Evidence-based Medicine	ebm.bmjjournals.com/
Health Technology Assessment	www.york.ac.uk/inst/crd/htahp.htm
McReC Bulletins, Briefings and Extras	www.npc.co.uk
NHS Centre for Reviews and Dissemination Reports	www.york.ac.uk/inst/crd/crdrep.htm
NHS Economic Evaluation Database (NHS EED)	www.york.ac.uk/inst/crd/nhsdhp.htm
進行中の臨床研究	
National Research Register	www.doh.gov.uk/research/nrr.htm
ガイダンス	
eGuidelines	www.eguidelines.co.uk

Midland Therapeutic Review and Advisory Committee (MTRAC)	www.keele.ac.uk/depts/mm/MTRAC/
National Institute for Clinical Excellence	www.nice.org.uk
PRODIGY	www.prodigy.nhs.uk
Scottish Intercollegiate Guidelines Network (SIGN)	www.sign.ac.uk/
その他の情報源	
British National Formulary	www.bnf.org
Centre for Evidence-based Medicine	www.cebm.net/
DrugInfoZone	www.druginfozone.org
Electronic Medicines Compendium	emc.medicines.org.uk
Medicines Partnership	www.medicines-partnership.org
National electronic Library for Health	www.nelh.nhs.uk
National Prescribing Centre	www.npc.co.uk
National Service Frameworks	www.doh.gov.uk/nsf/nsfhome.htm
Netting the Evidence	www.nettingtheevidence.org.uk
NPC Current Awareness Bulletin (eCAB)	www.npc.co.uk/ecab/ecab.jsp
UK Medicines Information	www.ukmi.nhs.uk
Virtual Health Network	www.vhn.net

 結合していく。組み込まれた研究の質、バイアスと偶然に対する可能性、何らかの強い影響といった問題も、レビューを文脈的に解釈できるように検討する。
 システマティックレビューは、しばしば一流論文雑誌に掲載され、ウェブサイトからアクセスすることができる（詳細については前頁にある表10.2参照のこと）。コクランのウェブサイトは、特に質の高い独立した情報源である。
 メタアナリシスは研究結果を統合するために用いる手法である。この形式の分析は、2つまたはそれ以上の無作為化比較試験のデータを統合することによって治療的介入の影響を評価するものであり、最も頻繁に使用される。

通常、多人数を対象とした試験の結果ほど信頼性が高いとされる。この方法で結果を統合すれば、介入の影響を評価できる。しかし、どのようなメタアナリシスも、個々の試験の品質に基づいていることを忘れてはならない。処方者は自分自身で研究を評価し、その結果を解釈できなければならない。あるいは、別の方法としてコクランのような独立したレビューを用いて確認できなければならない。

無作為化比較試験は、通常、特定の医薬品による効果を評価するために用いる。患者を2つの群に分け、1つの群は介入を受け、もう1つの群は対照とする。バイアスを回避するために、患者を「コイン投げに類似したプロセス」によって無作為に2つの試験群に割り付ける。無作為化比較試験は、研究者も患者もだれが介入を受けているのか分からないシステムを作ることによってさらに展開することができる。これが「二重盲験」である。

コホート研究は、特定の疾患を引き起こす原因を見つけるために行う。特定の疾患や、ある特性をもった患者を識別し、長期間にわたって疾患の進行をモニタリングし、合併症を発見するために追跡する。例えば、フラミンガム研究は50年以上にわたってアメリカ人の男女を対象としたコホート研究で、心臓病や脳卒中、その他の病気の進行を追跡したものである（www.framingham.com/heart を参照）。コホート研究は、しばしば病歴データを蓄積した一般診療調査データベース（GPRD）[*55]のようなビッグデータベースを用いて後ろ向きに実施される。

症例対照研究は、病気の原因を調査し、特定の疾患をもつ患者群と、年齢、性別、共通する健康状態などの特性は同様であるが、疾患はもたない群を比較する。症例対照研究は群内の患者の病歴を比較し、考え得る要因への曝露を識別する。

横断研究は、限定された群での疾患やリスク因子の発生頻度をある時点で計測する。横断研究は疾患の有病率を見積るために使うことができる。

症例報告は、1人の患者に関する病歴を、記述的、事例的に報告する。

[*55] 一般診療調査データベース（General Practice Research Database, GPRD）：医薬品・医療製品規制庁（MHRA）が管理運営するデータベースで、イングランド地域の一般診療所より診療情報、処方情報、患者情報、検査結果などを収集、格納している。データ収集は1987年から開始され、2012年に Clinical Practice Research Datalink（CPRD, http://www.cprd.com/intro.asp）となった。

症例集積研究は、類似の症例報告を集めたものである。対照群が存在しないため、症例報告および症例集積研究は、統計学的に確かではない。しかし、これらはまれにしか起こらないことや「新しい」疾患の発生を警告するという点で有用である。

治療の有益性またはリスクの評価

　医薬品を処方するべきか否かを決めるためには、介入群が、対照群でのプラセボ（外見が同じであるが有効成分なしの錠剤やカプセル）による介入とは異なる効果を与えるか否かを知ることが大切である。そうした試験の結果から、より大きな有益性や、副作用のような有害なアウトカムのリスクが生じる確率を推定することができる。有益性とリスクはさまざまな方法で表され、その方法は有益性やリスクがどのように評価されるかに影響する（Bucher ら1994）。それゆえ、こうした用語が意味することや、それを裏付けている原則を理解しておくことが重要である。

　治療結果は、しばしば、絶対リスク減少（ARR）か相対リスク減少（RRR）かのいずれかのリスクの減少として表される。相対リスクの減少はプラスの効果が増加したことを示すのに役立つ。絶対リスクと相対リスクは、同じ研究報告の中で報告されることもある。この２つの相違を理解しておくことが重要である。

絶対リスク

　絶対リスクは、ある症状を発症する確率であり、例えば、感染症にかかるリスクは10万分の１程度である。

相対リスク

　相対リスクは、ある因子が存在する時に病気が発症する確率であり、その因子が存在しない時に発症するリスクで割ることによって得られる。例えば、

ある医薬品を服用した患者100人中20人、プラセボを服用した100人中5人で皮膚発疹が発症した場合、相対リスクは20/100を5/100で割った4である。いい換えれば、その医薬品を服用している時に発疹が現れるリスクは、服用していない時に比べて4倍高い。

相対リスクを検討する場合には、背景的なインシデントが考慮されていないことに注意しなければならない。このため、常に絶対リスクと関連付けて考えなければならない。例えば、感染の絶対リスクが1/10万であり、相対リスクが2である場合、リスクは2/10万に増加するが、依然として非常に低い。しかし、感染の絶対リスクが1/5で、相対リスクが2である場合、リスクは2/5に増す。この20％の増加は、恐らく見過ごせないであろう。

絶対リスク減少（ARR）

ARRは、介入によって減らすことができる絶対リスクの絶対量である。これは次のように算出する。

ARR ＝（対照群におけるイベント比率 － 介入群におけるイベント比率）
　　　　× 100（Sackett 2000）

この式を説明するため、医薬品Xが投与された2,000人（介入群）とプラセボが投与された2,000人（対照群）を仮定するとしよう。医薬品投与の目的は死亡を防ぐことである。

介入群では360人が死亡し、イベント比率は360/2,000になる。対照群では500人が死亡し、イベント比率は500/2,000になる。

つまり、上記の計算式を適用すると、ARRは（500－360）/2,000×100、すなわち140/2,000×100で、死亡率の減少は7％となる。

相対リスク減少（RRR）

RRRは対照群と比べ、介入によってリスクがどのくらい低下するかを示すものである。これは、介入群と対照群におけるイベント比率の差を、対照

群におけるイベント比率で割ることによって算出される。つまり、ARR を計算するために使った例に当てはめると、RRR は（360/2,000）-（500/2,000）/500/2,000、すなわち0.07/0.25であり、死亡率の減少は28％となる。

治療必要数（NNT）

NNT は治療結果を表す最も有用な方法であり、処方者に、1 人分の患者の有益性を得るまでにどれほど多くの患者を与えられた条件で治療する必要があるかを示すものである。Moore と McQuay（1997）の例を見てみよう。100人の患者に鎮痛剤を与えたところ、70人は2時間以内に痛みが緩和された。しかし、同じ100人に鎮痛剤の代わりにプラセボを与えると、2時間以内に痛みが緩和されたのは20人だけであった。鎮痛剤によって50例（70-20）で痛みが軽減したと考えられる。これは（70/100-20/100）、すなわちARR が0.5である。

NNT は 1 を ARR で割ることによって算出され、1/（対照イベント比率-介入イベント比率）である。上の場合、NNT は 1/0.5で2となる。これは鎮痛剤を服用した結果として1人の痛みの軽減を得るために、2人が鎮痛剤を服用しなければならないことを意味する。これは非常に低い NNT であり、最適な治療であることを示す。閾値はないものの、NNT が100を超える（1人の患者が医薬品の恩恵を受けるために100人以上が治療を受けなければならない）なら、処方者はその医薬品の使用に慎重にならなければならない。

オッズ比（odds ratio）

イベントが起こる確率（オッズ）は、何かが起こった回数を起らなかった回数で割ることによって算出される。例えば、抽選会のチケットを購入した100人ごとに26人が何かを獲得し（イベントが発生し）、74人が何も獲得しなかった（イベントが発生しなかった）とする。当選の確率を計算するには26を74で割り、その勝率は0.35、すなわち35％となる。1 より大きい数は勝算があること、1 より小さい数は勝算がありそうもないことを意味する。

しかし、確率を知っているだけでは、医薬品による介入の効果があるかど

うかを決定することはできない。介入の効果を決定するには、介入を受けない群と介入を受ける群の間で何かが生じる確率に差があるかどうかを判断しなければならない。これがオッズ比で、介入群の確率を対照群の確率で割って得られる。

　例えば、医薬品Aは最初の症状が現れてから24時間以内に風邪を治し、これを100人に投与したところ、60人に効果があったとする。つまり、医薬品Aの投与群での出来事のオッズ（確率）は60/40、すなわち1.5である。プラセボAを同じ症状のある別の100人に投与したとする。今度は20人が24時間以内に回復し、オッズは20/80、0.25となる。すなわち、2つの群間のオッズ比は1.5/0.25で6となる。

　6は1よりも大きい数字であり、オッズ比は医薬品Aが有効であり、処方する価値があることを示す。これをもう少し説明するために、もしもプラセボ群で60人またはそれ以上が回復したとすると、オッズ比は1または1以下となる。これは先の医薬品がプラセボと同じか、プラセボよりも効果が小さく、処方する価値がないことを示す。

　いうまでもなく、これは、非常に単純化した例である。実際には、オッズ比として報告されるイベント比率の計算はそれほど容易ではなく、この方法で治療の効果について説明することに反対する人もいる。しかし、オッズ比は頻繁に使用されている。恐らく、オッズ比が広範囲の値（0から無限）で有効性（あるいはリスク）を示す方法であるためである。

　リスクの減少やオッズ比などのさらに豊富な事例が、Trisha Greenhalghの著書、「論文の読み方：エビデンスに基づく医療の基本（How to Read a Paper: The Basics of Evidence Based Medicine）」(2006) に掲載されている。

ガイドライン

　入手できる情報量が増えたことで、逆に、ある症状をマネジメントするために適切でない方法を採用してしまうリスクが高くなった。このリスクをマネジメントするために、各組織は最良の治療法を標準化するために（国家レベルと地域レベルの両方で）ガイドラインを作成した。これらのガイドライ

ンが堅牢で、信頼でき、適切に実施されるならば、処方を決定する場合に真に有用であり、処方のばらつきを減らすことで医療を改善するに違いない。しかし、ガイドラインにおけるどのような「推奨」も多様な患者個別の状況を考慮することはできないため、ある程度の裁量が求められる。

　ガイドラインは、効果的かつ効率的なケアを勧めるためにさまざまな方法で使われている。地域的に開発されるガイドラインは、国立医療技術評価機構（NICE）ガイドラインのような確かなエビデンスに基づく全英ガイドラインを包含するべきであり、地域のニーズに取り組むためにも優先されなければならない。いくつかのガイドラインの出所を表10.2にまとめた。

エビデンスを発見する

　多量のエビデンスを最新に保つことは、非常に骨の折れる仕事である。利用し得る限られた時間を有効活用するために、どの論文誌を使用すべきか、また、どこに独立したエビデンスのレビューがあるかを知っておくことが大切である。

　恐らく、インターネットは最新情報を得るための最も容易かつ効果的なルートを提供し、多くのウェブサイトは電子メールによるアラートサービスを運用している。これらのウェブサイトのいくつかはパスワードで保護されており、全文にアクセスするためには申し込みが必要である（ただし、要約へのアクセスは許可していることが多い）。しかし、だれでも情報を掲載できるため、インターネットには危険が付きまとう。情報を探すために汎用検索エンジンを使用することで、製薬企業のサイトにつながるかもしれず、バイアスの一因となり、また、不完全な情報がある可能性もある。これを考慮しつつ、常にだれがサイトの提供者であるかを確認し、理想的には検索を表10.2にリストしたサイトに限定することを勧める。

患者は治療計画に従うか

　エビデンスとは無関係に、患者が治療計画に従う場合にのみ、医薬品は効果を発揮する。患者が治療計画に従わないのは、しばしば多くの複雑な理由による。処方せんを「医薬品に換える」コストに関係する場合もある（Jonesおよび Britten 1998）。しかし、患者が医薬品を購入できる場合でさえも、いつでも処方者の指示に従うわけではない。これは患者に心配ごとを話す機会も与えないような診察のやり方が反映されたものかもしれない（第3章「診察スキルと意思決定」を参照のこと）（Barry ら2000）。実際、どのように診察するかがコンコーダンスという考え方の基礎であり、コンコーダンスは処方者と患者が対等者として契約を結び、あるいは（もし望むならば）治療協定[*56]を結んで、互いに協力することに基づくものである。この治療協定の目的は、どの医薬品が処方されるかを含めて、患者が症状のマネジメントに関する意思決定を分担できる状況を作ることである（1998）。

　このような状況を作るために、処方者は患者が自らの症状を理解し、関連する有益性とリスクを含めて治療の選択肢のすべてを知っているという状況を確立しなければならない。このアプローチは、処方者が優位を占めるパターナリズムに基づく（コンプライアンスに関連して、処方者が決定し、何をするべきかについて患者を指導する）アプローチとは正反対のものである。

　コンコーダンスは、処方者に厄介な問題を提示するかもしれない。治療の選択肢について患者の知識を高め、患者が望む治療を決めるように促すことで、患者は処方者が最良の選択肢であると考えるものを選ばないかもしれない。さらに、患者が薬物治療を拒否することがあるかもしれない（例えば、副作用のリスクが、医薬品を服用することによる有益性を凌いでいると感じるかもしれない）。これは医療専門職に違和感を与えるだろうが、患者が選択肢を理解したうえで治療を拒否する権利を行使したことを示し、コンコーダンスを踏まえた行動であるといえる。

　医薬品の適正使用を保証し、患者のアウトカムを高めることに関して、コ

[*56] 治療協定（therapeutic alliance）：第3章訳注19を参照のこと。

ンコーダンスのアプローチは他のアプローチよりも効果的な方法だろうか。今のところ、コンコーダンスは、広汎には評価されていない。しかし、コンコーダンスに関わる最近のシステマティックレビューでは、患者と専門職の間の双方向コミュニケーションが治療計画の遵守を促し、健康アウトカムを増し、わずかではあるが医薬品関連の問題を減らすなどの有益性をもたらすことが見いだされている（Coxら2003）。Coxらによる論文の詳細と、コンコーダンスの考え方に対するエビデンスに基づく概要は、第9章「処方に関わるインターラクションにおけるコンコーダンスの推進」を参照してほしい。

　結論として、処方者が自らの役割を最大限に発揮するためには、処方判断を入手できる最良のエビデンスに基づいて行わなければならない。そのためには、自分の臨床分野に関するいかなる新たなエビデンスも確実に掌握し続ける方法をもつ必要がある。処方者はこうしたエビデンスを掌握することで、患者に安全で効果的な治療を確実に提供し、また、近代化する国民保健サービス（NHS）の発展と医療提供に十分に貢献できる知識、信頼、コンピテンシーを身に付けるであろう。

参考文献

Audit Commission (2001). *A spoonful of sugar: medicines management in NHS hospitals*. London: Audit Commission.

Barber, N. (1995). What constitutes good prescribing? *British Medical Journal* 310: 923-925.

Barry, C.A. et al. (2000). Patients unvoiced agenda in general practice consultations: Qualitative study. *British Medical Journal* 320: 1246-1250.

Bucher, H.C., Weinbacher, M. et al. (1994). Influence of method of reporting study results on decision of physicians to prescribe drugs to lower cholesterol concentration. *British Medical Journal* 309: 761-764.

Committee on Safety of Medicines/Medicines and Healthcare products Regulatory Agency. Monitoring the safety and quality of medicines: The Yellow Card Scheme. See http://medicines.mhra.gov.uk

Cox, K., et al. (2003). *A systematic review of communication between patients and health care professionals about medicine-taking and prescribing*. London: GKT Concordance Unit. King's College

Department of Health (2000a). *Pharmacy in the future: implementing the NHS plan. A programme for pharmacy in the National Health Service*. London: Stationery Office

Department of Health (2000b). *Organisation with a memory*. London: Stationery Office

Department of Health (2000c). *The NHS Plan: A plan for investment, A plan for reform*. London: Stationery Office.

Drummond, M.F. et al. (1997). How to use an article on economic analysis of clinical practice A. Are the results of the study valid? *Users' guides to the medical literature. JAMA 277*: 1552-1557.

Egger, M. et al. (2001). *Systematic reviews in health care: meta-analysis in context.* London: BMJ Publishing Group.

Framingham study. See www.framingham.com/heart.

Gray, J.M. (1997). *Evidence-based healthcare.* Edinburgh: Churchill Livingstone.

Greenhalgh, T. (2006). *How to read a paper: the basics of evidence based medicine* (third edition). London: BMJ books.

Jones, C. (2002). Research Methods (1). *The Pharmaceutical Journal 268*: 839-841.

Jones, I., Britten, N. (1998). Why do some patients not cash in their prescriptions? *British Journal of General Practice 48*: 903-905.

Moore, A., McQuay, H. (1997). *What is an NNT?* Hayward Medical Communications Ltd.

O'Brien, B. et al. (1997). How to use an article on economic analysis of clinical practice B. What are the results and will they help me in caring for patients? Users' guides to the medical literature. *JAMA 277*: 1802-1806.

Parish, P.A. (1973). Drug prescribing- the concern of all. Journal of the Royal Society of Health. Cited in: Barber, N. (1995). What constitutes good prescribing? *British Medical Journal 310*: 923-925.

Philips, C. Thompson, G. (1997). *What is cost-effectiveness?* Hayward Medical Communications Ltd.

Royal Pharmaceutical Society of Great Britain (1998). *From compliance to concordance: achieving shared goals in medicines taking.* London: Royal Pharmaceutical Society.

Sackett, D.L., Rosenburg, W.M.C. et al. (1996). Evidence based medicine: what it is and what it isn't. *British Medical Journal 312*: 71-72.

Trinder, L., Reynolds, S. (eds) (2000). *Evidence-based Practice: A critical appraisal.* Oxford: Blackwell Publishing.

Wally, T. et al. (eds) (2004). *Pharmacoeconomics.* Churchill Livingstone.

第11章

拡大処方あるいは補助的処方、公衆衛生の視点から

Sarah J.O' Brien

本章では、独立処方と補助的処方に関する広汎な公衆衛生の文脈を考察する。

公衆衛生

公衆衛生は「疾患を予防し、延命し、社会の組織化された活動を通じて健康を増進する科学および技術」（Acheson 1988）と定義される。公衆衛生の専門職は、できる限り広汎な文脈の中で健康と疾患を考慮し、健康的な生活習慣を奨励し、疾患を予防し、普遍的な健康を守り、改善し、医療サービスを向上するために、対策を講じなければならない（FPH 2009）。このように、公衆衛生の実践は、個々の患者を治療するというよりも、集団全体の健康を高めることに注力する。「集団」の定義は文脈によって変わり、地理的なものであったり（例えば、一般診療を受ける集団の地域性）、特定の患者群（例えば、小児または低所得層の人々）、特定の医療ニーズをもつ人々（例えば、糖尿病または心臓病の人々）であったりする。

公衆衛生担当者は他の医療専門職集団と一緒に働き、多くの職務を担っている。彼らの職務は通常、次の3つの領域、健康の向上、健康の維持、保健事業の改善のいずれか、またはすべてに大別される（FPH 2009）。この職務には、集団の健康状態を監視すること、健康に対するニーズを特定すること、

リスクを減らし早期に疾患を発見するためのプログラムを構築すること、伝染病をマネジメントし、予防し、健康を増進するための政策を展開すること、医療提供の計画、評価、変更をマネジメントし、実施することが挙げられる（Chief Medical Officer 2003a）。

集団に健康を提供することは、単に医薬品を処方する以上のことを含むと一般的に思われているが、最近になって治療を基礎とする2つの公衆衛生上の介入が始まった。1つ目は冠動脈疾患リスクを低減するためのスタチンの広汎な使用（Ward et al. 2007）であり、2つ目は体重過剰や太りすぎの患者をマネジメントするためのオルリスタットのOTC販売である（Idelevich et al. 2009; Lancet 2009）。しかし、このような方策による長期的な影響についての議論は続いている（Goldstein et al. 2009; Lancet 2009）。医薬品が必要とされる場合、公衆衛生の文脈に従って、処方を行う方針に通じていることが重要である。

患者と社会

医薬品処方は、国民保健サービス（NHS）の患者に対して最も頻繁に提供される治療である。2006年（7月会計）の総医薬品予算は、約106億ポンドであった（そのうち約76億ポンドがプライマリーケアに、約30億ポンドがセカンダリーケアに費やされた）。2006年だけで、約7億5,200万点の要処方せん医薬品が地域で投与された（DoH 2008a）。拡大処方あるいは補助的処方の効果を考える場合には、個々の患者に与え得る効果と集団に与え得る効果の間でバランスをとるべきである。要するに、処方の判断は、社会全体を害することなく、個人に益するものでなければならない。例えば、抗菌薬の処方の分野では、1人の患者に抗生物質を使用することは、その抗生物質への耐性を助長することによって、別の患者への効能と効果に影響するかもしれない。したがって、抗菌薬の価値を地域全体に留めるためには、個人的ニーズと必然性のバランスをとらなければならない。抗菌薬の浪費は、次世代の人々の治療選択に影響する社会的問題であることに留意しなければならない。

抗菌薬利用の拡大

　補助的処方、地域プラクティショナー、看護師処方、看護師と薬剤師による独立処方、患者群別治療指示書（PGD）は、医師や歯科医師以外の医療専門職が広く、抗菌薬を処方できるようにした（Reeves 2007）。NHS Prescription Services（2009）によれば、2008～2009年の看護師による処方の中でペニシリンが大きな割合（看護師によって処方された約1,160万点の中の7.8％）を占めた。

　抗菌薬を入手する手段は規制されているが、インターネットへアクセスできる個人はメールオーダーで抗生物質を含めた医薬品を購入することができる。これは患者にも処方者にも等しくリスクをもたらす。患者が不適切なセルフメディケーション（感染症や重大な副作用を隠蔽するだけの無駄な治療のようなあらゆる危険を内在する）を行うだけでなく、彼らはこの経路によって入手した医薬品について処方者に申し出ないかもしれない。したがって、臨床で病歴を聞きとる中で、店頭販売やインターネット販売による医薬品の購入をはっきりと尋ねることが重要である。

抗菌薬処方に関する方針

　抗菌薬は個々の患者の感染症を治療するために、また、公衆衛生に関わる介入として疾患の流行をコントロールするために使われる（Tapsall 2003）。医薬品処方に関する方針は、抗菌薬耐性の発現とその後の蔓延を抑制することに向けられている。しかし、抗菌薬の使用を合理化することは、医療専門職、専門職団体、国民、政府、国際機関の参加を必要とする複雑な問題である（Keuleyan and Gould 2001）。

抗菌薬耐性

　抗菌薬耐性の公衆衛生上の重要性は、いまだ多くの懸念、議論、研究の対象である。抗菌薬耐性の出現は、概ね医療の現場で特定の抗菌薬の使用が増えるか減るかに関係する。例えば、フィンランドでは外来療法でマクロライド系抗生物質の使用を全国的に抑えた後、咽頭スワブや膿サンプルから分離されるグループAレンサ球菌中のエリスロマイシン耐性菌は大幅に減った（Seppala et al. 1997）。獣医の動物への抗菌薬使用や農業での抗菌薬使用も、人に感染する微生物の耐性を高める原因であることは一般に了解されているが（Tollefson and Karp 2004）、議論は続いている（Wassenaar 2005）。1969年の初期、Swann委員会は特定の抗菌薬を動物にだけ処方するべきであり、植物の成長促進物質として使用するべきではないと勧告した（Anon 1969）。しかし、抗菌薬の使用を減らすことによって、抗菌薬をかつてのように使えるようにすることは難しく、わずかな耐性菌が（検知し得るレベルで）何年にもわたって、対応する医薬品のないままに生き残る可能性がある（Johnsen et al. 2009）。スウェーデンでは肺炎球菌の耐性株の拡大を抑える統一キャンペーンの結果、外来患者への抗菌薬使用を住民1,000人の1日当たり、1995年の15.7人分（Defined Daily Dose, DDD）から2004年の12.6人分に減らした（Molstad et al. 2008）。スウェーデン南部における肺炎球菌のペニシリン耐性株の伝染拡大は止められたが、国内有病率は同期間に4％から6％へ上昇した。

　抗菌薬耐性によって提起された公衆衛生上の問題はさらに重要性を増し、2001年の看護師処方の発表が上院での議論を活発化させた（UK Parliament 2002）。

　抗菌薬という用語は、抗菌性、抗真菌性、反原生動物、抗ウイルス性の医薬品を包含する。この用語はしばしば「抗生物質」と同義に使われるが、実際には、抗生物質は抗菌薬のサブセットである。抗菌薬は感受性微生物を根絶するが、別の個体に感染して生き残る耐性微生物が存在するために問題が生じる。抗菌薬耐性の出現は、自然淘汰、すなわち「適者生存」の簡単な例である（SMAC 1998）。耐性は自発的で無作為な遺伝的変異によって、微生

物間の耐性遺伝子伝達によって、あるいは固有の耐性種の選別によって起こる。これらのプロセスの重要性は、微生物、抗菌薬、臨床状況によって変わる。抗菌薬耐性のメカニズムの説明は標準医療諮問委員会（SMAC）の報告、「耐性最小化の道程（The Path of Least Resistance）」（1998）にある。多剤耐性は生物が2種類あるいはそれ以上の互いに無関係な抗菌薬に抵抗する時に起き、多くのエビデンスが抗菌薬耐性に関する原著論文にある。しかし、抗生物質の消費に関わるどのパラメーターが耐性を促進するのかはほとんど明らかにされていない（Reeves 2007）。

懸念され続けている耐性菌、あるいは近年出現した耐性菌には以下のものがある。
- メチシリン耐性黄色ブドウ球菌（MRSA）—医療環境における患者の菌血症の原因（Johnson et al. 2005）。
- 多剤耐性結核菌
- 広域スペクトルβラクタマーゼ産生大腸菌—病院患者と地域患者における尿路感染症の原因菌として徐々に認識されつつある（Livermore et al. 2007）。
- Panton-Valentineロイコシジン—皮膚軟組織感染、壊死性肺炎、壊死性筋膜炎のような重症侵襲性感染を引き起こす陽性ブドウ球菌とMRSA（O'Brien et al. 2004；Zetola et al. 2005）。
- シプロフロキサシン耐性腸内細菌—多様な食品関連の疾患を引き起こす（Cattoir and Nordmann 2009；Parry and Threlfall 2008）。
- 嚢胞性線維症患者における多剤耐性緑膿菌（Health Protection Agency（健康保険局）2008；Woodford and Ellington 2007）。
- バンコマイシン耐性株ブドウ球菌と腸球菌（Leclercq 2009）。
- 菌血症を引き起こすグリコペプチド耐性腸球菌（Fisher and Phillips 2009）。

抗菌薬耐性への結論

ほとんどの不安が抗菌薬耐性に集中する傾向にあるが、同様の問題は抗真

菌剤と抗ウイルス剤、特にヒト免疫不全ウイルス（HIV）（Alteri et al. 2009）やインフルエンザ（Jonges et al. 2009 ; Weinstock and Zuccotti 2009）を治療するための抗ウイルス剤にも出現していることに留意すべきである。抗菌薬耐性に対するいくつかの結論がある。第一に、抗菌薬耐性は感染症の治療を一層、困難にする可能性があり、さまざまな感染症の治療の失敗が多数の医療施設から報告されてきた（Davey and Marwick 2008）。治療の失敗によって、大抵、高価で副作用の可能性がある代替薬を使わなければならなくなる（SMAC 1998）。薬剤耐性結核症は不完全な治療や治療の失敗によって地域住民に耐性菌が伝播し、直接的な公衆衛生上の問題となっている（Kan et al. 2008 ; Schmid et al. 2008）。

第二に、感染症がより重症化する可能性がある。例えば、デンマークの抗菌薬耐性ネズミチフス菌に感染した患者（Helms et al. 2002）や英国のメチシリン耐性黄色ブドウ球菌（MRSA）に感染した患者（Delaney et al. 2008）の中で、死亡者はきわめて多かった。耐性細菌による感染が疾患（Helms et al. 2002）あるいは入院（Lee et al. 2006 ; Sunenshine et al. 2007）を長期化するというエビデンスもある。また、治療期間も治療に関連する費用も増える（Cosgrove 2006 ; Maragakis et al. 2008 ; Nicolau 2009）。

要約すると、抗菌薬耐性は毒性を高め、適切な治療を施すのを遅らせ、可能な治療を限定することにより、患者のアウトカムに悪影響を及ぼす（Cosgrove and Carmeli 2003）。

抗菌薬耐性のコントロール

抗菌薬を価値ある公的資源とするなら、次なる社会的目標は耐性を最小化することである（McGowan 2001）。実際、抗菌薬耐性のコントロールは政府の最優先事項であり、非常に影響力のある次の専門的報告書によって先導されている。標準医療諮問委員会（SMAC）サブ・グループの「耐性最小化の道程（The Path of Least Resistance）」（1988）と上院選択科学技術委員会（House of Lords Select Committee on Science and Technology）の「抗生物質および他の抗菌薬への耐性（Resistance to Antibiotics and Other

Antimicrobial Agents)」である。これらの報告書は臨床上、また、公衆衛生上の抗菌薬耐性の重要性が増え続けていることへの大きな懸念を表明した。2000年に、保健省（DoH）は英国抗菌薬耐性戦略・アクションプラン（UK Antimicrobial Resistance Strategy and Action Plan）（2000）を公表した。その後すぐに、スコットランドでも補完的な計画が開始された（Scottish Government 2002）。

政府戦略の主な狙いは抗菌薬耐性菌による感染症の罹患率と死亡率を低下させ、動物と人への感染症の治療と予防に対する抗菌薬の効果を維持することである（DoH 2000）。慎重な抗菌薬使用、感染コントロール、情報技術と組織的な研究プログラムの改善の3つに支えられた相互に関連するサーベイランスがある。

サーベイランス

スカンジナビア（Molstad et al. 2008）や英国（Health Protection Agency 2008）で十分に実証されたように、サーベイランス（監視）は抗菌薬耐性のコントロールに不可欠である。個々の患者や、検体が臨床検査に出される医療施設では、感受性試験の情報に基づいて最善の治療を選択することができる。個々の報告は一元的に（イングランドでは健康保険局（HPA）に、ウェールズでは National Public Health Service に、スコットランドでは Health Protection Scotland に）照会され、耐性パターンの変化をサーベイランスすることによって、今まで隠されていた問題を洗い出し、適切な介入に絞って、処置をコントロールする。流行する抗菌薬耐性パターンに関するサーベイランスデータから収集される知識は、処方方針（病院と地域社会の両方で）の開発に情報を与え、経験的な処方を先導するに違いない。

2008年に、健康保険局はイングランド、ウェールズ、北アイルランドにおける一連の抗菌薬耐性の報告（第5版）を発行した（Health Protection Agency 2008）。同報告書はメチシリン耐性黄色ブドウ球菌（MRSA）に起因する黄色ブドウ球菌性菌血症の割合が引き続き減少したこと（2006年の38％から、2007年の31％へ減少）を示した。また、髄膜炎菌が治療や科学的予防に使われる第1選択の抗菌薬（ペニシリン、セフォタキシム、リファン

ピシン、シプロフロキサシン）に感受性をもったままであることを示した。同報告書は菌血症を引き起こす大腸菌のシプロフロキサシンに対する耐性が2006年から2007年の間でプラトーに達した一方、赤痢菌分離株のナリジクス酸とシプロフロキサシンに対する耐性の増加や、第3世代セファロスポリンに対する耐性の発現が、治療の選択肢を大幅に制限したと述べている。最後に、2007年に、淋菌に初めて高レベルのアジスロマイシン耐性（アジスロマイシンは淋病の治療に推奨されてはいないが、広くクラミジア・トラコマティス感染症に用いられている）が現れたことや、後に世界的な問題として確認されたオセルタミビル耐性インフルエンザウイルスが突然、出現したことを明らかにした。

　健康保険局によって提供されるデータは、抗菌薬の処方に対する感受性試験の価値を物語っている。病原体の多く（特に気道病原）の感受性のパターンは短期間に変化し、地域の医微生物学的サービスは合理的な処方の決定に対して不可欠になっている（SMAC 1998）。医微生物学者は、適切な検体収集をアドバイスできる。地域的なプロトコールは、しばしば特定の臨床状況で採取しなければならない検体についてガイダンスを提供し、そこには検査施設へ送付する時期も含まれている。診断試験を通じて地域の耐性パターンが得られ、地域で抗菌薬を処方する方針を定めるのに役立つ。地域の抗菌薬耐性パターンや抗菌薬処方の方針に精通していることは処方者の義務である。すべてのトラストおよびプライマリーケアトラストは、年ごとに適切な抗菌薬の使用に関する地域の方針とガイドラインを見直し、実施しなければならない。SMAC報告（1998）は、ガイドラインがエビデンスに基づいたもの（そのエビデンスの強さを含めて）であること、また、開発された日付を記載しなければならないことに注意を与えている。ガイダンスは当然、医薬品、投与量、投与期間と投与頻度に関する情報を含み、最終的に地域の方針が国の勧告と異なる部分を示さなければならない。

　抗菌薬耐性に関して微生物に起こっていることを理解するのと同様に、英国における抗菌薬使用に関する良質なデータが必要であり、抗菌薬使用パターン、抗菌薬耐性の動向、人と動物における抗菌薬耐性菌による臨床疾患の動向に関する良質な情報を関連付ける必要がある。2008年に初めて、健康保険局の報告に抗菌薬の処方についてのデータが記載された。抗菌薬耐性の

大きな要因が抗菌薬の使用（特に、乱用と誤用）であるという幅広い合意があるため、抗菌薬の処方サーベイランスは抗菌薬耐性に関わる疫学について理解するために重要である。医学的および獣医学的な臨床実践における抗菌薬の利用に関するマネジメント強化は歓迎され、すでに英国で順調に進められている。しかし、他国における農業実践と臨床（獣医学と医学の両方の）実践も、海外旅行やグローバルな貿易によって、英国で同定される耐性菌に強く影響し続けるだろう。

院内感染症（医療関連感染症、HCAI）をコントロールすることは、抗菌薬耐性を防ぐことと密接に関連する。HCAIをコントロールする方策を決定する役目を果たした2つの重要な文書が「勝利の方法（Winning Way）」（Chief Medical Officer 2003b）と「より清潔な病院およびより低い感染率に向けて（Towards Cleaner Hospitals and Lower Rates of Infection）」（DoH 2004a）である。HCAIコントロールへの注力として、国民保健サービス（NHS）中にMRSA菌血症（2001年4月）、グリコペプチド耐性腸球菌性菌血症（2003年10月）、クロストリジウム関連疾患（2004年1月）に対する強制的なサーベイランスが導入された。

抗菌薬の慎重な処方

抗生物質および他の抗菌薬に対する耐性に関する部門間運営グループ中の臨床処方のサブグループは、その報告書「抗菌薬の臨床使用の最適化、さらなる研究のための報告および勧告（Optimising the Clinical Use of Antimicrobials: Report and Recommendations for Further Work）」（2001）の中で、慎重な抗菌薬の処方を次のように定義した。

> 診断（あるいは推定診断）、臨床的有効性のエビデンス、起こり得る効果、安全性、（別の選択肢と比較した場合の）費用、耐性の発現傾向を考慮したヒト感染症の治療または予防の最も適切な方法による抗菌薬の使用。
> 最も適切な方法とは投与する医薬品の選択、経路、用量、頻度、時間

が厳格に決定されることをいう。

　同報告書は、慎重であるとは「より少なく」（不必要な抗菌薬の使用を減らす余地はまだある）と、「適切な」（副作用の影響や耐性の発現を最小化しつつ、臨床治療をもたらすために正しい抗生物質を、最も適切なルートを介して、正しい期間投与する）の両方を意味するとしている。
　臨床実践において、抗菌薬の処方を最適化する多くの方法が開発されている。報告書「耐性を最小にする道（The Path of Least Resistance）」で、SMAC（1998）は「あなたができる4つのこと」を公表した。

- ただの咳や風邪に抗生物質を処方しない。
- ウイルス性咽喉炎に抗生物質を処方しない。
- 無併発性膀胱炎だけを発症している女性では、処方を3日に制限する。
- 電話による抗生物質の処方は例外的な場合に限る。

　抗菌薬の大半（約80％）は、プライマリーケアで処方されており、これらの約半分は気道感染症に出されている。しかし、のどの痛み（Del Mar et al. 2006）、副鼻腔炎（Small et al. 2007）、急性中耳炎（Thanaviratananich et al 2008；Vouloumanou et al. 2009）に抗生物質が有益であるとするエビデンスはかなり限られている。このため、特定の状況ではさまざまな感染症の経験的治療が正当化されることがあるかもしれないが、注意深く症状を評価し、最適な診断検査をすることが重要である（NICE 2007；2008）。診断とマネジメントを先導する有用な資料がNHS臨床知識サマリー（NHS Clinical Knowledge Summaries, http://www.cks.nhs.uk/home）から入手できる。また、NHSエビデンス（NHS Evidence, http://www.evidence.nhs.uk）は、現在入手できる最良のエビデンス集である。その主な目的はヘルスケアと患者ケアを改善することであり、ヘルスケアや社会的ケアにおける治療法や資源の使用法を決定する人々（医療専門職、公衆衛生専門職、行政官、サービ

スマネージャー）に総合的なエビデンス集を提供する。このウェブサイトは、エビデンスに基づく質の高いガイダンスを開発する国立医療技術評価機構（NICE）の大きな国際的評価を前提としている（http://www.nice.org.uk）。

地域で使用できるプライマリーケアのための感染症マネジメントガイドラインは、医微生物学者協会（Association of Medical Microbiologists）と健康保険局によって作成され、http://www.hpa.org.uk/web/HPAwebFile/HPAweb_C/1194947340160から入手できる。看護師処方者や薬剤師処方者は、患者が医療専門職の意見から恩恵を受ける場合を理解することが重要である。これは、GP（一般診療医）が病院の専門医の助けを求める状況に類似している。

Kumar らによる調査（2003）は、のどの痛みに抗生物質を処方した GP は、患者に抗生物質が効くかどうかが定かでなかったことを明らかにした。彼らは、合併症に対する恐れからかなり具合が悪いと判断した患者や、経済的に困窮している患者に抗生物質を処方する傾向があった。また、彼らは切迫した臨床状況で処方する可能性が高かった。同じく、Mangione-Smith ら（2006）は、両親が治療計画に対して質問する場合、抗生物質が期待されているという医師の認識が高まり、結果的に不適切な抗生物質の処方が増えることを見いだした。しかし、的確な介入方法は多種多様であるけれども、抗菌薬処方のガイダンスは医療専門職の行動を変えられるという心強い報告がある（Arnold and Straus 2005；Davey et al. 2005）。医師、看護師、薬剤師、感染マネジメントスタッフなどが参画する多職種連携のアプローチは奏功することが示唆されている（Gross and Pujat 2001；Pflomm 2002；Saizy-Callaert et al. 2003）。しかし、処方行動の変化が観察された一方、これが抗菌薬耐性に影響を与えたというエビデンスは今のところ限定的なものである（Reeves 2007）。

政府戦略には、専門職が臨床実践で適切に抗菌薬を処方できるようにすることに加えて、サーベイランスデータを守りながら、優れた診断方法や抗菌薬感受性試験方法を提供すること、迅速に処方者へ情報提供することなどが挙げられている。

政府戦略のもう１つの重要な要素は、一般市民の期待をマネジメントすることである。患者にも不適切な治療を期待しないことで、抗菌薬耐性を抑え

る役割があるということである (Holmes et al. 2003)。Macfarlaneら (1997a) は、急性の上気道感染症により最近GPを受診した1,014人の患者を調査した。アンケートに返信した787人の患者のうち、自らの症状を感染症によるものとした662人中の656人は抗生物質が効くと答えた。さらに、564人の患者は抗生物質を望み、561人はもらえることを期待し、146人が実際に要求した。オランダで実施されたインターネットによるアンケート調査では、935人の回答者の44.6%が抗生物質はウィルスではなく、細菌に有効であると正しく理解していた。しかし、回答者の約60%は急性気管支炎に抗生物質による治療が必要であると答え、気道感染症に関連する症状への抗生物質の必要性は、透明な痰を伴った咳の6.5%から、2週以上におよぶ咳での46.2%までの範囲であった (Cals et al. 2007)。Mangione-Smithら (2004) は、抗生物質に対する両親の期待に著しい人種的、民族的な違いがあることも明らかにした。

　SMAC報告 (1998) では、患者の期待をコントロールし、抗菌薬の服用に影響を与える公共キャンペーンの必要性に注意が向けられた。保健省 (DoH) は2002年に初めて公共キャンペーンを開始し、2008年と2009年の間に一般市民に向けて、抗生物質が風邪、ほとんどの咳やのどの痛みのようなウイルス感染の治療に無効であることを再度キャンペーンした (DoH 2002；2009)。患者がケアに関する意思決定に加わり、症状や抗菌薬による治療の長所と短所を十分に知らされるなら、適切な抗菌治療法を選択し、治療を完了できることをエビデンスが示している (Davey et al. 2002)。再受診率も減る可能性がある (Macfarlane et al. 1997b)。

感染コントロール

　政府戦略の中にある感染コントロールは、一般的な感染の拡大を抑えること (それにより抗菌薬を使うニーズを抑えること)、特に抗生物質耐性細菌の拡大を抑えることを目指している。院内感染 (Kilgore et al. 2008；Stone et al. 2005) と血液感染に要するコストはかなりのものである (Kilgore and Brossette 2008)。英国における大規模な病院調査では、入院患者の約8%が入院中に1回あるいはそれ以上に院内感染したと推定されている (Plowman et al. 2001)。院内感染に対する推定コストは、約9億3,000万ポンドで

あった。スコットランドにおける2005年10月から2006年10月のHCAIの全国有病割合調査では、急性期病院で9.5%、非急性期病院で7.3%であった。急性期病院の入院患者におけるHCAIの最も高い有病率は、高齢者ケア（11.9%）、外科ケア（11.2%）、内科ケア（9.6%）、整形外科ケア（9.2%）で、最も低い有病率は産科（0.9%）であった（Reilly et al. 2008）。同様の有病率はフィンランドからも報告されている（Lyytikainen et al. 2005）。

　HCAIの重要性にもかかわらず、国民保健サービス（NHS）は必ずしもその重要性に見合う優先順位を与えていたわけではなかったようである。「勝利の方法―イギリスでの院内感染削減のための協働（Winning Ways - Working Together to Reduce Healthcare Associated Infection in England)」報告の中で、国民保健サービスの最高医療責任者（Chief Medical Officer）（2003b）はこの扱いにくい問題に積極的に取り組むことを改めて断言した。彼は上級管理者の参加、地域の基本的施設とシステムの必要性を説明し、HCAIに対処することを臨床スタッフだけに任せてはならないことを明確にした。現在、国民保健サービスの事業を提供する各組織には、「感染防止とコントロールの管理者（Director of Infection Prevention and Control)」がおり、とりわけ地域の感染コントロールの方針を監督、実施し、感染対策チームの活動に責任をもち、最高責任者と委員会へ直接報告を上げている。重要なことは、彼らが抗菌薬の処方決定と不適切な臨床衛生に取り組む権限を有し、組織の臨床ガバナンスと患者安全グループ（patient safety group）の必須なメンバーであることである。公的な年次報告も作成されなければならない。最高医療責任者の報告における7つの活動分野の1つは、臨床現場の高い衛生基準に関わるものである。最新のHCAIを予防するガイドラインはPrattら（2007）によって公表され、「感染コントロールに対するエビデンスを基礎とする実践（evidence-based practice in infection control, epic)」ウェブサイト、http://www.epic.tvu.ac.uk/PDF Files/epic2/epic2-final.pdfから入手できる。

　院内における抗菌薬の慎重な処方は、病院薬局の主導による進展（DoH 2003a）と共に、「勝利の方法（Winning Ways)」（Chief Medical Officer 2003b）でも言及され、慎重な処方と感染コントロールの2つがいかに緊密に関連しているかが述べられている。

政府は病院だけでなく、地域でも感染コントロール対策を強化しようと努めている。これはナーシングホーム、老人ホーム、ホスピスが増加したため、病院よりも地域に、患者が長く滞在する多くのベッドがあるという事実を反映したものである。プライマリーケアで実施される外科的処置の数とその種類は増加している。低侵襲手術によって短い入院が可能になったことは、以前なら病院で検出され、対処されていた感染が、今や地域で特定され、マネジメントされていることを示す。国立医療技術評価機構（NICE）は2003年に、プライマリーケアおよび地域ケアにおけるHCAI防止のための詳細なガイドラインを公表した（NICE 2003）。このガイドラインは、看護師ケアと支援ケアに対する国立共同センター（National Collaborating Centre for Nursing and Supportive Care）の後援のもと、テムズ・バレー大学によって作成された（Pellowe et al. 2003）。

「健康増進に対する標準（Standards for Better Health）」文書（DOH 2004b）の中で、政府が提示したヘルスケアの開発基準には、HCAIの効果的なコントロールを含めて、安全かつ有効な処置、ケア、特定の機能を提供することに最適化された環境を整備することが加えられている。ケアの質委員会（Care Quality Commission, http://wvnv.cqc.org.vik）は、これらの開発基準を下支えするさらに詳細な基準を作成すること、また、すべての中核業務と開発基準に対する国民保健サービスの給付と実績を点検する責任を負っている。この明確なアプローチは、感染コントロールに与えられた重要性を示している。

届出伝染病および他の感染症

Public Health（Control of Disease）Act（公衆衛生（疾病コントロール）法）1984とPublic Health（Infectious Diseases）Regulations（公衆衛生（感染症）規則）1988により、特定の伝染性疾患には届け出義務がある。現行法では、届け出義務は医師にある。そのため、医師は地方自治体の公正責任者（Proper Officer）（通常、地域健康保険局（local health protection unit）の防疫担当者（Consultant in Communicable Disease Control））に届け出なければな

らない疾患について情報提供を受ける必要がある。届け出書式は地方自治体から入手でき、手数料は各届け出に対して支払われる。Public Health (Control of Disease) Act 1984は患者名、年齢、性別、住所の開示を求める。これらの個人情報を通知する法的義務は、Data Protection Act（データ保護法）(McTigue and Williams 2003) の施行によって破棄されてはいない。通知は、患者が届け出義務のある疾患を患っているという臨床的な疑いの段階で行われるべきである。検査結果を待つ必要はない。実際、検査結果を得ることにつきものの遅延によって、二次的な感染拡大が進行してしまうことになる。

届出疾患（英国処方集（BNF）に掲載された）リストには食中毒が含まれる。1992年に、食品の微生物学的安全性に関する諮問委員会（ACMSF）は、食中毒を汚染された食品または水によって引き起こされるか、引き起こすことが疑われる感染性症状または毒性症状と定義した（ACMSF 1992）。通常、支持療法以外の治療が単純性胃腸炎の患者に推奨されることはないが、症状は食中毒の発生を予告している可能性がある。いつ現地の防疫担当者に連絡するかは防疫ハンドブック（Communicable Disease Control Handbook）(Hawker et al. 2005) に記載されている。

通知の目的は、より多くの人々が疾病にかかることを防止するために、公正責任者が、問題になっている疾患の潜伏期間中にできるだけ迅速な公衆衛生上の措置を講じ、予防対策を実施できるようにすることである。これらの予防対策には、ワクチン接種が含まれることがある。

接種方針

小児へのワクチン接種プログラムは、近代、最も成功した公衆衛生上の介入である。1950年代には依然として主要な小児の死因であった灰白髄炎やジフテリアのような疾患が、今日では実質的に姿を消した。Edward Jennerが牛痘から得た物質を接種することで天然痘を予防できると実証してから200年も経たない1980年5月に、世界保健総会は天然痘が世界から根絶されたことを承認した（Fenner 1993）。現在は、皮肉なことに、そのバイオテ

ロ物質としての利用が懸念されている。

ワクチン接種プログラムの目的は、感受性個体群で、麻疹などの人々に感染する疾患に対する集団免疫を達成すること、他の感染源、例えば破傷風などから人々を守ることである（Hawker et al. 2005）。これらの目的は不活性か活性な弱毒化微生物、またはそれらの生成物を使って能動免疫をつけることによって、あるいは免疫グロブリンによる受動免疫をつけることによって達成される。能動免疫は持続する。一方、受動免疫は迅速に防疫するものの、永く持続しない。ワクチン接種で考慮すべき点を下記に示すが、詳細なガイドラインは保健省（DoH）のウェブサイト、http://www.dh.gov.uk/en/Publichealth/Healthprotection/Immunisation/Greenbook/DH_4097254から入手できる。ここには「感染症に対する免疫化（Immunisation Against Infectious Disease）」に関する「グリーンブック（Green Book）」(Department of Health et al. 2006）が更新される都度掲載される。更新された章内容は、現在の保健省の推奨事項を表し、2006年版に代わって使われなければならない。ワクチン接種に関する最高医療責任者（Chief Medical Officer）または最高看護責任者（Chief Nursing Officer）からの伝達は、後の参考文献として保管しなければならない。

ワクチン接種への同意

小児に予防接種する前には常に同意を得なければならないし、保護者は常にその決定に全面的に関与したことを自覚していなければならない。小児がワクチン接種を受けられるほどに健康であることを含めて適切な対象であると判断された後、それぞれの免疫接種ごとに同意が必要とされる（Department of Health et al. 2006）。小児が予防接種を受けるために交わされた同意は、小児がプログラムに組み込まれるための契約である。ワクチン接種のためには同意が求められるべきであり、書面による同意は永久に保管される。

ワクチン―保管、配布、廃棄

　詳しい説明は、「グリーンブック」の第3章にある。原則的に、ワクチンは製造メーカーの指示に従って保管されるべきであり、温度を絶えず監視できる所定のワクチン冷蔵庫で保管されなければならない。有効期限に達したワクチンが使用されることがないように、保管には細心の注意を払わなければならない。さらに、定期的にワクチンの保管、配布、廃棄についての文書化された手順を監査しなければならない。

ワクチン―適応と禁忌

　感染症から合併症のリスクが増加するいくつかの症状があり、これらの症状をもつ人々は優先的にワクチン接種を受けるべきである（Department of Health et al. 2006）。これらの症状には喘息、慢性肺疾患、先天性心疾患、ダウン症、ヒト免疫不全ウィルス（HIV）感染、月数に比べて小さい乳児、未熟児で生まれた乳児が挙げられる。脾臓のない人や機能的脾機能低下症がある人は、肺炎球菌のような細菌感染からのリスクが増加するため、適切に予防されなければならない。血液透析患者ではB型肝炎とC型肝炎のリスクが増すため、ワクチン接種後、B型肝炎マーカーを定期的にモニタリングし、必要に応じて再免疫化を実施しなければならない。

　ワクチン接種の一般的禁忌には、急性の熱性疾患や以前のワクチン投与での重篤な局所または全身反応の既往歴が含まれる。何が重篤な局所または全身反応を構成するかに疑問がある場合には、小児科コンサルタント[*57]、防疫コンサルタント、または地域予防接種コーディネーターのような臨床専門職に助言を求めることができる。ワクチン接種による重篤な局所および全身反応の定義は、「グリーンブック」の第8章に記載されている。

　妊婦に生ウイルスワクチンを与えるのは、理論的に胎児を害する可能性が

[*57] コンサルタント：専門医として登録され、実務経験を積んだ上級医師のこと。

あるため推奨されない。しかし、妊婦が灰白髄炎や黄熱病のような疾患に曝される重大なリスクがある場合には、ワクチン接種による効能は胎児への潜在的リスクを上回る。生ウイルスワクチン投与は免疫障害をもった一連の患者群にも禁忌であり、悪性腫瘍の治療を受けている患者、最近、骨髄移植を受けた患者、高用量ステロイドまたは他の免疫抑制薬を服用している患者、HIV感染のような細胞性免疫障害をもつ患者には投与しない。個々のワクチンには固有の禁忌があるので、ワクチンの投与を予定しているすべての医療専門職は、製造メーカーからの最新情報を読み、「グリーンブック」の関連する章を調べ、保健省（DoH）のウェブサイトの更新を確かめるなどの確認をしなければならない。

ワクチン接種方法

「グリーンブック」の第4章に記載された重要な検討事項には、医療専門職はワクチンを投与する前に、皮下、筋肉内、皮内の注射法を含む適切な技法の教育を受け、精通していなければならないとある。医療専門職はアナフィラキシーショック（「グリーンブック」第8章参照）と、その他の即時型反応に対処する適切な準備を行っていなければならない。ワクチンを投与する医療専門職は、同時に複数のワクチンを接種する必要がある場合の手順に精通していなければならない。また、ワクチン接種を実施する医療専門職は、副作用を医薬品規則庁（MCA、現医薬品・医療製品規制庁（MHRA））へ「イエローカード」制度を通じて報告する手順を知っており、理解していなければならない。

小児のワクチン接種プログラム

現在の免疫予定表は次の通りである（Department of Health et al. 2006）。
新生児
BCGおよび肝炎Bワクチン接種が特定のグループに適応される可能性が

ある。
小児に対しては次の通りである。

免疫を与える時期	投与するワクチン
生後2ヶ月	ジフテリア、破傷風、百日咳、ポリオ、ヘモフィルスインフルエンザb型菌（Hib）（DTaP/IPV/Hib）、肺炎球菌（PCV）
生後3ヶ月	ジフテリア、破傷風、百日咳、ポリオ、Hib（DTaP/IPV/Hib）、髄膜炎菌血清型C（MenC）
生後4ヶ月	ジフテリア、破傷風、百日咳、ポリオ、Hib（DTaP/IPV/Hib）、MenC、PCV
生後12ヶ月	Hib/MenC
生後約13ヶ月	麻疹、流行性耳下腺炎、風疹（MMR）、PCV
3歳4ヶ月～5歳	ジフテリア、破傷風、百日咳、ポリオ（DTaP/IPVあるいはdTaP/IPV）麻疹、流行性耳下腺炎、風疹（MMR）
12～13歳（女の子のみ）	ヒト乳頭腫ウイルス（HPV）
13～18歳	破傷風、ジフテリア、ポリオ（Td/IPV）

(Department of Health et al. 2006)（第11章）を基に作成されている。

成人
適切であるなら、破傷風とポリオのワクチンをブースター投与する。生活習慣や職業上のリスクに対するワクチン接種を行う。
65歳以上の成人
以前に受けたことがない場合には、肺炎球菌多糖体ワクチンを単回投与する。毎年のインフルエンザワクチン接種を行う。

インフルエンザと肺炎球菌のワクチンは、特別な医学的リスク群にはいかなる年齢でも推奨される。海外渡航時の防疫のためのワクチンも、いかなる年齢（一部にはより低い年齢制限があるが）にも適応となることがある。
英国の免疫予定表は、独立した専門職諮問委員会、ワクチンおよび免疫化合同委員会（Joint Committee on Vaccination and Immunisation）からの助

言によって、その時々に変更される。例えば、最近の計画の追加は、ヒト乳頭腫ウイルス（HPV）ワクチンであり、日常的に、すべての12～13歳（第8学年、またはスコットランドのS2、あるいはアイルランドの第9学年）の女性に推奨される（DoH 2008b）。

海外旅行者の健康保護

2001年に、保健省（DoH）は「グリーンブック」の姉妹編の第2版を発行した（Department of Health et al. 2001）。この海外渡航に対する健康情報（Health Information for Overseas Travel）は「イエローブック（Yellow Book）」として知られるようになったが、海外旅行者が直面する一般的な健康リスクに関する信頼性の高い正確な情報源である。これもまた、「グリーンブック」のように、保健省ウェブサイト（http://www.archive.official-documents.co.uk/document/doh/hinfo/travel02.htm）から提供されている。国立旅行健康ネットワークセンター（National Travel Health Network and Centre（NaTHNaC）, http://www.nathnac.org））もまた海外旅行者への助言および最新の健康情報についての大変有用な情報源である。

最終的な考察

独立処方や補助的処方を実施することは、全体として個々の患者や社会に益するよう意図されている。本章は主に抗菌薬耐性と接種に注目したが、慎重な処方に関して概説された原則は、抗生物質以外の医薬品にも等しく適用される。「最善を作る（Building on the Best）」（DoH 2003b）は、リピート処方を利用しやすくすることや、処方せんなしで購入できる一般用医薬品の範囲を広げることなどの多くの手段を通じて、患者の選択できる範囲を拡大した。したがって、処方者は患者が他の一般用医薬品を服用し、それらが処方薬と相互作用する可能性があることに注意する必要がある。McTigue（2004）は「臨床リスクをマネジメントするのに有効なサマリー」の中で、

リピート処方に伴うリスクをマネジメントするいくつかの実際的な提案を行っている。

参考文献

Acheson, E.D. (1988). *Public Health in England : Report of the Committee of Inquiry into the Future Development of the Public Health Function*. London : Department of Health.

Advisory Committee on the Microbiological Safety of Food (1992).

Alteri, C., Svicher, V., Gori, C. et al. Study Group S (2009). Characterisation of the patterns of drug resistance mutations in newly diagnosed HIV-1 infected patients naive to the antiretroviral drugs. *BMC Infect Dis 9*(1) : 111.

Anon. (1969). *Report of the Joint Committee on the Use of Antimicrobials in Animal Husbandry and Veterinary Medicine (Swann Committee)*. London : HMSO.

Arnold, S.R., Straus, S.E. (2005). Interventions to improve antibiotic prescribing practices in ambulatory care. *Cochrane Database Syst Rev (4)* : CD003539.

Cals, J.W, Boumans, D., Lardinois, R.J. et al. (2007). Public beliefs on antibiotics and respiratory tract infections : an internet-based questionnaire study. *Br J Gen Pract 57*(545) : 942-947.

Cattoir, V., Nordmann, P. (2009). Plasmid-mediated quinolone resistance in gram-negative bacterial species : an update. *Curr Med Chem 16*(8) : 1028-1046.

Chief Medical Officer (2003a). *Public Health in England*. http://www.dh.gov.uk/en/Aboutus/MinistersandDepartmentLeaders/ChiefMedicalOfficer/Archive/FeaturesArchive/Browsable/DH_4102835 (accessed 22 July 2009).

Chief Medical Officer (2003b). *Winning Ways - Working Together to Reduce Healthcare Associated Infection in England. A Report from the Chief Medical Officer*. London : Department of Health.

Cosgrove, S.E. (2006). The relationship between antimicrobial resistance and patient outcomes : mortality, length of hospital stay, and health care costs. *Clin Infect Dis 42* (Suppl. 2) : S82-S89.

Cosgrove, S.E., Carmeli, Y. (2003). The impact of antimicrobial resistance on health and economic outcomes. *Clin Infect Dis 36* : 1433-1437.

Davey, P.G., Marwick, C. (2008). Appropriate vs. inappropriate antimicrobial therapy. *Clin Microbiol Infect 14* (Suppl. 3) : 15-21.

Davey, P., Pagliari, C., Hayes, A. (2002). The patient's role in the spread and control of bacterial resistance to antibiotics. *Clin Microbiol Infect 8* (Suppl 2) : 43-68.

Davey, P., Brown, E., Fenelon, L. et al. (2005). Interventions to improve antibiotic prescribing practices for hospital inpatients. *Cochrane Database Syst Rev* (4) : CD003543.

Delaney, J.A., Schneider-Lindner, V., Brassard, P. et al. (2008). Mortality after infection with methicillin-resistant *Staphylococcus aureus* (MRSA) diagnosed in the community. *BMC Med 6* : 2.

Del Mar, C.B., Glasziou, P.P., Spinks, A.B. (2006). Antibiotics for sore throat. *Cochrane Database Syst Rev* (4) : CD000023.

Department of Health (2000). UK *Antimicrobial Resistance Strategy and Action Plan*. London : Department of Health. http://www.dh.gov.uk/en/Publicationsandstatistics/Publications/PublicationsPolicyAndGuidance/DH_4007783 (accessed 22 July 2009).

Department of Health (2002). *Antibiotics - Don't Wear Me Out*. http://www.dh.gov.uk/en/Publicationsandstatistics/Publications/

PublicationsPolicyAndGuidance/DH_4007460 (accessed 28 July 2009).

Department of Health (2003a). *Hospital Pharmacy Initiative for Promoting Prudent Use of Antibiotics in Hospitals.* London: Department of Health. (Professional Letter. Chief Medical Officer: PLCMO (2003)3.) http://www.dh.gov.uk/en/Publicationsandstatistics/Lettersandcirculars/Professionalletters/Chiefmedicalofficerletters/DH_4004614 (accessed 29 July 2009).

Department of Health (2003b). *Building on the Best – Choice, Responsiveness and Equity in the NHS. A Summary.* London: Department of Health.

Department of Health (2004a). *Towards Cleaner Hospitals and Lower Rates of Infection: a Summary of Action.* London: Department of Health. http://www.dh.gov.uk/en/Publichealth/Healthprotection/Healthcareacquiredinfection/Healthcareacquiredgeneralinformation/index.htm (accessed 28 July 2009).

Department of Health (2004b). *Standards for Better Health – Health Care Standards for Services Under the NHS. A Consultation.* London: Department of Health.

Department of Health (2008a). *Pharmacy in England: Building on Strengths – Delivering the Future.* London: TSO (Cm 7341).

Department of Health (2008b). The 'Green Book' chapter on human papillomavirus (HPV). http://www.dh.gov.uk/en/Publichealth/Healthprotection/Immunisation/Greenbook/DH_4097254. (accessed 29 July 2009).

Department of Health, National Assembly for Wales, Scottish Executive Health Department, DHSS PS (Northern Ireland), Public Health Laboratory Service Communicable Disease Surveillance Centre (2001). *Health Information for Overseas Travel.* London: The Stationery Office (also known as the 'Yellow Book').

Department of Health, Welsh Office, Scottish Office Department of Health, DHSS (Northern Ireland). (2006. *Immunisation Against Infectious Disease* (eds Salisbury, D., Ramsay, M., Noakes, K.). London: HMSO (also known as the 'Green Book').

Department of Health (2009). Antibiotic campaign 2008-2009. Available at http://www.dh.gov.uk/en/Publichealth/Patientsafety/Antibioticresistance/DH_082512 (accessed 8th February 2010).

Faculty of Public Health (2009). *Public Health – Specialise in the 'Bigger Picture'.* http://www.fph.org.uk/careers/assets/files/ph_careers_booklet.pdf (accessed 8th February 2010).

Fenner, F. (1993). Smallpox: emergence, global spread, and eradication. *Hist Philos Life Sci 15*(3): 397-420.

Fisher, K., Phillips, C. (2009). The ecology, epidemiology and virulence of Enterococcus. *Microbiology 155*(Pt 6): 1749-1757.

Goldstein, M.R., Mascitelli, L., Pezzetta, F. (2009). Primary prevention of cardiovascular disease with statins: cautionary notes. *QJM 102*(11): 817-820.

Gross, P.A., Pujat, D. (2001). Implementing practice guidelines for appropriate antimicrobial usage: a systematic review. *Med Care 39* (Suppl. 2): 1155-1169.

Hawker, J., Begg, N., Blair, I. et al. (2005). *Communicable Disease Control Handbook (second edition).* Oxford: Blackwell Sciences.

Health Protection Agency (2008). *Antimicrobial Resistance and Prescribing in England, Wales and Northern Ireland, 2008.* http://www.hpa.org.uk/web/HPAwebFile/HPAweb_C/1216798080469 (accessed 22 July 2009).

Helms, M., Vastrup, P., Gerner-Smidt, P. et al. (2002). Excess mortality associated with antimicrobial drug-resistant *Salmonella* typhimurium. *Emerg Infect Dis 8*: 490-495.

Holmes, J.H., Metlay, J., Holmes, W.C. et al. (2003). Developing a patient intervention to reduce antibiotic overuse. Proc *AMIA Symp*

2003: 864.

House of Lords Select Committee on Science and Technology (1998). *Resistance to Antibiotics and Other Antimicrobial Agents.* 7th Report 1997-98, HL Paper 81. London: Stationery Office.

Idelevich, E., Kirch, W, Schindler, C. (2009). Current pharmacotherapeutic concepts for the treatment of obesity in adults. *Ther Adv Cardiovasc Dis 3*(1): 75-90.

Interdepartmental Steering Group on Resistance to Antibiotics and Other Antimicrobial Agents (2001). Clinical Prescribing Subgroup. *Optimising the Clinical Use of Antimicrobials: Report and Recommendations for Further Work.* London: Department of Health. http://www.dh.gov.uk/prod_consum_dh/groups/dh_digitalassets/@dh/@en/documents/digitalasset/dh_4084395.pdf (accessed 29 July 2009).

Johnsen, P.J., Townsend, J.P., Bøhn, T. et al. (2009). Factors affecting the reversal of antimicrobial-drug resistance. *Lancet Infect Dis 9*(6): 357-364.

Johnson, A.P., Pearson, A., Duckworth, G. (2005). Surveillance and epidemiology of MRSA bacteraemia in the UK. *J Antimicrob Chemother 56*(3): 455-462.

Jonges, M., van der Lubben, I.M., Dijkstra, F. et al. (2009). Dynamics of antiviral-resistant influenza viruses in the Netherlands, 2005-2008. *Antiviral Res 83*(3): 290-297.

Kan, B., Berggren, I., Ghebremichael, S. et al. (2008). Extensive transmission of an isoniazid-resistant strain of Mycobacterium tuberculosis in Sweden. *Int J Tuberc Lung Dis 12*(2): 199-204.

Keuleyan, E., Gould, M. (2001). Key issues in developing antibiotic policies: from an institutional level to Europe-wide. European Study Group on Antibiotic Policy (ESGAP), Subgroup III. *Clin Microbiol Infect 7* (Suppl 6): 16-21.

Kilgore, M., Brossette, S. (2008). Cost of bloodstream infections. *Am J Infect Control 36*(10): S172.e1-3.

Kilgore, M.L., Ghosh, K., Beavers, C.M. et al. (2008). The costs of nosocomial infections. *Med Care 46*(1): 101-104.

Kumar, S., Little, P., Britten, N. (2003). Why do General Practitioners prescribe antibiotics for sore throat? Grounded theory interview study. *BMJ 326*: 138.

Lancet (2009). Over-the-counter medicines: in whose best interests? *Lancet 373*(9661): 354.

Leclercq, R. (2009). Epidemiological and resistance issues in multidrug-resistant staphylococci and enterococci. *Clin Microbiol Infect 15*(3): 224-231.

Lee, S.Y., Kotapati, S., Kuti, J.L. et al. (2006). Impact of extended-spectrum beta-lactamase-producing Escherichia coli and Klebsiella species on clinical outcomes and hospital costs: a matched cohort study. *Infect Control Hosp Epidemiol 27*(11): 1226-1232.

Livermore, D.M., Canton, R., Gniadkowski, M. et al. (2007). CTX-M: changing the face of ESBLs in Europe. *J Antimicrob Chemother 59*: 165-174.

Lyytikäinen, O., Kanerva, M., Agthe, N. et al. (2005). Finnish Prevalence Survey Study Group. 2008. Healthcare-associated infections in Finnish acute care hospitals: a national prevalence survey. *J Hosp Infect 69*(3): 288-294.

Macfarlane, J., Holmes, W., Macfarlane, R. et al. (1997a). Influence of patients' expectations on antibiotic management of acute lower respiratory tract illness in general practice: questionnaire study. *BMJ 315*: 1211-1214.

Macfarlane, J.T., Holmes, W.F., Macfarlane, R.M. (1997b). Reducing reconsultations for acute lower respiratory tract illness with an information leaflet: a randomised controlled study of patients in primary care. *Br J Gen Pract 47*: 719-722.

Mangione-Smith, R., Elliott, M.N., Stivers, T. et al. (2004). Racial/ethnic variation in parent expectations for antibiotics: implications for public health campaigns. *Pediatrics 113*(5): e385-e94.

Mangione-Smith, R., Elliott, M.N., Stivers, T, et al. (2006). Ruling out the need for antibiotics: are we sending the right message? *Arch Pediatr Adolesc Med 160*(9): 945-952.

Maragakis, L.L., Perencevich, E.N., Cosgrove, S.E. (2008). Clinical and economic burden of antimicrobial resistance. *Expert Rev Anti Infect Ther 6*(5): 751-763.

McGowan, J.E. Jr. (2001). Economic impact of antimicrobial resistance. *Emerg Infect Dis 7*: 286-292.

McTigue, A. (2004). Taking stock: risk and remedy. *MPS Casebook 12*(1): 8-10. http://www.medicalprotection.org/uk/casebook/february2004 (accessed 28 July 2009).

McTigue, A., Williams, S. (2003). Have confidence in confidence alone. MPS *Casebook 11*(4): 8-10. http://www.medicalprotection.org/uk/casebook/november2003 (accessed 29 July 2009).

Mölstad, S., Erntell, M., Hanberger, H. et al. (2008). Sustained reduction of antibiotic use and low bacterial resistance: 10-year follow-up of the Swedish Strama programme. *Lancet Infect Dis 8*(2): 125-132.

NHS Prescription Services (2009). *Update on Growth in Prescription Volume and Cost in the Year to March 2009*. http://www.nhsbsa.nhs.uk/PrescriptionServices/Documents/Volume_and_cost_year_to_March_2009.pdf (accessed 23 July 2009).

NICE (2003). *NICE Clinical Guideline 2. Infection Control: Prevention of Healthcare-Associated Infection in Primary and Community Care*. http://www.nice.org.uk/nicemedia/pdf/Infection_control_fullguideline.pdf (accessed 29 July 2009).

NICE (2007). *NICE Clinical Guideline 54. Urinary Tract Infection in Children: Diagnosis, Treatment and Long-Term Management*. http://www.nice.org.uk/nicemedia/pdf/CG54NICEguideline.pdf (accessed 28 July 2009).

NICE (2008). *NICE Clinical Guideline 69. Respiratory Tract Infections – Antibiotic Prescribing. Prescribing of Antibiotics for Self-Limiting Respiratory Tract Infections in Adults and Children in Primary Care*. http://www.nice.org.uk/nicemedia/pdf/CG-69FullGuideline.pdf (accessed 28 July 2009).

Nicolau, D.P. (2009). Containing costs and containing bugs: are they mutually exclusive? *J Manag Care Pharm 15*(2 Suppl): S12-S17.

O'Brien, F.G., Lim, T.T., Chong, F.N. et al. (2004). Diversity among community isolates of methicillin-resistant *Staphylococcus aureus* in Australia. *J Clin Microbiol 42*: 3185-3190.

Parry, C.M., Threlfall, E.J. (2008). Antimicrobial resistance in typhoidal and nontyphoidal salmonellae. *Curr Opin Infect Dis 21*(5): 531-538.

Pellowe, C.M., Pratt, R.J., Harper, P. et al. (2003). Evidence-based guidelines for preventing healthcare-associated infections in primary and community care in England. *J Hosp Infect 55* Suppl. 2: S2-S127.

Pflomm, J.M. (2002). *Strategies for minimizing antimicrobial resistance. Am J Health Syst Pharm 59* Suppl 3: S12-S15.

Plowman, R., Graves, N., Griffin, M.A. et al. (2001). The rate and cost of hospital-acquired infections occurring in patients admitted to selected specialties of a district general hospital in England and the national burden imposed. *J Hosp Infect 47*: 198-209.

Pratt, R.J., Pellowe, C.M., Wilson, J.A. et al. (2007). epic2: National evidence-based guidelines for preventing healthcare-associated infections in NHS hospitals in England. *J Hosp Infect 65S*: S1-S64.

Reeves, D. (2007). The 2005 Garrod Lecture: The changing access of patients to antibiotics – for better or worse? *J Antimicrob Chemother 59*: 333-341.

Reilly, J., Stewart, S., Allardice, G.A. et al. (2008). Results from the Scottish National

HAI Prevalence Survey. *J Hosp Infect* 69(1): 62-68.

Saizy-Callaert, S., Causse, R., Furhman, C., et al. (2003). Impact of a multidisciplinary approach to the control of antibiotic prescription in a general hospital. *J Hosp Infect* 53(3): 177-182.

Schmid, D., Fretz, R., Kuo, H.W. et al. (2008). An outbreak of multidrug-resistant tuberculosis among refugees in Austria, 2005-2006. *Int J Tuberc Lung Dis* 12(10): 1190-1195.

Scottish Government (2002). *Antimicrobial Resistance Strategy and Scottish Action Plan*. http://www.scotland.gov.uk/Publications/2002/06/14962/7808 (accessed 29 July 2009).

Seppälä, H., Klaukka, T., Vuopio-Varkila, J. et al. (1997). The effect of changes in the consumption of macrolide antibiotics on erythromycin resistance in group A streptococci in Finland. *N Engl J Med* 337: 441-446.

Small, C.B., Bachert, C., Lund, V.J. et al. (2007). Judicious antibiotic use and intranasal corticosteroids in acute rhinosinusitis. *Am J Med* 120(4): 289-294.

Standing Medical Advisory Committee (1998) Sub-group on Antimicrobial Resistance. *The Path of Least Resistance*. London: Department of Health.

Stone, P.W., Braccia, D., Larson, E. (2005). Systematic review of economic analyses of health care-associated infections. *Am J Infect Control* 33(9): 501-509.

Sunenshine, R.H., Wright, M.O., Maragakis, L.L. et al. (2007). Multidrug-resistant Acinetobacter infection mortality rate and length of hospitalization. *Emerg Infect Dis* 13(1): 97-103.

Tapsall, J.W. (2003). Monitoring antimicrobial resistance for public health action. *Commun Dis Intell* 27 Suppl: S70-S74.

Thanaviratananich, S., Laopaiboon, M., Vatanasapt, P. (2008). Once or twice daily versus three times daily amoxicillin with or without clavulanate for the treatment of acute otitis media. *Cochrane Database Syst Rev* (4): CD004975.

Tollefson, L., Karp, B.E. (2004). Human health impact from antimicrobial use in food animals. *Med Mal Infect* 34(11): 514-521.

UK Parliament (2002) Lords Hansard text for 24 January 2002 (220124-21). http://www.publications.parliament.uk/pa/ld200102/ldhansrd/vo020124/text/20124-21.htm (accessed 29 July 2009).

Vouloumanou, E.K., Karageorgopoulos, D.E., Kazantzi, M.S. et al. (2009). Antibiotics versus placebo or watchful waiting for acute otitis media: a meta-analysis of randomized controlled trials. *J Antimicrob Chemother* 64(1): 16-24.

Ward, S., Lloyd Jones, M., Pandor, A. et al. (2007). A systematic review and economic evaluation of statins for the prevention of coronary events. *Health Technol Assess* 11(14): 1-160, iii-iv.

Wassenaar, T.M. (2005). Use of antimicrobial agents in veterinary medicine and implications for human health. *Crit Rev Microbiol* 31(3): 155-69.

Weinstock, D.M., Zuccotti, G. (2009). The evolution of influenza resistance and treatment. *JAMA* 301: 1066-1069.

Woodfordm, N., Ellington, M.J. (2007). The emergence of antibiotic resistance by mutation. *Clin Microbiol Infect* 13: 5-18.

Zetola, N., Francis, J.S., Nuermberger, E.L. et al. (2005). Community-acquired methicillin-resistant *Staphylococcus aureus*: an emerging threat. *Lancet Infect Dis* 5: 275-286.

第12章

計算スキル

Alison G. Eggleton

　国立処方センター（NPC）は医師以外の処方に対して、そのコンピテンシーの維持を支援するフレームワークを開発した（NPC 2001；2004；2006）。各フレームワークは安全に処方する項目を含み、その項目における1つの要素が「正確さと安全性を保障するために、投与量とその計算を確認する」である。他者の計算結果を確認できる人には、第一にその計算ができるコンピテンシーがなければならない。これはフレームワークの中で最も疑う余地のない要素であり、計算スキルに関するコンピテンシーを求めている。しかし、処方者の役割を担うために必要なスキルは他にもある。例えば、処方者は医薬品予算を使うことができ、確実に処方を費用対効果の優れたものにしなければならない。上記の国立処方センターの文書は文献の批判的な吟味に言及しており、必然的に、少なくとも文献の著者らが使用する統計用語を理解しなければならない。処方者は年齢、腎機能低下、投与量の影響などによって薬物動態がどのように変化するかを理解しなければならない。この場合も同様に、薬物動態データを理解し、利用する能力が求められる。

　処方者は起こりやすい投薬過誤（medication error）とその防止法について知らなければならない。最高薬事責任者（Chief Pharmaceutical Officer）は2004年の「患者に安全な国民保健サービスを作る：薬物治療の安全性の向上（Building a Safer NHS for Patients：Improving Medication Safety）」（Smith 2004）に関する報告で、計算過誤が薬物治療のプロセスでの主要なリスク因子であることを明らかにした。投与量計算式を誤って適用すること

は、処方に関連する有害事象を引き起こす大きな原因であると考えられる（Lesar 1998）。また、計算ミスも有害事象の原因の1つであり、例えば、投与量や投与速度の計算ミスが患者の罹患率や死亡率につながっている。国立患者安全局（NPSA）は、調剤または患者に対する医薬品投与のプロセスで1回以上の計算が必要な場合を「複雑な計算」と定義している。例えば、点滴の投与量が $\mu g/kg/$ 時と示される場合などである。計算スキルのリスク管理に関するさらに詳しい情報は、「薬物治療の安全性：基本ガイド（Medication Safety : An Essential Guide）」の「計算」の章にある（Courtenay and Griffiths 2010）。

看護助産評議会（NMC）は、登録前の看護教育プログラムへの参加者に数学の基礎的スキルを求めている（NMC 2004）。このスキルは医療専門職として医薬品にまつわる計算スキルに習熟できることを保証するものでなければならない。現在、看護助産評議会は看護師のIP（独立処方者）に対して、計算スキルの評価が満点であることを推奨している（NMC 2006）。この基準はヘルスケアの専門分野にかかわらず、すべての処方者に適用されるべきである。したがって、処方者はその役割を担えるように、計算スキルのコンピテンシーを伸ばすと確約することが重要である。

測定単位

英国で使用される測定系はメートル法である。医薬品の処方時、最も一般的に使用されるのは質量と体積の単位であろう。質量は一般的に重さとみなされ、基本的なメートル法単位はグラム（g）である。体積の基本的なメートル法単位はリットル（L）である。また、薬物量は一般的にモル（mol）と呼ばれる基本単位で表される。一般的に、これらの基本単位を複合して、あるいは分数として使用する。処方者は、これらの単位が何を意味するかを理解し、投与量単位を正確に変換できなければならない。

接頭語

接頭語は用語の意味を変えるために、用語の始めに置かれる文字列である。イギリスのメートル法では一般的に次の3つの接頭語が使われる。
- キロは基本単位より1,000倍大きいことを示す。例えば、1キログラムは1,000グラムである。
- ミリは基本単位の1,000倍小さいことを示す。例えば、1ミリグラムは1グラムの1,000分の1である。
- マイクロは基本単位より100万倍小さいことを示す。例えば、1マイクログラムは1グラムの100万分の1である。

容量単位

容量の基本単位はリットルであり、Lまたはlと略される。他の一般的な容量の単位はミリリットルであり、mlと略される。1リットルは1,000ミリリットルに相当する。リットルの量をミリリットルの量へ換算するためには、1,000を掛けなければならない。ミリリットルの量をリットルに換算するためには、1,000で割らなければならない。

例題 1.5L を ml に換算しなさい。

ml 容量 = 1.5L × 1,000 = 1,500ml

人によっては、これを小数位の移動として捉える。1,000を掛けるには、小数位を右に3つ移動すれば良い。

1.5 × 1,000 = 1.5̃0̃0̃ = 1,500ml

例題 750ml を L に換算しなさい。

L 容量 = 750ml ÷ 1,000 = 0.75L

人によっては、これを小数位の移動として捉える。1,000で割るためには、小数位を左に3つ移動すれば良い。

750 ÷ 1,000 = 7̃5̃0̃. = 0.75L

次の例題を解いてみよう。

1. 消化不良のために医薬品を必要とする患者がいる。通常の投与量は1日4回、1回10mlで、患者に28日分を処方することにした。処方するのに必要な薬物量をＬで答えなさい。

【ステップ1】

患者が1日に必要な量を計算する。

10ml × 4 ＝ 40ml

【ステップ2】

患者が28日間に必要な量を計算する。

40ml × 28 ＝ 1,120ml

【ステップ3】

容量をＬに換算する。

1,120ml ÷ 1,000 ＝ 1.12L

2. 液剤が必要な患者がいる。患者は1日に体重1kg当たり35mlの液剤を必要とする。彼の体重は70kgである。彼が1日に必要とする液剤量をＬで答えなさい。

【ステップ1】

患者が1日に必要な液剤量を計算する。

35ml × 70 ＝ 2,450ml

【ステップ2】

容量をＬに換算する。

2,450ml ÷ 1,000 ＝ 2.45L

質量単位

質量（あるいは一般に重量と呼ばれる）の基本単位はグラムであり、gと略される。その他の一般的な質量の単位は次の通りである。

・キログラム（kilogram）、kgと略される。
・ミリグラム（milligram）、mgと略される。

・マイクログラム（microgram）

これまでに使われてきた mcg や μg の略語が時折、投薬過誤の原因となったため、処方者は常に注意深く、「microgram」と省略せずに書き、略語を用いないようにしなければならない。

表12.1に示されるように、質量（あるいは重量）の単位は互いに関連している。キログラムをグラムへ、グラムをミリグラムへ、ミリグラムをマイクログラムに換算するためには、1,000を掛けなければならない。

表12.1　質量単位

単位	略号	相当する量
1 kilogram	kg	1,000g
1 gram	g	1,000mg
1 milligram	mg	1,000microgram

例題　2.75kg を g に換算しなさい。

g 質量 ＝ 2.75kg × 1,000 ＝ 2,750g

人によっては、これを小数位の移動として捉える。1,000を掛けるには、小数位を右に3つ移動すれば良い。

2.75 × 1,000 ＝ 2.750 ＝ 2,750g

例題　25g を mg に換算しなさい。

mg 質量 ＝ 25g × 1,000 ＝ 25,000mg

例題　750mg を microgram に換算しなさい。

microgram 質量 ＝ 750mg × 1,000 ＝ 750,000microgram

グラムをキログラムへ、ミリグラムをグラムへ、マイクログラムをミリグラムに換算するためには、1,000で割らなければならない。

例題　250microgram を mg に換算しなさい。

250 ÷ 1,000 ＝ 0.25mg

人によっては、これを小数位の移動として捉える。1,000で割るには、小数位を左に3つ移動すれば良い。

250 ÷ 1,000 = 2̆5̆0̆. = 0.25mg

例題 500mg を g に換算しなさい。
500mg ÷ 1,000 = 0.5g

例題 1,400g を kg に換算しなさい。
1,400 ÷ 1,000 = 1.4kg

次の例題を解いてみよう。

1. 患者への医薬品の1日量を計算する必要がある。1日量は体重1kg当たり50mgである。患者の体重は75kgである。答えをgで書きなさい。

【ステップ1】
　患者が1日に必要な医薬品量を計算する。
　50mg × 75 = 3,750mg

【ステップ2】
　質量をgに換算する。
　3,750mg ÷ 1,000 = 3.75g

2. 患者に対する免疫グロブリンの1日量は、体重1kg当たり0.4gである。患者の体重は70kgである。5日間に必要な量を計算しなさい。答えをkgで書きなさい。

【ステップ1】
　患者が1日に必要な医薬品量を計算する。
　0.4g × 70 = 28g

【ステップ2】
　患者が5日間に必要な医薬品量を計算する。
　28g × 5 = 140g

【ステップ3】
　質量をkgに換算する。

140g ÷ 1,000 ＝ 0.14kg

3．小児の1日量が、体重1kg当たり75microgramの医薬品がある。ある小児患者の体重は15kgである。その小児患者に必要な医薬品の1日量をmgで計算しなさい。

【ステップ1】

小児患者が1日に必要な医薬品量を計算する。

75microgram × 15 ＝ 1,125microgram

【ステップ2】

質量をmgに換算する。

1,125microgram ÷ 1,000 ＝ 1.125mg

4．皮膚炎でクリーム剤を必要としている患者がいる。顔につけるために15g、両腕に200g、両手に50g、胴体に400gが必要である。合計でどれくらい処方する必要があるか。答えをkgで書きなさい。

【ステップ1】

クリーム剤の必要量を合計する。

顔：15g

両腕：200g

両手：50g

胴体：400g

合計：665g

【ステップ2】

質量をkgに換算する。

665g ÷ 1,000 ＝ 0.665kg

物質量単位

医薬品の物質量の基本単位にはモルが使用され、質量または重量で表されることがある。物質の1molはgで表示される物質の分子量、原子量、あるいは式量である。したがって、例えば、1molの塩化ナトリウム（NaCl）は、

1 molのナトリウムイオンの重量（23）と1 molの塩化物イオンの重量（35.5）を足してgで表した合計58.5gである。患者の生化学検査の結果で、しばしばmmolという単位（molの1,000分の1を表す）を目にする。例えば、血清カリウム濃度が4 mmol/Lと書かれていることがある。

　1 mol溶液と表現する場合、この溶液1 Lが1 molの物質を含有することを示す。したがって、1 mol塩化ナトリウム水溶液であれば、1 L中に58.5gの塩化ナトリウムを含有する。静脈内輸液でこの単位を用いる可能性がある。生理的食塩水は、0.9％の塩化ナトリウム水溶液である。これは1 L中に9 g、あるいは100ml中に0.9gの塩化ナトリウムを含有することを示す。1 Lの生理的食塩水に入っているナトリウムイオンと塩化物イオンのmmol量は次のように求めることができる。

> **例題**　1 molの塩化ナトリウムは58.5gである。
> 　塩化ナトリウムの1 mol溶液は1 L中に58.5gを含む。
> 　したがって、9 g/Lの塩化ナトリウム溶液は、
> 　9　÷　58.5　×　1 mol　＝　0.153molを含む。
> 　これに1,000を掛けてmmolに変換する。
> 　0.153mol　×　1,000　＝　153mmol

　つまり、1 Lの生理的食塩水は、153mmolのナトリウムイオンと153mmolの塩化物イオンを含む（実際には、一般的に切り捨てられ、L当たり150mmolのナトリウムイオンと塩化物イオンと記載される）。

　この後、溶液の％濃度とモル濃度について検討する（次ページの「濃度を理解する」を参照）。

計算練習をしてみよう

　本章を読み進める前に、以下の計算を行い、このセクションを理解したことを確かめなさい。答えは本章の最後を参照すること。

　1．以下の量を換算しなさい。

(a) 1.5kg は何 g か。
(b) 37.5mg は何 microgram か。
(c) 650microgram は何 mg か。
(d) 1,750ml は何 L か。
(e) 0.95L は何 ml か。

2．全身に次の発疹用の軟膏を必要としている患者がいる。顔につけるために30g、両手に50g、頭に100g、両腕に200g、両脚に200g、胴体に400g、鼠径部に25g である。合計でどれくらい処方する必要があるか。kg で答えなさい。

3．小児への投与量は１日体重１kg 当たり150microgram である。小児の体重は25kg である。必要とされる１日の総量を mg で答えなさい。

4．液剤を処方する必要がある患者がいる。１日体重１kg 当たり30ml の液剤が必要である。患者の体重は65kg である。どれくらいの液剤が必要か。L で答えなさい。

5．患者は消化不良の治療薬を必要としている。必要とされる投与量は20ml を１日４回である。30日分としてどれくらいの量を処方する必要があるか。L で答えなさい。

濃度を理解する

体積当たりの量

通常用いられる液剤の濃度表示法は単位体積当たりの重量である。例えば、以下のようなものである。
- ミリリットル当たりマイクログラムは microgram/ml で表される。
- ミリリットル当たりミリグラムは mg/ml で表される。

- リットル当たりミリモルは mmol/L で表される。
- リットル当たりグラムは g/L で表される。

　患者に投与する溶液量を算出する場合、こうした単位を用いる必要がある。

例題　ヒヨスチン臭化水素酸塩が注射液 1 ml 中に400microgram 含まれているとすると、600microgram を投与するには何 ml が必要か。

【ステップ1】

溶液 1 ml 中に400microgram が含まれている。

【ステップ2】

600microgram が含まれる溶液量は

$$\frac{600}{400} \times 1\,\text{ml} = 1.5\,\text{ml}$$

例題　ゲンタマイシンが注射液 2 ml 中に80mg 含まれているとすると、120mg を投与するには何 ml が必要か。

【ステップ1】

溶液 1 ml 中のゲンタマイシンの量を計算する。

溶液 2 ml 中に80mg が含まれている。

したがって、1 ml 中に80mg ÷ 2 = 40mg が含まれている。

【ステップ2】

ゲンタマイシン120mg を含む溶液量を計算する。

溶液 1 ml 中に40mg が含まれている。

したがって、120mg の投与に必要なのは

$$\frac{120}{40} \times 1\,\text{ml} = 3\,\text{ml}$$

例題　体重30kg の小児に 5 mg/kg の投与量を処方する必要がある。溶液 5 ml 中に医薬品100mg が含まれている。適正な溶液量はどれくらいか。

【ステップ1】

　医薬品の総投与量を計算する。

　 5 mg × 30 ＝ 150mg

【ステップ2】

　150mg を含む溶液量を計算する。

　溶液 5 ml 中に100mg 含まれている。

　したがって、150mg を含む量は

　$\frac{150}{100}$ × 5 ml ＝ 7.5ml

|例題|　体重20kgの患者にナトリウムの 2 mmol/kg を投与する必要がある。10mlに50mmolのナトリウムを含む塩化ナトリウム30％溶液を用いて投与したい。必要な投与量を含む塩化ナトリウム30％溶液は何 ml か。

【ステップ1】

　必要な医薬品の総投与量を計算する。

　 2 mmol × 20 ＝ 40mmol

【ステップ2】

　40mmol を含む溶液量を計算する。

　溶液は10ml 中にナトリウム50mmol を含んでいる。

　したがって、40mmol を含む量は

　$\frac{40}{50}$ × 10ml ＝ 8 ml

パーセント濃度

　製薬企業によっては、製品の濃度をパーセントで表示する。製品の含量を算出できるようにパーセントという用語が何を表しているかを理解することが重要である。パーセントとは製品全量を100とした中の有効成分の量である。

　パーセント濃度は固体と液体の両方の濃度に用いられる。以下のような

パーセント表示がある。

% w/v	重量/容量パーセントを示す。
	重量はグラム、容量はミリリットルである。例えば、重炭酸ナトリウム4.2% w/v 溶液は、100ml の溶液中に4.2g の重炭酸ナトリウムを含む。
% w/w	重量パーセントを示す。
	どちらも重量はグラムである 例えば、ベタメタゾン0.1% w/w のクリームは、100g のクリーム中に0.1g のベタメタゾンを含む。
% v/v	容量パーセントを示す。
	どちらも量はミリリットルである。例えば、流動パラフィン経口用エマルション50% v/v は、100ml のエマルション中に50ml の液体パラフィンを含む。

例題 リドカイン2％注射剤5 ml 中にリドカインはどれくらい含まれているか。

【ステップ1】

パーセント濃度から100ml 当たりのグラム数を算出する。

リドカイン2％注射剤は100ml 中に2gのリドカインを含む。

【ステップ2】

溶液濃度を100ml 中のミリグラムに変換する。

100ml 中2g ＝ 100ml 中2 × 1,000mg ＝ 100ml 中2,000mg

【ステップ3】

溶液5 ml 中にリドカインがどれくらい存在するかを計算する。

$\frac{5}{100}$ × 2,000 ＝ 5 ml 中100mg

例題 ブピバカイン0.5％注射剤10ml 中にブピバカインはどれくらい含まれているか。

【ステップ1】

100ml 当たりのグラム数をパーセント濃度から算出する。

ブピバカイン0.5％注射剤は100ml 中に0.5gのブピバカインを含む。

【ステップ2】

溶液の濃度を100ml 中のミリグラムに変換する。

100ml 中0.5g ＝ 100ml 中0.5 × 1,000mg ＝ 100ml 中500mg

【ステップ3】

溶液10ml 中にブピバカインがどれくらい存在するかを計算する。

$\frac{10}{100}$ × 500 ＝ 10ml 中50mg

比または割合で表される濃度

　体積比濃度は高度に希釈された溶液の濃度を表すためによく使われる。ミリリットルで表された溶液の一定体積に溶けているか、分散している医薬品のグラム数を表す。例えば、アドレナリン溶液（1→1,000）（英国では（1 in 1,000）と表現する）には、溶液1,000ml 中に1gのアドレナリンが含まれている。これらの溶液が非常に薄く、それにもかかわらず非常に強力であるため、特にこれらの計算は慎重に行わなければならない。

　例題　アドレナリン溶液（1→1,000）の1ml 中にはアドレナリンがどのくらい含まれているか。

【ステップ1】

体積比濃度を算出する。

アドレナリン溶液（1→1,000）＝ 1,000ml 中に1g

【ステップ2】

溶液濃度をミリグラムに変換する。

1,000ml 中1g ＝ 1,000ml 中1 × 1,000mg ＝ 1,000ml 中1,000mg

【ステップ3】

溶液1ml 中にアドレナリンがどれくらい存在するのか計算する。

$$\frac{1}{1,000} \times 1,000 = 1\,\text{ml 中 1 mg}$$

例題 アドレナリン溶液（1→10,000）10ml 中にはアドレナリンがどれくらい含まれているか。

【ステップ1】

体積比濃度を算出する。

アドレナリン溶液（1→10,000）= 10,000ml 中 1 g

【ステップ2】

溶液の濃度をミリグラムに変換する。

10,000ml 中 1 g

= 10,000ml 中 1 × 1,000mg

= 10,000ml 中 1,000mg

【ステップ3】

溶液10ml 中にアドレナリンがどれくらい存在するかを計算する。

$$\frac{10}{10,000} \times 1,000 = 10\,\text{ml 中 1 mg}$$

計算練習をしてみよう

本章を読み進める前に、以下の計算を行い、このセクションを理解したことを確かめなさい。答えは本章の最後を参照すること。

6. 過マンガン酸カリウム溶液（1→10,000）100ml 中には過マンガン酸カリウムがどれくらい含まれているか。

7. 過酸化水素6％溶液250ml 中には過酸化水素がどれくらい含まれているか。

8. 25mg/1ml レボメプロマジン注射剤がある。シリンジポンプに6.25mgの投与量を設定したい。必要なレボメプロマジン注入量はどれくらいか。

9．体重18kgの小児にキログラム当たり25mgの医薬品を投与したい。使用する溶液は5ml中に200mgを含有する。適正な投与量を含む溶液量はどれくらいか。

10．心室性不整脈をコントロールするため、患者に100mgのリドカインをボーラス静注したい。使用する注射液はリドカイン2％注射液である。この分量を投与するために必要な注射液の量はどれくらいか。

投与量を計算する

　医薬品の「投与量」とは、治療のアウトカムを達成するために患者に与える医薬品の量である。計算された投与量は単回投与における総1日量（ジゴキシン125microgramを毎日など）として示されることもあれば、投与量を1日の中で複数回に小さく分ける必要がある場合（ジクロフェナク50mg/回を1日3回など）もある。例えば、小児のように、投与量の計算が必要な特定の患者群がある。処方者は投与量についての記載を明確に理解し、正確に用量を計算するよう気をつけなければならない。例えば、投与量の記載は投与回ごとの分量か、1日ごとの合計量で示される。合計量の場合は、指定された投与回数で割り切れなければならない。処方者は医薬品剤形の利用法と合うように、計算された投与量を切り上げるか、切り下げる必要がある。英国医薬品集（BNF）では、胆石溶解に対するウルソデオキシコール酸の投与量を就寝時の単回投与あるいは2回の分割投与として8-12mg/kgと定めている（BNF 2008）。体重60kgの患者では、総1日量は480-720mgになる。製品としては150mgの錠剤か、250mgのカプセルが利用できる。推奨される投与量の範囲に留めるために、処方量は500mgを1日1回とするか、250mgを1日2回とする。

　投与量の計算は以下のものに基づいている（2001年、Bonnerら）
- 患者のキログラム体重当たりの投与量
- 患者の体表面積当たりの投与量
- 単位時間当たりの投与速度（266ページの「単位時間当たりの医薬品投与

速度を計算する」参照)。

　投与量の計算は、時に実体重ではなく、患者の理想体重（Ideal Body Weight, IBW）に基づく場合がある。IBW を計算するために、次の式を用いることができる。

男性：IBW ＝ （0.9 × センチメートル身長） － 88kg
女性：IBW ＝ （0.9 × センチメートル身長） － 92kg

患者の体重に基づいて、投与量を計算する

次の例題を解いてみよう。

　[例題]　体重23kg の 7 歳の小児へのアモキシシリン・クラブラン酸合剤（co-amoxiclav）懸濁液250/62の投与量を計算しなさい。
　（注記：小児の投与量を決めるには、通常、「小児用英国医薬品集（BNF for Children）」を使用するべきである。これらの例題は、計算手法のみを練習する目的で標準的な英国医薬品集の用量の記載を引用している。）

【ステップ1】
　英国医薬品集の推奨投与量を確認する。6-12歳の小児に対するアモキシシリン・クラブラン酸合剤懸濁液250/62の投与量は0.4ml/kg 体重で、1 日 3 回に分けて投与し、重篤な感染症があれば0.8ml/kg 体重まで増量すると記載されている。今回は0.4ml/kg/日を使用する。

【ステップ2】
　総 1 日投与量を計算する。
　0.4ml/kg での 1 日投与量
　＝　患者の体重（kg）× 1 日投与量（ml/kg）
　＝　23kg × 0.4ml/kg/日
　＝　9.2ml/日

【ステップ3】
　1 日 3 回投与するときの 1 回の投与量を計算する。

= 9.2ml ÷ 3

= 3.07ml

【ステップ4】

患者に投与するために、この投与量を実用量に変換する。

処方される実用量は1日3回3mlとなる。

|例題| 体重7.8kgの6ヶ月の小児へのサルブタモール内服液の投与量を計算しなさい。

英国医薬品集に記載されている6ヶ月の小児へのサルブタモールの投与量は100microgram/kg体重を1日4回となっている（適応外使用）。

【ステップ1】

1回投与量を計算する。

100microgram/kgでの1回投与量

= 患者の体重（kg）× 1回投与量（microgram/kg）

= 7.8kg × 100microgram/kg

= 780microgram（1回投与量）

【ステップ2】

780microgramが含まれているサルブタモール内服液の量を計算する。

サルブタモール内服液には5ml中に2mgのサルブタモールが含まれている。この分量を5ml中のmicrogramとして表わされる濃度に変換しなければならない。単位を混同しないよう注意すること。

5ml中2mg

= 5ml中2 × 1,000microgram

= 5ml中2,000microgram

したがって、780microgramの投与量を含んでいる内服液の量は以下のようになる。

$\frac{780}{2,000}$ × 5ml = 1.95ml

【ステップ3】

患者に投与するために、この投与量を実用量に変換する。

小児用の経口注射器にはさまざまな大きさがあり、この投与量を2ml

に切り上げるのが最良であろう。したがって、処方量はサルブタモール2mg/5ml内服液を1回2ml、1日4回とする。

例題 敗血症を治療するため、成人男性患者にゲンタマイシンを投与したい。投与量はIBWに基づくべきである。患者は体重85kg、身長180cmである。

（注記：現在、多くの病院では複数回のゲンタマイシン投与法よりも、1日1回の投与法を用いている。この例題では単に計算手法を練習することを目的として、標準的な英国医薬品集の投与記載を引用している。処方者は自らの地域のゲンタマイシンの処方ガイドラインを参照しなければならない。）

【ステップ1】
英国医薬品集の推奨する投与量を確認する。英国医薬品集に記載された成人へのゲンタマイシン投与量は1日3-5mg/kg体重で、これを8時間ごとに分割して投与する。敗血症の治療には5mg/kg/日を使用することとする。

【ステップ2】
患者のIBWを計算する。
男性のIBW
= (0.9 × センチメートル身長) − 88kg
= (0.9 × 180) − 88kg
= 74kg

【ステップ3】
1日の総投与量を計算する。
5mg/kgでの1日投与量
= 患者のIBW（kg）× 1日投与量（mg/kg）
= 74kg × 5mg/kg（1日当たり）
= 370mg（1日当たり）

【ステップ4】
8時間ごとの投与量を計算する。
= 370mg ÷ 3 = 123.3mg（1回投与量当たり）

【ステップ5】

患者に投与するために、この投与量を実用量に変換する。

ゲンタマイシンの注射剤は1 ml中に40mgのゲンタマイシンを含む。

したがって、処方する実際の量は8時間ごとに120mgとなる（1日3回）。

【ステップ6】

120mgが含まれるゲンタマイシン注射剤の量を計算する。

注射剤1 ml中に40mgのゲンタマイシンが含まれているとすると、120mgの投与量は以下のようになる。

$$\frac{120}{40} \times 1\,ml = 3\,ml$$

したがって、IBWに基づくゲンタマイシンの投与量は、1 ml中に40mgのゲンタマイシンを含む注射剤を8時間ごとに120mg（3 ml）となる。

患者の体表面積に基づいて、投与量を計算する

投与量を体重ではなく、患者の体表面積（Body Surface Area, BSA）に基づいて計算することがある。BSA計算は、もともと動物で試験されてきた医薬品を人による臨床試験の初期段階で、安全な開始用量を計算するために導入された。薬理作用（あるいは毒性）が必ずしも密接にBSAと関連するわけではないが、多くの抗がん剤の投与に使われるようになった。成人のがん治療で使われるこの計算法は、もともとDuBoisによる研究から作られた（1916）。この研究は9人の患者だけで行われたため、その精度には疑問がもたれている（DuBoisおよびDuBois 1916；Wangら1992）。しかし、この方法は依然として広く用いられており、がん治療に携わる処方者は、この方法を使って投与量を計算できなければならない。

一般的に、BSAはノモグラムを用いて推定される。成人と小児で異なるものが入手可能であるため、処方者は正しいノモグラムを選択するように気をつけなければならない。がん治療で処方することは、専門的かつハイリスク領域の業務である。これらの計算例は、投与量の計算方法について自覚を

高めるためにのみ加えられている。がん治療に従事することが予測される者は、投与量計算におけるさらなる専門教育を確実に受けなければならない。

例題 推定BSAが$2.2m^2$である成人患者に対する低用量静脈注射療法を用いたシクロホスファミドの投与量を計算しなさい。

【ステップ1】
シクロホスファミドの推奨投与量を製薬企業の製品情報概要（Summary of Product Characteristics）で確認する（EMC 2007）。以下のように記載されている。

低用量：週1回単回静脈内投与として$80-240mg/m^2$、ここでは$80mg/m^2$と仮定する。

【ステップ2】
BSAが$2.2m^2$である患者に対する投与量を計算する。
週1回の投与量 ＝ $80mg/m^2 \times 2.2m^2$ ＝ 176mg

一般的に、細胞傷害性医薬品の投与量は切り捨ても切り上げもせず、患者個別に調製する。ただし、投与量のバンド固定（dose banding）は一括作成に都合が良いこと、患者のリスクを軽減する対策になることから、一部の施設で使用されている（MacLeanら 2003）。投与量のバンド固定ではあらかじめ充填されたシリンジを選択し、計算した投与量との誤差が5％以内の分量とされる。シクロホスファミドは、投与量のバンド固定に適している医薬品の1つである。

例題 推定BSAが$0.6m^2$の小児へのビンクリスチンの静脈内投与量を計算しなさい。ビンクリスチンの推奨投与量は、週1回$1.4〜2mg/m^2$、最大2mgまでである（EMC 2009）。10kg以下の体重の小児については、開始用量を週1回0.05mg/kgにするべきである。計算に使用する投与量は2mg/kgとする。

（注記：国立患者安全局（NPSA）は、ビンカアルカロイドの処方、調剤、配送、管理に携わるすべての者が登録されることを求めている（DoH 2001 2003；NPSA 2008）。ビンクリスチンはハイリスク薬である。特に許

可され、その処方のための訓練を受けない限り、また所属施設で管理されるリスク名簿に登録されていない限り、ビンクリスチンあるいは他のいかなるビンカアルカロイドも処方してはならない。この例題は計算練習の目的のために含まれている。)

【ステップ1】

BSA が0.6m^2 である子供への投与量を計算する。

週1回静脈内投与量 = 2 mg/m^2 × 0.6m^2 = 1.2mg

計算練習をしてみよう

本章を読み進める前に、以下の計算を行い、このセクションを理解したことを確かめなさい。答えは本章の最後を参照すること。

11. 次の患者の理想体重（IBW）を求めなさい。
    a. 身長185cm の男性
    b. 身長150cm の女性

12. 体重16kg の3歳の小児に対するアモキシシリン・クラブラン酸合剤（co-amoxiclav）懸濁液125/35の投与量を計算しなさい。標準的な英国医薬品集（BNF）における投与量は、1日0.8ml/kg を3回に分けたものであり、重篤な感染症では1日1.6ml/kg まで増やし、3回に分けたものとする。計算には1日0.8ml/kg を使用すること。

13. 重篤な感染症を治療するため、成人女性にトブラマイシンを低速ボーラス静注する場合の投与量を計算しなさい。英国医薬品集における推奨投与量は、8時間ごとの分割投与で1日3mg/kg である。投与量はIBW に基づいていなければならない。患者の身長は165cm である。

14. 推定体表面積（BSA）が1.95m^2 の成人患者にシクロホスファミドの低用量静脈注射療法を行う場合の投与量を計算しなさい。選択した投与量は、120mg/m^2 週1回である。

単位時間当たりの医薬品投与速度を計算する

1分間当たりの滴下数を設定した容積輸液装置を用いる場合の点滴の投与速度を計算する

成人用の容積輸液装置は、溶液1mlを20滴で投与する。

（注記：この値は輸血装置や小児用の輸液装置では異なることに注意しなければならない。常に、使用する装置の1ml当たりの滴下数を確認せよ。）

グルコース5％の輸液1Lを8時間かけて投与したいとする。

【ステップ1】

ミリリットルの量に変換する。

8時間かけて1L ＝ 8時間かけて1,000ml

【ステップ2】

1時間当たりの量を計算する。

$$8時間かけて1,000ml = \frac{1,000ml}{8}$$

＝ 1時間当たり125ml

【ステップ3】

1分間当たりの量を計算する。

$$1時間かけて125ml = \frac{125}{60} = 1分間当たり2.08ml$$

この投与方法は小数点以下第2位まで正確ではないため、1分間当たり2mlに切り下げる。

【ステップ4】

この量に見合う滴下数を計算する。

選んだ装置を使って、溶液1mlを20滴で投与しなければならない。

したがって、2ml ＝ 40滴分

溶液1Lを8時間かけて投与するため、滴下コントローラーを1分間に40滴投与するように設定する。

ハイリスク輸液装置を使用して、1時間当たりのミリリットル数で点滴速度を計算する

　静脈経路による医薬品の投与は、高いリスクを伴う処置である。病院薬剤師は一般的に静脈内投与のためのモノグラフを作成することによって、この処置をより安全に行おうとする。しばしば、ドーパミンのようなハイリスク薬では、患者体重と点滴速度の関係に基づく投与標準表を用いる。しかし、医療専門家はこうした表がどのように計算されているかに注意を払わなければならない。

　静脈内に医薬品を投与する前に、次のことを確認しなければならない。
- 患者の状態がモノグラフと一致していること。例えば、医薬品によっては、患者が適切かつ厳密にモニタリングされた救命救急ケア領域でのみ投与されるものがある。
- 医薬品が静脈経路で投与できること。例えば、医薬品によっては中心経路からのみ投与されるものがある。
- 医薬品を処方された濃度で、利用可能な静脈経路から投与できること。例えば、溶液濃度は中心経路を使用するか、末梢経路を使用するかによって変わるものがある。
- 患者がモノグラフに記載された患者の分類に当てはまること。例えば、成人、小児、新生児でモノグラフが異なる。
- 投与量：通常、モノグラフには適応症に従って適切な投与量が記載されている。
- 希釈剤：医薬品によっては、特定の希釈剤でのみ希釈されるものがある。

　例題　体重60kgの患者に対するドーパミンの点滴速度を1時間当たりのミリリットル数で計算しなさい。ドーパミンを生理食塩水で希釈し、3 microgram/kg/分の速度で、末梢経路で投与するよう依頼された。患者は一般内科病棟にいる。末梢投与のための点滴の推奨希釈は500ml生理食塩水にドーパミン800mgである。

【ステップ1】
　体重60kgの患者に対するmicrogram/分での投与量を計算する。

ドーパミンは 3 microgram/kg/分の割合で投与する。患者の体重は60kg である。

3 microgram × 60kg

= 180microgram（1分間当たり）

【ステップ2】

体重60kg の患者に対する microgram/時での投与量を計算する。

180microgram/分 × 60分

= 10,800microgram（1時間当たり）

【ステップ3】

投与量をミリグラム/時に変換する。

1 mg = 1,000microgram

したがって、10,800microgram

= 10.8mg（1時間当たり）

【ステップ4】

選択した点滴方法に対して推奨された希釈であるか確認し、投与量を実用量に変換する。

末梢投与のための点滴の推奨希釈は500ml 生理食塩水にドーパミン800mg である。1時間当たり10.8mg の投与速度にするためには、1時間当たりのミリリットル数はどれくらいか。

溶液500ml 中に800mg を含んでいるならば、1 ml 中にはどれくらい含まれているか。

$\dfrac{1\ ml}{500ml}$ × 800mg = 1.6mg（1 ml 当たり）

したがって、10.8mg を含む溶液量はどれくらいか。

$\dfrac{10.8mg}{1.6mg}$ × 1 ml = 6.75ml（1時間当たり）

キログラム当たりのミリグラム数に基づいて患者への投与量を計算する

例題　急性の重症喘息発作を起こした成人を治療するために、アミノ

フィリン投与量を求めなさい。患者は以前にテオフィリンもアミノフィリンも投与されていなかったものとする。

患者の体重は85kgである。kg当たり5mgの負荷用量（初回量）を20分かけて投与し、次に500microgram/kg/時の維持用量を投与する必要がある。アミノフィリン溶液は500ml中にアミノフィリン500mgを含有している。

【ステップ1】

負荷用量（初回量）を計算する。

5 mg/kg × 85kg ＝ 425mg

生理食塩水あるいは5％グルコースを用いて20分かけて点滴する。

【ステップ2】

維持用量を計算する。

500microgram/kg/時（患者の体重85kgに対して）

＝ 500 × 85microgram/時

＝ 42,500microgram/時

【ステップ3】

1時間当たりのミリグラム数に変換する。

42,500microgram/時 ＝ （42,500 ÷ 1,000）mg/時 ＝ 42.5mg/時

【ステップ4】

投与速度を計算する。

溶液には500ml中に500mg、あるいは1ml中に1mgが含有されている。したがって、維持用量の滴下速度を42.5ml/時に設定する。

計算練習をしてみよう

15. 患者に生理食塩水1Lを12時間かけて投与する必要がある。点滴装置が溶液1mlを20滴で送り出すと仮定して、1分間当たりの滴下速度を求めよ。

16. 患者に500mlグルコース5％溶液を3時間かけて投与する必要がある。点滴装置が溶液1mlを20滴で送り出すと仮定して、1分間当たりの滴下

速度を求めよ。

17. 体重75kgの患者に、ドブタミンを2.5microgram/kg/分の速度で投与するための点滴速度を1時間当たりのミリリットル数で計算しなさい。溶液は（救命救急ケア領域での静注（IV）モノグラフによって）500mlの0.9％塩化ナトリウム輸液中に250mgのドブタミンを含有するように調製しなければならない。

18. 体重65kgの患者に、ドーパミンを2microgram/kg/分の速度で投与するための点滴速度を1時間当たりのミリリットル数で計算しなさい。溶液は（IVモノグラフによって）500ml中に800mgのドーパミン（4アンプル）を含有するように調製しなければならない。

19. 急性の重症喘息発作を起こした成人を治療するために、アミノフィリン点滴の投与量を求めなさい。患者が以前にテオフィリンもアミノフィリンも投与されていないとする。患者の体重は65kgである。kg当たり5mgの負荷用量を20分かけて投与し、次に500microgram/kg/時の維持用量を投与する必要がある。500mlのアミノフィリン溶液には500mgのアミノフィリンが含有されている

20. 重篤な活動性関節リウマチの患者を治療するために、シクロスポリンの投与量を計算しなさい。1日2.5mg/kgを2回に分けて経口投与する。患者の体重は65kgである。カプセルは25mg、50mg、100mgのいずれかの用量で提供されている。

医薬品の単価を計算する

IP（独立処方者）とSP（補助的処方者）のコンピテンシーとして、費用対効果の高い方法で処方することが挙げられる。薬剤経済学は医薬品の費用対効果と臨床効果に注目する科学である。しかし、こうした問題は薬剤経済

学的な解析に必要な詳しさで検討されてきていない。そこで、まず単純な費用比較を行うために、薬物治療コースの費用を計算する方法を検討する。

a．1日当たりの医薬品費用を計算する方法

どんな情報が必要か。
- 包装単価
- 包装中の剤数
- 1日当たりの投与剤数

例題 シメチジン錠400mg

包装単価 ＝ 1.55ポンド（BNF56における価格）

1包装中の錠数 ＝ 60錠

1日投与量 ＝ 1日2錠

答えがペンス単位になるように、ここで包装単価をペンスに換算する。

1錠当たりの費用を計算する。

60錠 ＝ 1.55ポンド ＝ 155ペンス

1錠 ＝ $\dfrac{155}{60}$ ＝ 2.58ペンス（3ペンスに切り上げ）

1日当たりの費用を計算する。

1錠当たり3ペンス × 1日当たり2錠 ＝ 1日当たり6ペンス

b．治療コース当たりの費用を計算する方法

どんな情報が必要か。
- 1日当たりの費用
- 治療コースの週数または日数

例題 シメチジン錠400mg

1日当たりの費用 ＝ 6ペンス

治療コースの週数 ＝ 8週

したがって、コースの日数 ＝ 8 × 7 ＝ 56日

コース当たりの費用を計算する。

1日当たり6ペンス × 56日 ＝ 336ペンス ＝ 3.36ポンド

現実的に、シメチジンを別のヒスタミン H_2 拮抗薬と比較したいならば、それぞれの医薬品の治療コースがどのくらいの長さか、どのくらいの割合の患者が標準治療コースによって治癒したか、再発率はどの程度違うのかなどについても考慮する必要があるだろう。しかし、ここで示した方法によって、異なる治療計画を医薬品費用だけの観点から比較することができる。

計算練習をしてみよう

21. 次の非ステロイド系抗炎症薬（NSAID）ごとに1ヶ月の治療費用を計算しなさい。

薬剤	包装の大きさ（錠）	包装当たりの費用（ポンド）	治療コース（日）	1日投与量[*58]
イブプロフェン錠	84	2.24	28	400mg TDS
ジクロフェナク錠	84	1.79	28	50mg TDS
ナプロキセン錠	28	1.65	28	500mg BD

22. 次の制酸剤の1ヶ月の治療費用を計算しなさい。表で推奨される投与量範囲の上限となる投与量で規則的に投与することとする。

[*58] 処方略号（ラテン語）：BD（bis die）は1日2回投与、TDS（ter die sumendus）は1日3回投与、QDS（quater die sumendus）は1日4回投与を指す。

薬剤	包装の大きさ (ml)	包装当たりの費用（ポンド）	治療コース（日）	1日投与量[58]
Gastrocote 液剤	500ml	2.67	28	15ml QDS
Gaviscon Advance 液剤	250ml	2.7	28	20ml QDS
Peptac 懸濁剤	500ml	2.16	28	10ml QDS

単純な薬物動態学的計算

　薬物動態は補助的処方と独立処方のためのコアカリキュラムに含まれる課題である。薬物動態学的計算は非常に複雑であり、こうした計算を助けてくれる臨床薬剤師などのプラクティショナーが必要であるかもしれない。しかし、薬物治療について患者をカウンセリングする際、ある種の単純な計算が役立つことがある。それらは医薬品の投与経路を変える時にも役立ってくれる。

半減期

　医薬品の半減期とは、その血漿中濃度が半分に減少するのに要する時間である。場合によっては大きな患者間の差異があり得るものの、患者の肝機能または腎機能に違いがないと仮定すれば、比較的医薬品ごとに一定である。それでは、なぜ半減期が重要なのか。
　患者が医薬品を服用し始め、定期的に処方された間隔で服用し続けると、血中濃度は次第に増加し、一定になる。この一定の血中濃度は、「定常状態血漿濃度」と呼ばれる。単純な薬物動態プロファイルをもつ医薬品では、初回投与後から効果が出始めることがあるが、一般的には定常状態血漿濃度に達するまで完全な効果は得られない。これは医薬品半減期の4〜5倍の時間経過後になる。表12.2になぜそうなるかを示す。
　ゼロ時点で患者に医薬品を投与すると、ある血中濃度に到達する。医薬品

表12.2 医薬品の反復経口投与後の血漿中濃度（投与間隔は半減期と同じ）

半減期の倍数	投与回数	各投与後の血漿中濃度（mg/L）						総血漿中濃度
1	1	10						10
2	2	5.00	10.00					15
3	3	2.50	5.00	10.00				17.5
4	4	1.25	2.50	5.00	10.00			18.75
5	5	0.625	1.25	2.50	5.00	10.00		19.38
6	6	0.3125	0.625	1.25	2.50	5.00	10.00	19.69

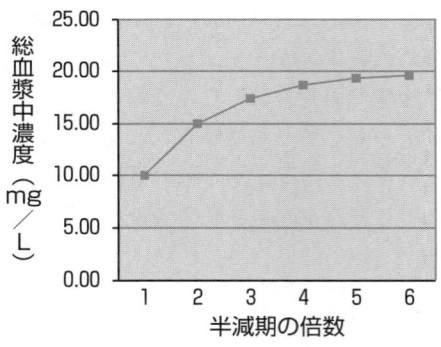

図12.1 投与開始後、半減期の倍数と共に総血漿中濃度が増加する

表12.3 医薬品の服薬中止後の血漿中濃度

半減期	総血漿中濃度（mg/L）
0	20.00
1	10.00
2	5.00
3	2.50
4	1.25
5	0.625

は排泄され、第1半減期で、血中濃度は元の半分に下がる。仮に10mg/Lになったとする。第2半減期で、さらに半分の5mg/Lまで下がる。第3半減期で、さらに半分の2.5mg/Lまで下がり、これが繰り返される。今度は繰り返し投与するとする。投与するごとに、元々の血中濃度に到達し、排泄されて血中濃度は下がり、半減期には投与量の一部が保持される。これらの投与量の一部がすべて加算され、全血中濃度（あるいは総血漿中濃度）となる。図12.1から血漿中濃度が第5半減期のあたりで平らになり始めることが分かる。これが定常状態血漿濃度である。

　患者が医薬品の服用をやめると、逆のことが起こる。初期血中濃度は定常状態血漿濃度である。患者が医薬品を服用するのを止めると、血中濃度は半

減期ごとに元の濃度の半分になる。したがって、表12.3に示すように、医薬品を体内から排泄するには、医薬品の半減期の約4〜5倍の時間が必要となる。

医薬品の半減期を理解することは、次のようなさまざまな理由から重要である。

最大の効果に到達するための時間

半減期が約2時間のイブプロフェンを考えてみる（Setter および Baker 2002）。患者がイブプロフェンを疼痛緩和のために服用し始めた場合、約1時間後に最初のピーク血漿濃度に到達し、初回投与によるある程度の効果が現れる。しかし、最大の治療効果を引き出すためには、患者は推奨される服用スケジュールに従って、定期的に医薬品を服用し続けなければならない。こうして約8〜10時間後（2時間の半減期の4〜5倍）に定常状態血漿濃度に到達し、最大の疼痛緩和が得られる。こうした情報を患者に提供することによって、処方者は患者から一層、信頼されるようになるだろう。

> **例題** ナプロキセンは非ステロイド系抗炎症薬（NSAID）で、約14時間の半減期をもつ（Setter および Baker 2002）。この医薬品を処方し、患者が推奨される服用スケジュールに従って定期的に医薬品を服用した場合、定常状態血漿濃度に達するのにどれくらいの時間がかかるか。
>
> 【ステップ1】
>   定常状態血漿濃度に達する最短時間
>   ＝ 4 × 14時間
>   ＝ 56時間
>
> 【ステップ2】
>   定常状態血漿濃度に達する最長時間
>   ＝ 5 × 14時間
>   ＝ 70時間

医薬品の効果が消失するための時間

医薬品によっては非常に長い半減期をもつものがある。もし患者に副作用

が生じ、投与中止を決定したならば、その医薬品が排泄されるのに、またその効果が完全に消えるのに、4～5半減期を必要とする。例えば、半減期が約40時間のジゴキシン（Bauman 2002）を服用していた場合（腎機能は正常であると仮定して）、血中からジゴキシンが消失するのに一週間を必要とする。どんな毒性作用も血中濃度が低下するにつれて、その週の間に消えるだろう。

> **例題** 患者はジゴキシンを服用していたが、吐き気と下痢などの副作用が生じた。血中濃度は2.8ナノグラム/mlと報告された。患者がジゴキシン服用を中止した場合、血中濃度が0.35ナノグラム/mlに下がるまでにどれほどの時間がかかるか。この患者におけるジゴキシンの半減期は40時間であるとする。
>
> 【ステップ1】
> 　第1半減期（40時間）後、ジゴキシン濃度は半分まで減少する。
> 　2.8ナノグラム/ml ÷ 2 ＝ 1.4ナノグラム/ml
> 【ステップ2】
> 　第2半減期（40時間）後、ジゴキシン濃度はさらに半分に減少する。
> 　1.4ナノグラム/ml ÷ 2 ＝ 0.7ナノグラム/ml
> 【ステップ3】
> 　第3半減期（40時間）後、ジゴキシン濃度はさらに半分に減少する。
> 　0.7ナノグラム/ml ÷ 2 ＝ 0.35ナノグラム/ml
> 【ステップ4】
> 　したがって、ジゴキシン濃度は半減期の3倍後、0.35ナノグラム/mlまで下がる。
> 　半減期 ＝ 3 × 40時間 ＝ 120時間

患者に依存する半減期の変化

　医薬品の半減期はある患者群の中では一定であるが、異なる患者群の間では変わる。例えば、ジゴキシンは腎臓から排泄されるため、腎機能の低下している患者群では、半減期は4～5日まで延びる（Bauman 2002）。小児は医薬品の排泄に関わる生体組成や生体機能が異なるため、医薬品によっては

小児の半減期が変わることがある。例えば、ゲンタマイシンの半減期は通常の成人で約 2 時間であるが、(生後約 6 ヶ月から12ヶ月の) 幼児では約 3 時間、無尿症の成人では約50-70時間である (Mercier 2002a)。

こうした半減期の変化は、次のような理由からも一般的なものである。
- 医薬品によっては、その臨床効果が直接的に血漿中濃度に比例しない。うつ病治療に使われる三環系抗うつ薬や、関節リウマチ治療に使われる疾患修飾薬[*59]は、効果が出るまでに数週間かかることが知られている。
- 医薬品によっては活性な代謝物を産生し、この代謝物が原薬とは異なる半減期をもつ。医薬品の効果は医薬品自体の半減期だけではなく、代謝物の半減期にも関係することになる。例えば、クロルフェニラミンは代謝物も活性であるため、その血中濃度がヒスタミン受容体拮抗薬としての活性と相関しない (Marshik 2002)。
- 患者ごとの遺伝的な違いが定常状態血漿濃度を大きく変えることがある。例えば、複素環系抗うつ薬を同量服用している患者の間で、定常状態血漿濃度に30倍の差が出ることがある (Stimmel 2002)。

生物学的利用能

医薬品の生物学的利用能とは、投与量から体循環に達する割合である。生物学的利用能は吸収速度ではなく、到達量を推定する。静脈注射では、投与量のすべてが直接的に体循環に入るため、生物学的利用率は100％である。医薬品がその他の経路で投与される場合は、100％が血中に入ることはない。これには肝臓での広範な薬物代謝や、医薬品の膜透過性を決定する脂溶性、消化管における医薬品の分解など、多くの要因が絡んでいる。医薬品の中には経口的にほとんど体循環に移行しないため、経口投与できないものがある。

原薬が製品化されれば、製薬企業は直ちに、期待される臨床効果を得るに足る医薬品が血中に移行する剤形を設計する。一方、投与経路を変えた場合、投与量の変更が必要かどうかを決めるためにも、同じ医薬品で剤形を変える

[*59] 疾患修飾薬 (disease-modifying drug):疾患の再発率を抑制したり、進行を遅らせたりする作用をもつ医薬品。

と生物学的利用率が変わることを知っておくことが重要である。良い例が、ベンジルペニシリン（ペニシリンG）である。静脈内投与では100％が血中に達する。しかしながら、経口投与では、医薬品が胃酸で分解されるため、その15-30％だけが吸収される。経口投与が必要な場合には、ペニシリンGより確かな高い経口吸収性（60％）をもつペニシリンVを投与するのが一般的である（Mercier 2002b）。

ある投与経路を別の経路に変更する場合、生物学的利用率の知識は重要である。いくつかの例を挙げる。

- カルバマゼピンはてんかん治療のために経口投与できる。患者が経口的に服用できない場合は坐剤が用いられるが、100mgの経口投与は125mgの直腸投与と同等である（BNF 2008）。しかし、カルバマゼピン坐剤の吸収は飽和性であり、1回当たりの最大投与量は250mgである。したがって、投与回数を変更しなければならない可能性がある。

例題　患者は1日2回、カルバマゼピン300mgの経口投与で安定している。坐剤における等価用量はどれくらいになるか。

【ステップ1】
　カルバマゼピンの1日総投与量 ＝ 300mg × 2 ＝ 600mg

【ステップ2】
　600mg経口投与を坐剤における等価用量に変換する。
　経口投与100mg ＝ 直腸投与125mg
　したがって、経口投与600mg ＝ 直腸投与（6 × 125mg）＝ 750mg

【ステップ3】
　250mg以上を直腸経路で一度に投与することはできない。
　したがって、750mgの直腸投与量ならば250mgを1日3回投与とするべきである。

- フシジン酸ナトリウム錠はブドウ球菌の感染を治療するために経口投与される。錠剤での成人常用量は500mgを1日3回である。患者が液剤を必要とする場合、懸濁液はフシジン酸を含有するが、完全には吸収されない。懸濁液の成人常用量は750mgを1日3回である（BNF 2008）。

- 別の抗てんかん薬であるフェニトインナトリウムは、一般的に150-300mgをカプセルとして1日1回経口投与される。患者が液剤を必要とする場合、懸濁剤はフェニトイン塩基を含有する。英国医薬品集（BNF）で推奨される換算は、フェニトインナトリウム100mg（カプセル）が治療上フェニトイン90mg（懸濁剤または液剤）に相当するというものである（BNF 2008）。

> **例題** 患者は1日300mgのフェニトインナトリウムカプセルの経口投与で安定している。フェニトイン液剤の等価用量はどれくらいになるか。
>
> 【ステップ1】
> 　フェニトインナトリウムカプセル100mg
> 　＝ フェニトイン液剤90mg
>
> 【ステップ2】
> 　フェニトインナトリウムカプセル（3 × 100mg）
> 　＝ フェニトイン液剤（3 × 90mg）
> 　＝ フェニトイン液剤270mg
>
> 【ステップ3】
> 　フェニトイン液剤は5ml中にフェニトインを30mg含んでいる。したがって、270mgのための容量はどれくらいか。
>
> $$\frac{270\text{mg}}{30\text{mg}} \times 5\,\text{ml} = 45\text{ml}$$

計算練習をしてみよう

本章を読み進める前に、以下の計算を行い、このセクションを理解したことを確かめなさい。答えは本章の最後を参照すること。

23. 次の医薬品が定常状態血漿濃度に到達するまでの時間はどれくらいか。医薬品は半減期の5倍で定常状態に達し、患者は医薬品を規則的に服用するものとする。

医薬品	半減期（時間）(Setter and Baker 2002)
パラセタモール	2
インドメタシン	2.4
メロキシカム	20
ピロキシカム	48

24. 患者はテオフィリンを服用し、28mg/L の有害な血漿濃度になっている。この患者におけるテオフィリンの半減期は 8 時間として、テオフィリンの治療域（10-15mg/L）まで血漿濃度を下げるためにどれくらいの時間がかかるか。

25. 数週間、フェニトインナトリウムカプセルを 1 日350mg 服用し、よくコントロールされたてんかん患者がいる。しかし、患者は心臓発作を起こし、もはやカプセルを飲むことができない。フェニトイン懸濁剤の等価用量はどれくらいになるか。

26. 数週間、カルバマゼピン400mg を 1 日 2 回服用し、よくコントロールされているてんかん患者がいる。しかし、その患者は現在何も口にすることができない。坐剤における等価用量はどれくらいになるか。

緩和ケア

シリンジポンプ

緩和ケアでは患者にシリンジポンプを使って投薬することがある。規制薬物（CD）の処方に関する法律は、看護師の独立処方、患者群別治療指示（PGD）、補助的処方に関して絶えず変更されている。処方者は必ず保健省（DoH）のウェブサイトのような最新の情報源を使って、現行の法律を理解するようにしなければならない。

（注記：医薬品をシリンジポンプ中で混合するのは適応外処方である。処方者は最終生成物に対して責任を負う。生成する溶液の相溶性は緩和ケアハンドブックのような専門の医薬品情報を用いて、常に確認しなければならない。相溶性は次のものに依存する。）
- 使われる医薬品の組み合わせ
- 溶液を作るために使われる希釈剤
- 溶液中の各成分の最終的な濃度

処方者は、シリンジポンプ内で注射用溶液を作る場合、その適切な量を処方できるように、ポンプ内の成分量を計算する方法を知っていなければならない。

これまで医薬品の所定の投与量を含んだ注射容量を算出する方法を見てきた。思い出してみよう。

> **例題** メトクロパラミド注は 1 ml 中に 10mg を含んでいるとすると、15mg はどれくらいの容量になるか。

$$\frac{15}{10} \times 1 = 1.5\text{ml}$$

> **例題** ヒヨスチン臭化水素酸注は 1 ml 中に 400microgram を含んでいるとすると、300microgram はどれくらいの容量になるか。

$$\frac{300}{400} \times 1 = 0.75\text{ml}$$

シリンジポンプ内の成分量を算出するためには、ポンプに加える各注射液の容量を算出しなければならない。また、どれほどの希釈剤が必要であるかを計算できるように、作ろうとしているシリンジポンプの最終容量を知らなければならない。

> **例題** ジアモルヒネ10mg とシクリジン50mg（それぞれ注射用水 1 ml で溶かされている）が入ったシリンジポンプを作りたい。シリンジポン

プの最終容量が10mlであるとき、必要とされる注射用水の量は（10ml－1ml－1ml）＝ 8 mlである。したがって、処方者は患者が最終容量を作れるように、注射用水の10mlバイアルを提供していることを確認する必要がある。

鎮痛処置の臨時追加投与量の計算

患者にモルヒネが徐放錠として投与されている場合、突出痛に備えて非徐放性のモルヒネが処方される。非徐放性のモルヒネは約4時間有効で、通常1日6回まで投与される。次式で、臨時追加投与をどこまで増やせるかを計算することができる。

$$臨時追加投与量 = \frac{1日の徐放性のモルヒネの総投与量}{6}$$

例題 患者がモルヒネ硫酸塩の徐放錠120mgを1日2回服用している場合、非徐放性モルヒネの臨時追加投与量はどれくらいか。

【ステップ1】
　1日の徐放性モルヒネの総投与量 ＝ 120mg × 2
　＝ 240mg

【ステップ2】
　非徐放性モルヒネの臨時追加投与量は

$$\frac{240mg}{6} = 40mg$$

突出痛に対処するために、非徐放性モルヒネ40mgを処方するべきである。

経口モルヒネからジアモルヒネ注射への変更

患者が初めてシリンジポンプを用いる場合、既に経口モルヒネを服用しているのが一般的である。英国医薬品集（BNF 2008）によって提示された用

量変更の表がある。英国医薬品集で4時間ごとの投与量として記載された用量換算は次の通りである。

$$5\,\text{mg 経口モルヒネ} = 1.25 - 2.5\,\text{mg 皮下ジアモルヒネ}$$

この用量換算は参照する文献によって変わる可能性がある。文献によっては、通常、シリンジポンプを使い始めると疼痛コントロールが悪くなったり、投与量がわずかに増加してしまったりする事実を認めている。経口モルヒネの総投与量を計算するときには、通常の徐放性投与量に突出痛に使われる非徐放性投与量の合計を加えることを忘れてはならない。

|例題| 経口モルヒネと皮下ジアモルヒネの2対1比を使用することにする。患者は疼痛に対するモルヒネ硫酸塩の徐放錠100mgを1日2回と、突出痛のためにモルヒネ硫酸塩の非徐放性錠剤30mgを1日約4回服用している。これをシリンジポンプに変更したい。これと等価なジアモルヒネの皮下投与量はどれくらいになるか。

【ステップ1】
　経口モルヒネの1日の総投与量を計算する。
　徐放性モルヒネ：100mg 1日2回 = 200mg
　非徐放性モルヒネ：30mg 1日4回 = 120mg
　1日のモルヒネ総投与量 = 320mg

【ステップ2】
　経口モルヒネと等価なジアモルヒネの皮下投与量を計算する。
　2mg 経口モルヒネ = 1mg 皮下ジアモルヒネ
　したがって、経口モルヒネ320mgと等価な投与量は

$$320 \times \frac{1}{2} = 160\,\text{mg}$$

計算練習をしてみよう

27. 次のシリンジポンプの内容量をミリリットルで計算しなさい。

ジアモルヒネ塩酸塩	50mg（注射用水2mlで溶解する）
メトクロプラミド	40mg
レボメプロマジン	12.5mg
注射用水	17ml

この配合組成は安定性の確認が行われている（Dickmanら2002）。

28. 患者は1日2回60mgモルヒネ硫酸塩の徐放錠を服用している。突出痛のためのモルヒネ硫酸塩溶液の適切な経口投与量はどれくらいか。

29. 患者は4時間ごとにモルヒネ硫酸塩溶液15mgを服用している。これと等価な12時間ごとに服用するモルヒネ徐放錠の投与量はどれくらいか。

30. 患者は90mgモルヒネ硫酸塩の除放錠1日2回を定期的に服用しており、1日約4回、30mg経口モルヒネ溶液の臨時追加投与を必要としている。この患者をシリンジポンプの使用に変更する場合、これと等価なジアモルヒネの投与量を計算しなさい。

解答

1. a. 1.5kg × 1,000 ＝ 1,500g
   b. 37.5mg × 1,000 ＝ 37,500microgram
   c. 650microgram ÷ 1,000 ＝ 0.65mg
   d. 1,750ml ÷ 1,000 ＝ 1.75L
   e. 0.95L ÷ 1,000 ＝ 950ml

2. 軟膏剤の総量

顔	30g
両手	50g
頭皮	100g
両腕	200g
両足	200g
胴体	400g
そけい部	25g
合計	1,005g

3. マイクログラムでの1日の総投与量を計算する。
　　150microgram × 25 ＝ 3,750microgram
　　1日の総投与量をミリグラムに変換する。
　　3,750microgram ÷ 1,000 ＝ 3.75mg

4. 1日に患者が必要な水分量はどれくらいかを計算する。
　　30ml × 65 ＝ 1,950ml
　　リットルに変換する。
　　1,950ml ÷ 1,000 ＝ 1.95L

5. 1日に患者に投与できる量はどれくらいかを計算する。
　　20ml × 4 ＝ 80ml
　　30日で患者が必要なのはどれくらいかを計算する。
　　80ml × 30 ＝ 2,400ml
　　リットルに変換する。
　　2,400ml ÷ 1,000 ＝ 2.4L

6. 【ステップ1】
　　濃度比を算出する。
　　過マンガン酸カリウム（1 → 10,000）＝ 10,000ml 中1g

【ステップ2】
溶液の濃度をミリグラムに変換する。
10,000ml 中に 1 g ＝ 10,000ml 中 1,000mg
【ステップ3】
溶液100ml 中に過マンガン酸カリウムがどれくらい含まれているかを計算する。

$$\frac{100}{10,000} \times 1,000 = 10\text{mg}$$

7．【ステップ1】
100ml 当たりのグラム数で表されるパーセント濃度を算出する。
過酸化水素水6％は100ml 中に6ｇの過酸化水素を含む。
【ステップ2】
溶液250ml 中に過酸化水素がどれくらい含まれているかを計算する。

$$\frac{250}{100} \times 6 = 250\text{ml 中}15\text{g}$$

8．レボメプロマジン注は1 ml 中に25mg のレボメプロマジンを含む。
【ステップ1】
レボメプロマジン6.25mg を含む溶液量を計算する。

$$\frac{6.25}{25} \times 1\text{ ml} = 0.25\text{ml}$$

9．【ステップ1】
医薬品の総投与量を計算する。
25mg × 18 ＝ 450mg
【ステップ2】
450mg が含まれている溶液量を計算する。
溶液5 ml 中に200mg が含まれている。
したがって、450mg を含む量は、

$$\frac{450}{200} \times 5\,\text{ml} = 11.25\,\text{ml}$$

10. 【ステップ1】
　100ml 当たりのグラム数で表されるパーセント濃度はどれくらいかを計算する。
　リドカイン2%注は100ml 中に2gのリドカインを含む。
　【ステップ2】
　溶液の濃度を100ml 中のミリグラム数に変換する。
　100ml 中2g
　= 2 × 100ml 中 1,000mg
　= 100ml 中 2,000mg
　【ステップ3】
　100mg が含まれているリドカイン注の量を計算する。

$$\frac{100}{2{,}000} \times 100\,\text{ml} = 5\,\text{ml}$$

11. a. 身長185cm の男性の理想体重（IBW）
　　　男性：理想体重 =（0.9 × センチメートル身長）− 88kg
　　　　　　　　　　=（0.9 × 185）− 88kg
　　　　　　　　　　=（166.5）− 88kg
　　　　　　　　　　= 78.5kg
　注記：88kg を引く前に（　）内の数字を掛けること。

11. b. 身長150cm の女性の理想体重
　　　女性：理想体重 =（0.9 × センチメートル身長）− 92kg
　　　　　　　　　　=（0.9 × 150）− 92kg
　　　　　　　　　　=（135）− 92kg
　　　　　　　　　　= 43kg

12. 1日の総投与量を計算する。

1日の投与量0.8ml/kg　＝　患者体重（kg）×　1日投与量（ml/kg）
　　　　　　　　　　　＝　16kg　×　0.8ml/kg
　　　　　　　　　　　＝　1日当たり12.8ml
1日3回での投与量を計算する。
　　　　　　　　　　　＝　12.8ml　÷　3
　　　　　　　　　　　＝　4.267ml
　　　　　　　　　　　＝　4.3ml（実際の投与量に切り上げる）

13. 理想体重を計算する。
　　女性：理想体重　＝　（0.9　×　センチメートル身長）－　92kg
　　　　　　　　　　＝　（0.9　×　165）－　92kg
　　　　　　　　　　＝　148.5　－　92kg
　　　　　　　　　　＝　56.5kg
1日の総投与量を計算する。
3 mg/kg での1日の総投与量
　　　　　　　　　　＝　患者の理想体重（kg）×　1日の投与量（mg/kg）
　　　　　　　　　　＝　56.5kg　×　3 mg/kg
　　　　　　　　　　＝　169.5mg
8時間ごとに投与する場合の投与量を計算すると、
　　　　　　　　　　＝　169.5　÷　3
　　　　　　　　　　＝　56.5mg（57mgに切り上げる）
6時間ごとに投与する場合の投与量を計算すると、
　　　　　　　　　　＝　169.5　÷　4
　　　　　　　　　　＝　42.38mg（42mgに切り下げる）
患者に投与するために実際量に変換する。
　トブラマイシン注1 ml 中に40mgが含まれている場合、上記の2つの投与量は次のいずれかと等価になる。

57mgを8時間ごと　＝　$\dfrac{57}{40}$　×　1 ml　＝　1.425ml

42mgを6時間ごと　＝　$\dfrac{42}{40}$　×　1 ml　＝　1.05ml

14. シクロホスファミドの週間投与量 ＝ 120mg/m^2 × 1.95m^2
    ＝ 234mg

15. １Ｌ生理食塩水を12時間かけて ＝ 1,000ml/12 ＝ 83.3ml/時
    83.3ml/時 ＝ 83.3/60 ＝ 1.39ml/分
    これは1.4ml/分に切り上げが可能である。
    20滴 ＝ １ml、したがって、1.4ml ＝ 1.4 × 20 ＝ 28滴（１分間当たり）
    滴下コントローラーの滴下速度は１分間28滴に設定するべきである。

16. グルコース５％溶液500mlを３時間かけて投与する ＝ 500/3 ＝ 166.7ml/時
    166.7ml/時 ＝ 166.7/60 ＝ 2.8ml/分
    20滴 ＝ １ml、したがって、2.8ml ＝ 2.8 × 20 ＝ 56滴（１分間当たり）
    滴下コントローラーの滴下速度は１分間56滴に設定するべきである。

17. 患者の体重75kg、2.5microgram/kg/分 ＝ 2.5 × 75microgram/分 ＝ 187.5microgram/分
    187.5microgram/分 ＝ 187.5 × 60microgram/時 ＝ 11,250microgram/時
    １時間当たりのミリグラムに変換する：1,000microgram ＝ １mg
    したがって、11,250microgram/時 ＝ 11.25mg/時
    生理食塩水500ml中にドブタミンが250mg含まれている溶液がある。１ml中にはどれくらい含まれているか。

    500ml中250mg ＝ $\dfrac{1\,ml}{500\,ml}$ × 250mg ＝ １ml中に0.5mg

    11.25mgを含む量はどれくらいか。
    11.25mg/0.5mg × １ml ＝ 22.5ml/時
    したがって、ポンプは22.5ml/時で投与できるように設定すべきである。

18. 患者の体重65kg、2 microgram/kg/分 ＝ 130microgram/分
    130microgram/分 × 60 ＝ 7,800microgram/時
    １時間当たりのミリグラムに変換する：1,000microgram ＝ 1 mg
    したがって、7,800microgram ＝ 7.8mg
    ドーパミン溶液は500ml 中に800mg が含まれている。１ml 中に含まれるのはどれくらいか。

    $\dfrac{1\ ml}{500ml}$ × 800mg ＝ 1 ml 中1.6mg

    $\dfrac{7.8mg}{1.6mg}$ × 1 ml ＝ 4.875ml/時

    したがって、ポンプは4.88ml/時で投与できるように設定すべきである。

19. 負荷用量：
    kg 当たり5 mg × 65kg ＝ 325mg、これを生理食塩水もしくは5％グルコース点滴用を用いて20分かけて投与する。
    　維持用量：
    患者の体重が65kg、500microgram/kg/時 ＝ 500 × 65microgram/時
    　　　　　　　　　　　　　　　　　　　 ＝ 32 500microgram/時
    １時間当たりのミリグラムに変換すると： ＝ 32.5mg/時
    溶液500ml 中に500mg、あるいは１ml 中に１mg が含まれている。
    したがって、点滴を維持するには32.5ml/時に設定するべきである。

20. 65kg × 2.5mg/kg ＝ 162.5mg
    投与量を２回に分けるとすると、理論的に１日２回81.25mg となる。この投与量は１日２回100mg に切り上げるか、あるいは１日２回75mg に切り下げるかである。実際には、計算した投与量に近い75mg に切り下げるべきである。次いで、シクロスポリンの血中濃度を確認する必要があり、個々の患者に合わせて調節する。

21. 以下の医薬品の１錠当たりの費用はどれくらいか（四捨五入で整数に

する)。
  イブプロフェン400mg 2.24ポンド = 224/84 = 3ペンス
  ジクロフェナク50mg 1.79ポンド = 179/84 = 2ペンス
  ナプロキセン500mg 1.65ポンド = 165/28 = 6ペンス

 以下の医薬品の治療日数当たりの費用はどれくらいか(四捨五入で整数にする)。
  イブプロフェン400mg 3ペンス × 3日間 = 9ペンス
  ジクロフェナク50mg 2ペンス × 3日間 = 6ペンス
  ナプロキセン500mg 6ペンス × 2日間 = 12ペンス

 以下の医薬品の治療コース(日数)当たりの費用はどれくらいか。
  イブプロフェン400mg 9ペンス × 28日 = 252ペンス = 2.52ポンド
  ジクロフェナク50mg 6ペンス × 28日 = 118ペンス = 1.68ポンド
  ナプロキセン500mg 12ペンス × 28日 = 336ペンス = 3.36ポンド

22. 以下の制酸剤の治療日数当たりの費用はどれくらいか(四捨五入で小数第1位までの概数にする)。
 溶液のml当たりの費用
  Gastrocote   2.67ポンド = 267ペンス/500 = ml当たり0.5ペンス
  Gaviscon Advance 2.70ポンド = 270ペンス/250 = ml当たり1.1ペンス
  Peptac   2.16ポンド = 216ペンス/500 = ml当たり0.4ペンス

 日数当たりの投与量
  Gastrocote   (15 × 4) = 60ml
  Gaviscon Advance (20 × 4) = 80ml
  Peptac   (10 × 4) = 40ml

溶液の日数当たりの費用

Gastrocote	ml 当たり0.5ペンス × 60ml	= 30ペンス
Gaviscon Advance	ml 当たり1.1ペンス × 80ml	= 88ペンス
Peptac	ml 当たり0.4ペンス × 40ml	= 16ペンス

a．以下の制酸剤の治療コース（日数）当たりの費用はどれくらいか。

Gastrocote	30ペンス × 28日	= 8.40ポンド
Gaviscon Advance	88ペンス × 28日	= 24.64ポンド
Peptac	16ペンス × 28日	= 4.48ポンド

23.

医薬品	半減期	定常血漿濃度に達するまでの時間（半減期の4倍から5倍）
パラセタモール	2時間	8－10時間
インドメタシン	2.4時間	9.6－12時間
メロキシカム	20時間	80－100時間
ピロキシカム	48時間	192－240時間

24. 半減期（8時間）後、テオフィリン濃度は半分まで減少している。

　28mg/L ÷ 2 = 14mg/L

これは10－15mg/L の基準範囲内にある。

25.【ステップ1】

　　フェニトインナトリウムカプセル100mg = フェニトイン懸濁液90mg

【ステップ2】

　　フェニトインナトリウムカプセル（3 × 100mg）+（1 × 50mg）

　　= フェニトイン懸濁液（3 × 90mg）+（1 × 45mg）

　　= フェニトイン懸濁液315mg

【ステップ3】

　　フェニトイン懸濁液は5 ml 中にフェニトイン30mg を含んでいる。したがって、315mg を含む量はどれくらいか。

$$\frac{315\text{mg}}{30\text{mg}} \times 5\,\text{ml} = 52.5\text{ml}$$

26. 【ステップ 1】
　　　カルバマゼピンの 1 日の総投与量 ＝ 400mg × 2 ＝ 800mg
　【ステップ 2】
　　　経口投与量800mg を坐剤における等価な用量に変換する。
　　　経口投与量100mg ＝ 直腸投与量125mg
　　　したがって、経口投与量800mg ＝ 直腸投与量（8 × 125mg）
　　　　　　　　　　　　　　　　　＝ 1,000mg
　【ステップ 3】
　　　250mg までなら直腸経路で一度に投与することができる。したがって、1,000mg の直腸投与量ならば250mg を 1 日 4 回投与するべきである。

27. 【ステップ 1】
　　　それぞれの成分量を計算する。
　　　ジアモルヒネ ＝（表に記載されている通り）注射用水 2 ml 中に50mg
　　　メトクロプラミド注は 2 ml 中に10mg が含まれている。
　　　したがって、メトクロプラミド40mg ＝ 8 ml
　　　レボメプロマジン注は 1 ml 中に25mg が含まれている。
　　　したがって、レボメプロマジン12.5mg ＝ 0.5ml
　【ステップ 2】
　　　必要な注射用水の量を計算する。
　　　最終的な総溶液量は17ml と記載されている。
　　　したがって、注射用水の量は、
　　　（17ml － 2 ml － 8 ml － 0.5ml）＝ 6.5ml
　　　したがって、患者には注射用水10ml のアンプルの提供が必要となる。

28. 【ステップ1】
モルヒネの1日総投与量を計算する。
60mg × 2 = 120mg
【ステップ2】
モルヒネの臨時追加投与量を計算する。
120mg ÷ 6 = 20mg
通常4時間ごと、もしくは患者の必要に応じてさらに頻回に服用されている場合、非徐放性モルヒネ20mgを処方するべきである。

29. 【ステップ1】
非徐放性モルヒネの1日の総投与量を計算する。
15mg 4時間ごと = 15mg × 6 = 90mg
【ステップ2】
徐放性モルヒネと等価の投与量を計算する。
90mg ÷ 2 = 45mg 1日2回

30. 【ステップ1】
1日の総モルヒネ投与量 = (90mg × 2) + (30mg × 4) = 300mg
【ステップ2】
ジアモルヒネの皮下注投与量 = 300mg ÷ 2 = 150mg

参考文献

Bauman, J. (2002). Antiarrhythmic drugs. pp 297-323. In Anderson, P., Knoben, J., Troutman, W (eds). *Handbook of Clinical Drug Data*. New York: McGraw-Hill Medical Publishing Division.

Bonner, M., Wright, D., George, B. (2001). *Practical Pharmaceutical Calculations*. Newbury: Petroc Press (LibraPharm Limited).

British National Formulary no 56. (2008). London: BMJ Publishing Group Ltd and RPS Publishing.

Courtenay, M., Griffiths, M. (eds) (2010). *Medication Safety: An Essential Guide*. Cambridge: Cambridge University Press.

Department of Health (2001). *National Guidance on Intrathecal Chemotherapy*. HSC 2001/022. London: Department of Health.

Department of Health (2003). *Updated National Guidance on the Safe Administration of Intrathecal Chemotherapy*. HSC 2003/010. London: Department of Health.

Dickman, A., Littlewood, C., Varga, J. (2002).

The Syringe Driver: Continuous Subcutaneous Infusions in Palliative Care. Oxford: Oxford University Press.

DuBois, D., DuBois, E.F. (1916). Cited in Jones, P.R., Wilkinson, S., Davies, P.S. (1985). A revision of body surface area estimations. *Eur J Appl Physiol Occup Physiol 53*(4): 376–379.

Electronic Medicines Compendium (2007). SPC cyclophosphamide. http://emc.medicines.org.uk

Electronic Medicines Compendium (2009). SPC vincristine sulphate 1mg/ml injection. http://emc.medicines.org.uk

Lesar, S. (1998). Errors in the use of medication dosage equations. *Arch Pediatr Adolesc Med 152*(4): 340–344.

MacLean, F., Macintyre, J., McDade, J. et al. (2003). Dose banding of chemotherapy in the Edinburgh Cancer Centre. *Pharm J 270*: 691–693.

Marshik, P. (2002). Antihistamines. pp 790–803. In Anderson, P., Knoben, J., Troutman, W. (eds) *Handbook of Clinical Drug Data*. New York: McGraw-Hill Medical Publishing Division.

Mercier, R.C. (2002a). Aminoglycosides. pp 55–61. In Anderson, P., Knoben, J., Troutman, W. (eds) *Handbook of Clinical Drug Data*. New York: McGraw-Hill Medical Publishing Division.

Mercier, R.C. (2002b). Beta-lactams. pp 126–158. In Anderson, P., Knoben, J., Troutman, W. (eds) *Handbook of Clinical Drug Data*. New York: McGraw-Hill Medical Publishing Division.

National Patient Safety Agency (2007). *Patient Safety Alert 20: Promoting Safer Use of Injectable Medicines*. London: National Patient Safety Agency.

National Patient Safety Agency (2008). *Rapid Response Report NPSA/2008/RRR04. Using Vinca Alkaloid Minibags (Adult/Adolescent Units)*. http://www.npsa.nhs.uk/patientsafety/alerts-and-directives/rapidrr

National Prescribing Centre (2001). *Maintaining Competency in Prescribing: an Outline Framework to Help Nurse Prescribers*. http://www.npc.co.uk/prescribers/resources/maint_comp_prescribing_nurs.pdf

National Prescribing Centre (2004). Maintaining Competency in Prescribing: an Outline Framework to Help Allied Health Professional Supplementary Prescribers. http://www.npc.co.uk/prescribers/resources/maintain_comp_prescribing.pdf

National Prescribing Centre (2006). *Maintaining Competency in Prescribing: an Outline Framework to Help Pharmacist Prescribers* (second edition). http://www.npc.co.uk/prescribers/resources/competency_framework_oct_2006.pdf

Nursing and Midwifery Council (2004). *Standards of Proficiency for Pre-registration Nursing Education*. http://www.nmc-uk.org/aFrameDisplay.aspx?DocumentID=328&Keyword=

Nursing and Midwifery Council (2006). *Standards of Proficiency for Nurse and Midwife Prescribers*. http://www.nmc-uk.org/aArticle.aspx?ArticleID=2021

Setter, S., Baker, D. (2002). Nonsteroidal anti-inflammatory drugs. pp 16–30. In Anderson, P., Knoben, J., Troutman, W. (eds). *Handbook of Clinical Drug Data*. New York: McGraw-Hill Medical Publishing Division.

Smith, J. (2004). *Building a Safer NHS for Patients: Improving Medication Safety*. London: Department of Health.

Stimmel, G. (2002). Antidepressants. pp 444–459. In Anderson, P., Knoben, J., Troutman, W. (eds) *Handbook of Clinical Drug Data*. New York: McGraw-Hill Medical Publishing Division.

Wang, Y., Moss, J., Thisted, R. (1992). Predictors of body surface area. *J Clin Anesth 4*(1): 4–10.

第13章

処方をどのように実践するか

Polly Buchanan

　英国総人口の少なくとも25%に皮膚疾患があり、そのうちの19%がGP（一般診療医）の診察を受けるとされる（Williams 1997）。それゆえ、皮膚疾患をもつ患者を治療することは、プライマリーケアに関わる医療専門職の重要な業務となる。今後の皮膚科領域のサービスは、こうした治療をプライマリーケアとして改善すること（DoH 2006）、セカンダリーケアで診察される患者の待機時間を減らすこと（DoH 2008）を目的とする。こうした方針の中で、慢性の炎症性皮膚疾患をもつ患者のプライマリーケアのために、看護師主導診療所（nurse-led clinic）が作り出された（Bowcock and Bailey 2002；Mateos 2003；Page et al. 2009；Rolfe 2002a）。湿疹症状、乾癬、痤瘡（にきび）は主な慢性再発性の疾患で、プライマリー・ケア施設で効果的に治療マネージメントすることができる（Page et al. 2009）。

　医薬品の処方を取り巻く近年の法改正によって、看護師主導診療所や薬局のサービスが、GPによるプライマリーケアや皮膚疾患のセカンダリーケアを補完できるようになった（Bowman 2000；DoH 1999；2000；2002；2003；Medicines Control Agency 2002）。例えば、現在、看護師は皮膚疾患に使われる局所用医薬品や全身用医薬品を独立処方できる。さらに、看護師と薬剤師は補助的処方として、臨床マネジメント計画（CMP）に基づいて、皮膚疾患をもつ患者に英国医薬品集（BNF 2009）から処方することができるようになった。

薬剤師や看護師などのプラクティショナーは処方者の役割を全うするために、国立処方センター（NPC 2003）や、看護助産評議会（NMC 2003）、スコットランド国民保健サービス（NHS Scotland）（NHS Education for Scotland 2003）が開発したコンピテンシーのフレームワークを用いて、一般的な処方コンピテンシーや皮膚科特有の処方コンピテンシーを獲得できるようになった。

これには次のようなコンピテンシーがある。
- 患者の皮膚の臨床評価
- 皮膚科学的な診断に対する患者の生理学的、心理学的、情緒的な反応の評価
- 治療介入に対する患者の反応の評価と有効で安全な治療介入の実施
- スキンケアに関する支援と情報提供

本章では、医師ではない処方者が皮膚疾患をもつ患者の治療マネージメントにおいて独立処方と補助的処方をどのように活用できるかを解説する。これらの処方形式を、他の医療分野でも患者ケアを改善するために、また、医師以外の処方に関わるプラクティショナーの役割を最適化するために、どのように利用できるかを考察する。

スキンケア

我々は日常的にスキンケアという考えに触れている。化粧品業界は、魅力を高め、老化を予防するために、人々にスキンケアを勧める。多くの美容品や化粧品が特別に皮膚のためにデザインされている。ファッション・美容業界は我々の心の中に「なくてはならない美しい肌」をもつことへの期待を作り出した。皮膚の「外観」は自尊心に影響する。そのため、皮膚疾患をもつ患者を治療する医療専門職は、正常な皮膚をまず解剖学的に、生理学的に理解し、一般的な皮膚分節の知識をもっていることに加え、目立った皮膚疾患が自己イメージに影響を与えることや、皮膚疾患をもつ人々に適切なケアを提供することがいかに重要であるかを認識していなければならない（Papadopoulos と Bor 1999）。

皮膚疾患をもつ患者への処方

　皮膚は身体の中で最も大きく重要な臓器であり、経皮的に効果的な治療を行うことができる。そのため、皮膚科で使われる医薬品の大半は局所で用いられる。医師ではない医療専門職が独立処方することができるようになり、ますます多くの皮膚疾患を容易に治療することができるようになった（表13.1参照）。

皮膚疾患への局所用薬と全身用薬の使用に影響を及ぼす主な要因

　局所用薬の最も大きな有益性は、その安全性（全身性の吸収・毒性の潜在的な低さ）、有効性（経皮吸収の良さ）、限りなく小さな副作用、高い費用対効果にある。一方、その最も大きな欠点は、臭い、外観、粘度、塗布の頻度、皮膚や髪、家具、衣類が汚れることである。これらの欠点は患者のコンコーダンスを向上させない。

　例えば、自宅でスキンケアをする乾癬の患者は、タールやアントラリンを基剤とする製剤を使うことの難しさを頻繁に訴える。これらの医薬品を医療専門職からの支援や教育を受けて使う場合には有効であるが、皮膚や家具、衣類を汚すために、中長期的に使い続けるには治療に打ち込む意欲的な患者でなければならない。乾癬の治療において、もっと面倒な局所用薬であるビタミンD類似体、コルチコステロイド、レチノイドなどの使用を患者と検討するためには、一層の患者教育が必要になってくる。そのためには患者が適切な薬物治療を選択する前に、あるいはこうした治療に同意する前に、副作用や長期使用によるタキフィラキシー[*60]の可能性といった問題を理解す

[*60] タキフィラキシー（tachyphyraxis, 速成耐性）：作動薬による細胞の継続的な刺激が急速な脱感作（あるいは順応）を起こし、その結果、同じ濃度の薬物に継続して、あるいは再度暴露する時に、その効果が減弱すること。喘息治療でβ受容体作動薬を気管支拡張薬として反復使用する時、その効果が減弱することなどが挙げられる。

る必要がある。

　処方者が患者とコンコーダンスを作り、臨床的な有効性を得るつもりなら、基礎的な薬理学を十分に理解し、患者の治療マネージメントに応用することが重要である。さらに、どのように医薬品が効果を発揮し、この効果が患者によってどのように変わるかを理解することで、医薬品の投与経路、投与量、頻度、禁忌、副作用に関わる決定を行うことができる。

　さらに、乾癬や湿疹のような慢性再発性の皮膚疾患で、治癒することを求めるのは現実的なアウトカムではない。皮膚疾患をもつ患者は、「最も難しいのは疾患を抱えながら生きることを学ぶこと」だと、ことあるごとに述べている（Buchanan 2001；McGuckin 2003）。だからこそ、プラクティショナーは患者が生涯にわたって皮膚の状態をマネージメントできるようにすること、再発の辛さを軽減すること、寛解の期間を延ばすことに自信をもつことが不可欠である。処方者に与えられた役割として、患者に対して教育すること、助言すること、評価すること、聞き役となることが重要である。これはプラクティショナーが患者の関心事、生活習慣、年齢、能力、問題への立ち向かい方を理解することで達成できる。

　慢性の再発性皮膚疾患をもつ患者は、一般に自分の症状への深い理解をもっており（Titman 2001）、それがどのように生活に影響し、どのような薬物治療が有効であるかを理解している。プラクティショナーが患者に対して最適な医薬品を選択するつもりならば、患者の生活を物理的、心理的、情緒的、社会的、精神的な観点から評価し、さらに、これらの観点が疾患にどのように影響するかを評価しなければならない。こうした評価を通して患者はケアのパートナーとなり、処方された医薬品がどのように使われるかに大きく影響してくる。

　処方者が患者に伝える情報や助言は、局所用薬の使用に影響する最も重要な因子である（Grad well 2001）。治療プログラム中の不適切な情報や助言は、しばしば患者の誤解、幻滅、低いコンコーダンスを生み出す（Davis 2002；Titman 2001；Wilson et al 2009）。医薬品が効果を現すまでの期間の長さ（しばしば数週間）や局所用薬の（臭いや外観、粘度などの本来的な）性質が、さらにコンコーダンスを低くする。

表13.1　看護師処方者が処方できる皮膚疾患（BNF 2009）

表皮剝離
痤瘡
日光角化症
おでき / 癰（よう）
日焼け / 火傷
水疱形成状態
カンジダ症
慢性皮膚潰瘍
皮膚炎（アトピー性、接触性、脂漏性）
皮膚の皮膚糸状菌症（白癬（はくせん））
薬疹
口唇ヘルペス
膿痂疹（のうかしん）
虫刺され / 刺し傷
裂傷
若年性足底皮膚炎
おむつかぶれ
シラミ（アタマジラミ）
粃糠疹（ひこうしん）
水痘における搔痒
酒（しゅ）さ
疥癬（かいせん）
蕁麻疹
いぼ

　乾癬のマネージメントでは、複数の局所治療を交互に行う（治療休止を含めた）ローテーション療法が英国皮膚科学協会（British Association of Dermatologists）によって推奨されている。この療法はタキフィラキシーの発症を減らし、患者とのコンコーダンスを促進する。局所治療を6–12週ごと

にローテーションすることが治療効果を高める（AAD 2003; Ali 2003; BAD 2009）。

尋常性座瘡の治療マネージメントでは、有効な処方が患者ケアを強化できることが実証されている。

尋常性座瘡（にきび）

尋常性座瘡は、皮膚の毛包脂腺系を侵す炎症症状である。顔、首、肩、胸部、背部などが侵され、思春期と成人期始めに極めてよく起こる。尋常性座瘡は皮脂生成の増加、開放性と閉鎖性の面皰（めんぽう）の発生、プロピオニバクテリウムアクネス（*Propionibacterium acnes, P.acnes*）菌の増加、遊離脂肪酸の増加、皮脂腺周りの炎症によって特徴づけられる（Buxton 1993）。この疾患には多様な皮膚病変、つまり非炎症性の面皰から炎症性の丘疹や膿疱（のうほう）が含まれる。重度の座瘡は囊胞（のうほう）や瘢痕（はんこん）を残すこともある。

尋常性座瘡の治療マネージメント

座瘡に対する処方は、その重篤度と症状が患者に与える心理的影響に左右される（NICE 2000）。軽度の座瘡でも患者の自尊心を著しく傷つける可能性があり、積極的な医療介入が必要である。中程度から重度の座瘡は瘢痕化や病状の増悪を防ぐために、早期に持続的な医療介入が必要である（Papadopoulos and Bor 1999）。治療マネージメントは疾患の病理に関連し、抗面皰剤、抗菌剤、抗アンドロゲン製剤を組み合わせて用いる（Cunningham 2000; Rolfe 2002b）。

外用レチノイド、局所用抗菌薬、局所用と全身用の抗生物質が、軽度から中程度の非炎症性あるいは炎症性の尋常性座瘡を治療するために使われる（BAD 2004; Global Alliance 2003）。薬剤師は一般販売用リスト（GSL）医薬品や薬局（P）販売医薬品の分類から座瘡用薬を選び、患者に提供できる。臨床マネジメント計画（CMP）はSP（補助的処方者）が処方するために不可欠な文書である。図13.1に軽度から中程度の座瘡の管理のために使われる

臨床マネジメント計画の概要を示す。

治療の合併症

　尋常性座瘡の治療で起きる合併症は、患者の低いコンコーダンス、すなわち間欠的な医薬品の使用、抗生物質への耐性、抗生物質による炎症と密接に結びついている。

　例えば、座瘡では非炎症性症状をうまく抑えることが治療マネージメントの基本である。面皰や微小面皰は炎症性の丘疹や膿疱への前駆病変であり、こうした面皰の治療が総合的な治療の基本である。ナフトエ酸誘導体やレチノイドは、非炎症性座瘡に推奨される医薬品である。これらの医薬品は積極的な処置と維持期の薬物治療に適応され、単剤でも単純性の非炎症性座瘡に使われるが、ほとんどの場合、抗菌剤と併用される。外用レチノイドを処方する場合には、これらの製剤が炎症を引き起こすため、支援と助言が不可欠になる。外用レチノイドと比べて、ナフトエ酸誘導体は皮膚への刺激が少ない。医薬品による炎症の可能性は、軽い剥がれ、乾燥、紅斑と共に、患者に説明する必要がある。副作用を軽減するために、どれくらいの量まで漸増できるかについても助言すべきである。

　抗菌薬は座瘡における炎症反応を媒介する *P.acnes* 菌のコロニー形成を抑制する。*P.acnes* 菌の耐性は増しつつあり、抗菌薬が無効である場合には処方しない。局所抗生物質による長期的あるいは継続的な治療は耐性を促進するため、治療は症状を治療するための適切な期間とし、その後は止めるべきである。局所用抗生物質は、少なくとも6ヶ月間継続的に使用するべきである。全身性抗生物質は、局所的な薬物治療が無効である場合に限られる。テトラサイクリン抗生物質による治療期間は4-6ヶ月間で、3ヶ月間は持続的な効果がなければならない。このテトラサイクリン抗生物質による治療は、臨床的改善が続く限り継続される。3ヶ月で適切な治療効果がない場合は、別の全身用抗生物質を考慮するべきである。患者とのコンコーダンスを促進し、抗菌耐性のリスクを低げるために、患者に症状と抗菌治療について適切な情報を提供することが重要である。

　すでに述べたように、処方者から患者に伝える情報や助言は、局所用薬の

患者氏名： Y	薬物アレルギー歴： なし
患者識別（患者ID、生年月日など）： 21/2/85	
IP（独立処方者）： 医師G	SP（補助的処方者）： 看護師A
治療する疾患 尋常性座瘡	治療目的 最小限の副作用で、座瘡の面皰化、脂漏化、炎症化を減じ、コントロールし、予防するため。瘢痕を減じるため。

補助的処方者により処方する医薬品			
製剤 軽度の面皰性座瘡	適応	投与予定	IPに照会するべき特別な兆候
1. 外用ナフトエ酸誘導体あるいは外用レチノイド（＋炎症性病変）	軽度および中等度の座瘡における面皰性病変や炎症性病変の減少とコントロール	以下の詳述の通り英国医薬品集（BNF）Section 13.6.1 尋常性座瘡に対する外用製剤	
2. 外用抗菌薬 過酸化ベンゾイル ＋/− ナフトエ酸誘導体/レチノイド；抗菌薬	軽度および中等度の座瘡における面皰性病変や炎症性病変の減少とコントロール	上に同じ	診断が疑わしい
中等度（炎症性丘疹と膿疱）	中等度の炎症性座瘡の減弱とコントロール	BNF Section 13.6.2 尋常性座瘡に対する経口抗菌薬	処置が奏功しない
＋/− 3. 全身性抗菌薬 ＋/− 外用過酸化ベンゾイル	中等度の座瘡における脂漏性の減少とコントロール	上に同じ	

+/− 外用ナフトエ酸誘導体 +/− 外用レチノイド +/− 4.全身性の抗アンドロゲン薬		

臨床マネジメント計画（CMP）を支持するガイドラインあるいはプロトコル 外用および全身用医薬品の第一選択に関しては地域医薬品集ガイドラインを調査する（プラクティショナーには臨床マネジメント計画でこうしたガイドラインに言及することが求められる）。 BNF 処方ガイドライン 英国皮膚科医協会ガイドライン				
臨床評価およびモニタリングの頻度				
SP 処置が奏功している場合には 1〜3ヶ月の頻度		IP と SP 6ヶ月よりも短くない頻度		
薬物有害反応（ADR）の報告方法： イエローカード制度に報告、口頭および書面で SP から IP へ報告				
IP と SP が使用する共有記録： 看護師主導診療所の文書（統合ケアパスと臨床評価記録）と電子化された診療所の患者記録				
IP の同意	日付	SP の同意	日付	患者および介護者が同意した日付

図13.1 軽度から中程度の座瘡に対する臨床マネジメント計画（CMP）

使用に影響する最も重要な因子である（Gradwell 001）。処方に対する患者の同意は、マネージメントをパートナーとして進めるために必要であり、（継続的な患者教育に重点を置く）看護師処方はこうした治療マネージメントに優れたフレームワークを提供し、治療計画に対する患者のアドヒアランスを改善する。

結論

本章では、皮膚病、特に尋常性痤瘡をもつ患者への医薬品の処方にまつわるいくつかの重要な問題を議論した。これらの症状に対する局所用薬と全身用薬の使用に大きく影響するいくつかの要因を説明した。看護師は多くの皮膚症状に独立処方することができ、さらに看護師と薬剤師はSPとして多くの皮膚疾患に処方することができるようになった。

医療専門職からの情報や助言は、皮膚疾患を抱える患者の局所用の医薬品使用に最も影響を与える重要な要因である。看護師処方は啓発と支援に重点を置き、患者に医薬品を処方する理想的なフレームワークを提供する。

参考文献

Ali, O. (2003). The management of psoriasis. Part one: tachyphylaxis. *Br J Dermatol Nursing* 7(3): 6-7.

American Academy of Dermatologists (2003). Consensus statement on psoriasis therapies. *J Am Acad Derm 49*: 897-899.

Bowcock, S., Bailey, K. (2002). The introduction of nurse led clinics in dermatology. *Br J Dermatol Nursing 1*(4): 22.

Bowman, J. (2000). Nurse prescribing in a day-care dermatology unit. *Professional Nurse 15*(9): 573-577.

British Association of Dermatologists (2004a). Acne Guidelines. www.bad.org.uk/doctors/guidelines/acne.asp

British Association of Dermatologists (2004b). Acne. www.bad.org.uk/patients/disease/acne

British National Formulary (2009). London: BMJ Group and RPS Publishing.

Buchanan, P.J. (2001). Behaviour modification: a nursing approach for young children with atopic eczema. *Dermatology Nursing 13*(1): 15-25.

Buxton, P.K. (1993). *ABC of Dermatology*. London: BMJ Publishing Group.

Cunningham, M. (2000). Effective acne treatment. *Br J Dermatol Nursing* 4(4): 12-15.

Davis, R. (2002). Caring for the skin at home. In: Penzer, R. (ed). *Nursing Care of the Skin*. Oxford: Butterworth Heinemann.

Department of Health (1999). *Review of Prescribing, Supply and Administration of Medicines. Final Report* (Crown report). London: DoH.

Department of Health (2000). *The NHS Plan: A Plan for Investment. A Plan for Reform*. London: The Stationery Office.

Department of Health (2002). *Extending Independent Nurse Prescribing Within the NHS in England. A Guide for Implementation*. London: DoH.

Department of Health (2003). *Supplementary Prescribing by Nurses and Pharmacists within the NHS in England. A Guide for Implementation*. London: DoH.

Gradwell, C. (2001). How to... meet the educational needs of a dermatology patient. *Br J Dermatol Nursing 5*(4): 12-13.

Mateos, M. (2002). The health visitor role in setting up a nurse-led eczema clinic. *Br J Dermatol Nursing 1*(4): 6-8.

McGuckin, F. (2003). My journey with psoriasis. *Br J Dermatol Nursing* 7(3): 14-15.

Medicines Control Agency (2002). *Proposals for Supplementary Prescribing by Nurses and Pharmacists and Proposed Amendments to the Prescription Only Medicines (Human Use) Order 1997.* London: DoH.

National Institute of Clinical Excellence (2000). *GP Referral Practice: A Guide to Appropriate Referral from General to Specialist Services.* London: NICE.

NHS Education for Scotland (2003). *Caring for People with Dermatology Conditions: A Core Curriculum.* Edinburgh: Quality Assuring Continuing Professional Development.

Nursing and Midwifery Council (2003). QA factsheet D6. www.nmc-uk.org/nmc/main/qa/docs/QA-c2003pdf

Papadopoulos, L., Bor, R. (1999). *Psychological Approaches to Dermatology.* Leicester: British Psychological Society.

Rolfe, G. (2002a). A nurse-led acne, psoriasis and eczema initiative in Northants. *Br J Dermatol Nursing* 1(4): 18-20.

Rolfe, G. (2002b). Nursing role for acne in primary care. *Br J Dermatol Nursing* 6(3): 9-11.

Titman, P. (2001). Understanding the stresses on mothers of children with eczema. *Br J Dermatol Nursing* 5(4): 7-9.

Williams, H. (1997). Dermatology. In: Stevens, A., Raftery, J. (eds). *Health Care Needs Assessment: The Epidemiologically Based Needs Assessment Reviews* (second edition). Oxford: Dadcliffe Medical Press.

第14章

処方過誤のリスクを最小化する

Gillian Cavell

　予防できるはずの薬物治療上の過誤（ヒューマンエラー）は、医薬品を用いるすべての段階で起こる。処方も例外ではない。処方は医薬品を使用するプロセスの第1段階であり、処方過誤は、恐らく薬物治療上の過誤の中で最も深刻なものである。処方過誤は医薬品を調剤する薬剤師、医薬品を投与する看護師、医薬品が処方された患者など、医薬品使用に関わる他の人々によって発見されない限り、不適切な医薬品が危害リスクをもって投与され、あるいは服用される。処方過誤がどのような危害をもたらすかは、処方された医薬品、用量の間違いならばその程度、不適切な処方による服用回数、服用してしまった患者の臨床状態、過誤が起きた施設などによって変わる。同じ過誤が2人の違った患者に起きたとしても、まったく異なるアウトカムをもたらすこともある。

　元々は医師と歯科医しか医薬品を処方できなかった。現在では薬剤師、看護師、その他の医療専門職（AHP）が患者ケアへの役割を広げ、IP（独立処方者）と共同して補助的に処方するか、自らの権限として独立的に処方するようになった。このような新しい処方者も、医師や歯科医と同様に、処方における系統的・組織的な過誤（systematic error）に対して脆弱である。

　本章では処方過誤とその原因、処方過誤のリスクを最小化するためにとるべき行動について述べる。

定義

公表されている処方過誤の定義とその定義に基づく過誤の種類を知ることは、どのように過誤が生じ、どのように過誤を防ぐかを理解するために役立つ。

> 臨床的に重大な処方過誤は、結果的に処方の決定や処方せん記載のプロセスで起こり、意図せずに、(1) 治療が適切で、有効である可能性を著しく減らすか、(2) 通常行われている業務と比べ、危害リスクを著しく増す（Dean ら 2000）。

処方過誤は意思決定における過誤の結果か、処方せん記載時の誤った情報伝達の結果かのいずれかである。

意思決定における過誤は、患者とその臨床状態についての知識不足、あるいは処方された医薬品についての知識不足の結果である。

処方過誤の種類

意思決定における過誤

患者への不適切な処方
- 同時にある複数の臨床判断から、結果的に患者に禁忌の医薬品を処方する。
- 患者が重篤な薬物アレルギーをもつと記録された医薬品を処方する。
- 重大な薬物相互作用の可能性を考慮しない。
- 英国医薬品集（BNF）またはデータシートの推奨に従って、腎機能が低

下している患者に不適切な用量を処方する。
- 患者の臨床症状に対して推奨される用量以下（または以上）を処方する。
- 治療域が小さい医薬品を、望ましい治療域よりも有意に高い血中濃度を与えると予想される用量で処方する。
- 治療域が小さい医薬品を、望ましい治療域よりも有意に低い血中濃度を与えると予想される用量で処方する。
- 定常状態血中濃度が、望ましい治療域から有意に外れた後でも用量を変更しない。
- 臨床的に重大な副作用が発現したにもかかわらず、医薬品投与を継続する。
- 1つの医薬品だけで十分であるにもかかわらず、同じ適応に2つの医薬品を処方する。
- 患者への適応がない医薬品を処方する。

薬学的問題
- 静脈への点滴で投与する医薬品を、不適切な希釈液で処方する。
- 末梢静脈へ点滴する医薬品を、末梢投与で推奨されるよりも高い濃度で処方する。

処方せん作成時の過誤

基本情報の伝達における失敗
- 意図していない医薬品、用量、経路を誤って処方する。
- 読みにくい筆跡で記載する。
- 略語を使って医薬品名を記載したり、その他一般的でない術語を記載する。
- 曖昧な投薬指示を記載する。
- 複数の含量がある薬を「1錠」と処方する。
- 複数の経路で投与できる医薬品の投与経路を省略する。
- 間欠的な静脈への点滴によって投与する医薬品を、投与間隔の指定なしに処方する。

- 処方者の署名を省略する。
- 転記を誤る。
- 患者が入院前から服用していた医薬品を入院時に処方し忘れる。
- 入院時に患者の薬剤服用歴を記載する時、GP（一般診療医）の処方過誤をそのまま引き継ぐ。
- 患者の薬剤服用歴を書き直す時、投薬指示を誤って記載する。
- マイクログラムと書くべきところを誤ってミリグラムと書く。
- 入院患者の薬剤服用歴から外れた退院時処方を誤って書く。
- 入院時に、患者の入院前の処方から外れた投薬指示を誤って書く。

　処方過誤には多くの要因が絡む。処方者が実践においてリスクを回避するためには、過誤が生じるかもしれない状況を自覚しておかなければならない。

よく似た名称の医薬品

　プラクティショナーは医薬品に付けられる名称をコントロールできない。すべての医薬品には3つの名称がある。研究者は使用するが臨床現場では通常使用されない化学名、上市される時に原薬に付けられる一般名、製薬企業によって付けられる商標登録されたブランド名である。

同じ薬理学的分類に属する医薬品

　一般名はその医薬品が属する薬理学的分類を表す共通のステムをもつ。例えば、モノクローナル抗体は「mab」をもち、リウマチや変形性関節症の治療に使われるCOX-2阻害薬は「coxib」をもつ。これらの共通のステムは医薬品名の混同による過誤のリスクをもたらし、医薬品が同様の剤形あるいは同様の含量で使用される場合、このリスクはさらに高くなる。

表14.1 国立患者安全局（NPSA 2007）に報告された紛らわしい2つの医薬品名の例

ビンブラスチン（**vin**blas**tine**）	ビンクリスチン（**vin**cris**tine**）
セフォタキシム（**cef**otaxi**me**）	セフロキシム（**cef**uroxi**me**）
モルヒネ（**morphine**）	ジアモルフィン（dia**morphine**）
アドレナリン（a**drenaline**）	アミオダロン（a**miodar**one）
ヒドロキシジン（**hyd**roxyzine）	ヒドララジン（**hyd**ralazine）
アミオダロン（**a**miodarone）	アロプリノール（**a**llopurinol）
プロスタシクリン（**prosta**cyclin）	プロスタグランジン（**prosta**glandin）
ビサコジル（**bis**acodyl）	ビソプロロール（**bis**oprolol）

同一企業によって製造される医薬品

　同じ企業の製品はブランド名が類似していることがあり、同じ製品で別の剤形が製造されている場合は特に類似していることが多い。

　キサラタン（Xalatan）点眼剤はファルマシアによって製造され、ラタノプロストを含有する。ファルマシアはラタノプロストとチモロールを含有する点眼剤をXala-comとして製造している。医薬品名の始めに付く「Xala」というステムは、これらの2つの製品を混同するリスクを高める。これらの医薬品名は文字数も同じで、書き方が雑だと容易に混同される恐れがある。

　塩化カリウム錠、塩化ナトリウム錠のブランド名は、それぞれSlow-K、Slow Sodiumである。名称の接頭語が両方とも「Slow」なため、これらの製品は容易に混同される。同様に、Sando-KとSandocalも混同される恐れがある。

　同様の文字列を含んでいる関連のない医薬品は、特にその文字列が医薬品名の第1音節にある場合、混同される可能性がある。筆記した時に似ているというばかりではなく、これらの医薬品はコンピュータに納められた医薬品辞書でも互いに隣り合って収載される可能性が高く、誤選択による過誤の可能性が高くなる。米国医薬品安全使用協会（Institute of Safe Medication Practices（ISMP）in the USA）は、投薬過誤が知られた医薬品名の対のリストを公表している（ISMP 2005）。このリストは米国の医薬品名を包括す

るものであるが、その多くが英国でも共通に使われている。

英国の国立患者安全局（NPSA）は、混同を招く医薬品名の包括的なリストは作成していないが、表14.1のような事例を提供している（NPSA 2007）。

処方作成の基準

処方せんは患者の薬物治療における決定事項を、プライマリーケアやセカンダリーケアで、調剤する薬剤師、病院で投薬する看護師に伝える手段である。

英国では一般診療所から発行される多くの処方せんがコンピューター化された処方システムで作成される。しかし、病院ではこうした処方システムが十分に発達しておらず、入院患者や外来患者への処方せんの大半は手書きである。

処方せんにおける読みにくい筆跡は、よく知られた投薬過誤の原因である。読みにくい処方せんを誤って解釈すれば、間違った医薬品、間違った用量、間違った回数、間違った投与経路などの過誤を生じる。処方内容を確認するために処方者と連絡をとらなければならず、投薬が遅れてしまう。処方者は自分自身の意図を知っているために、筆跡が読みにくいことを意識していないことが多い。自身の筆跡が他人に読みやすいかどうかを判断することは難しい。読めるかどうかは主観的なものであり、医薬品、患者、処方者の意図に関する読み手の知識に依存する。

> **自分の筆跡の読みやすさを確かめる**
> ・普通の手書き文字で、処方することが多い5つの医薬品名を書く。
> ・医学的訓練を受けていない知人に医薬品名を転記するように頼む。
> ・転記が正しければ、筆跡は読みやすいといえる。

処方せんによって調剤する薬局薬剤師は、投薬する患者をよく知らない可能性があり、患者の診断結果や処方者の意図を理解していないかもしれない。

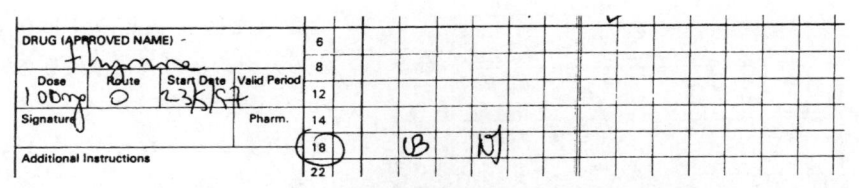

図14.1 投薬過誤を引き起こす読みにくい処方せん

　何が調剤されるかは、処方の正確さと薬剤師による処方せんの解釈によって決まる。

　ある患者は、読みにくい処方せんから調剤された間違った医薬品を飲んで死亡した。処方者は狭心症を治療するために、患者に6時間ごとに20mgのIsordil（イソソルビドモノニトラート）を投与するつもりだった。薬剤師は処方せんを読み間違え、Plendil（フェロジピン）を同用量で調剤した。フェロジピンの1日最大投与量は、通常1日1回10mgである。フェロジピンを服用してから1日後、患者は心臓発作を起こし、その後死亡した。読みにくい処方せんを書いた医師、薬用量を疑義照会することなく調剤した薬剤師は、いずれも患者家族に対して賠償金を支払うように命じられた（Charatan 1999）。

　医薬品名の綴りを誤ることは、処方への誤解を生む。図14.1に示す100mg用量の医薬品の処方が誤って解釈され、患者に間違った医薬品が投与されることになった。

　医薬品名の最初の3文字は明らかに「thy」と読め、最後の2文字は「ne」のように読める。まん中は曖昧で、この医薬品名はチロキシン（thyroxine）と解釈された。このため、処方者が処方せんの投与量に記載した100mgではなく、100microgramを投与するつもりなのだと推測された。結果的に、患者には不必要なチロキシンが調剤された。実際には、処方者はチアミン（thiamine）を毎日100mg（この100mgは無視されてしまったが）投与するつもりだった。注目すべきは、実は患者は一度もこの投薬を受けていなかったことである。恐らくは、投薬する看護師がその処方に問題があると感じたためである。

　図14.2の処方はgancyclovir（正しくはガンシクロビル（ganciclovir））と読めるが、用量が1mgである。ここでも医薬品名が解釈できず、用量は推

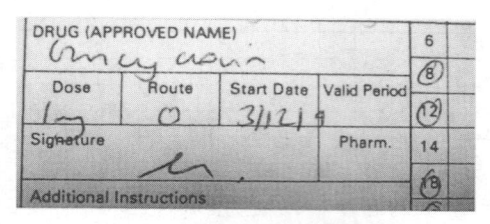

図14.2 確認できない処方せん

測された医薬品と一致しなかったため、患者には投与されなかった（経口ガンシクロビルはガンシクロビルのプロドラッグであるバルガンシクロビルに取って代わられ、現在は使用されていない）。

略語

英国医薬品集（BNF）の処方せん作成ガイドラインは「医薬品および製剤の名称は明確に記載し、略してはならない」（BNF 2008）とする。誤解を避けるために、常に医薬品の完全な承認名を使用しなければならない。

医薬品名を略すことで生じる過誤と同様に、用量単位を略すことで過誤が生じる。再度、英国医薬品集はこの点についても指針を示し、「マイクログラム」と「ナノグラム」は略してはならないとした。同様に「ユニット」も略してはならない。

マイクログラムの略語「mcg」は「mg」（ミリグラム）と誤解される可能性があるが、経口薬でこうした過誤が実際に起きることはまずない。必要な投与量のために、患者は数百錠も服用することになり、経験のごく浅い薬剤師や看護師でもこの過誤を見つけることができるからである。しかし、小児科では体重によって投与量が大きく変わるため、投薬過誤が起こる可能性がある。

さらに心配の種となるのは、「u」や「iu」と書かれる単位の略語であり、これについては次節で説明することにする。

用量単位

薬用量は、通常、投与単位における実際の医薬品の含量で表され、例えば

固体剤形のマイクログラム、ミリグラム、グラム、液体の単位体積当たりのミリグラムとグラム（例えば、mg/ml と g/5 ml）が使われる。医薬品はしばしば異なる量を含有しているさまざまな製剤として提供されるため、用量は常に投与単位の数ではなく、有効成分の量として記載されなければならない。

例えば、フロセミド錠は20mg、40mg、500mg 含有の錠剤として利用できる。錠剤の含量を示さないで1つの錠剤を処方しても、処方者が患者に投与するつもりであったフロセミドの薬用量を特定することはできない。

液剤では5 ml 当たりの濃度で表示されることが多い。アモキシシリンシロップ5 ml の1日3回の処方は、患者が服用する1回分のアモキシシリンの薬用量を特定していない。英国医薬品集（BNF）は処方せんで薬用量を表す方法に関する指針を提供している。小数点を無用に使うのは避けなければならない。

小数点は1.5mg の薬用量を処方するためには大切である。しかし、3 mg の薬用量を処方するのに3.0mg と書くのは、無用な小数点を使っていることになる。3.0mg を30mg と誤解する可能性があり、10倍の過剰投与となる。

1回1g 未満の投与量を必要とする場合、グラムではなくミリグラムで書くべきである（例えば、0.3gではなく300mg）。

1ミリグラム未満の投与量はマイクログラムで書くべきである（例えば、0.1mg ではなく100マイクログラム）。

小数点の使用が必要である場合には、常にその前にゼロをつける。小数点の前にゼロがないと、少数点を見過ごすかもしれず、10倍の過剰投与となってしまう。

例えば、低カルシウム血症に使用するアルファカルシドールの投与量は、通常0.25－1 microgram である。ワンアルファ（One Alpha）の注射剤は0.5mlに1 microgram のアルファカルシドールを含有している。

医薬品の組み合わせを固定した合剤や医薬品名に含量が記載されたものについては、服用回数で投与量を指定することができる。

例えば、パーキンソン病の治療に用いられるレボドパとカルビドパの合剤は、これらの2種類の医薬品を患者の症状を改善する必要量まで漸増できるように、さまざまな組み合わせで含有している。

表14.2　一般的に服用回数で処方される製品

医薬品名(ブランド名)	成分	通常用量
Co-dydramol	10mg ジヒドロコデイン/500mg パラセタモール	痛みがある場合、6時間おきに1-2錠
Co-tenidone	50mg アテノロール/125mg クロルタリドン	朝1錠
Co-amilofruse 2.5/20	2.5mg アミロライド/20mg フロセミド	朝1錠
Co-amilofruse 5/40	5mg アミロライド/40mg フロセミド	朝1錠
Combivir	300mg ジドブシン/150mg ラミブジン	1回1錠1日3回（成人の場合）
Co-amoxiclav 375	125mg クラブラン酸/250mg アモキシシリン	1回1錠1日3回
Co-amoxiclav 625	125mg クラブラン酸/500mg アモキシシリン	1回1錠1日3回

　Co-caryldopa 25/100は25mg カルビドパと100mg レボドパを含有するので、co-caryldopa 25/100は1錠を1日3回服用として処方される。投与量は医薬品名で特定されている。
　表14.2は一般に服用回数で処方できる製品を示す。

　英国医薬品集はマイクログラムやナノグラムという単位を略するべきではないと提唱している。しかし、略語「mcg」は電子処方システムの中で使用されることが多い。
　ミリグラムとマイクログラムの間違い、あるいはマイクログラムとナノグラムの間違いは単位の差が1,000倍であるため、多くの医薬品で投薬過誤を生じる可能性は低い。100mcgを100mgと間違えた場合、この薬用量として1,000錠が投与されなければならず、患者が服用する前に必ず発見されるだろう。
　小数点位置の間違いは10倍の過剰投与をもたらし、危険である。この間違いは患者が服用する前に発見されにくく、有害作用を生じる可能性がある。10倍の過剰投与は注射薬の希釈や注入速度を計算する時、また小児用量を計

表14.3 モルヒネは広範な投与量で処方される可能性がある

投与方法	用量
子供に静脈注射	100−200microgram/kg （＝ 体重10kgの子供に1−2mg）
成人に皮下注射	5−10mg
慢性疼痛のある成人にMST Continus錠の経口投与	12時間ごとに5−200mg（またはそれ以上）
緩和ケアにおける皮下注射	24時間で5−600mg（またはそれ以上）

算する時（特に、モルヒネのような広い用量範囲の医薬品で）の潜在的なリスクである（表14.3参照）。

インスリンとヘパリンはどちらもハイリスク医薬品で、患者に極めて重篤な有害作用を与える可能性がある。「単位（u）」あるいは「国際単位（iu）」が処方せんに略記されたために10倍の過剰投与をもたらし、患者に重篤な被害が生じた（表14.4）。例えば、4「u」と書かれた処方は40と読み間違えられ、4「iu」は41「u」に読み間違えられる可能性がある。同様に、ヘパリン5000「u」は50000と読み間違えられる可能性がある。

処方においては単位を略記してはならない。

通常でない投薬頻度

ほとんどの医薬品が1日1回か、さらに頻回に投与される。適応によっては1日1回よりも少なく処方されることもある。例えば、閉経後骨粗鬆症の治療のため、アレンドロネートやリセドロネートは週ごとに、関節リウマチや乾癬の治療のため、経口メトトレキサートも週ごとに、ニューモシスチス・カリニ感染の予防のため、コトリモキサゾールは1日おきに処方される。これらの医薬品が別の適応では毎日投与されることもあり、週ごとに投与するつもりが誤って連日投与してしまうリスクがある。毎週投与スケジュールを毎日投与スケジュールと誤解したことによって、患者が死亡する過誤が生

表14.4 不適切な略称を記載することで10倍の過量投与が生じる可能性がある

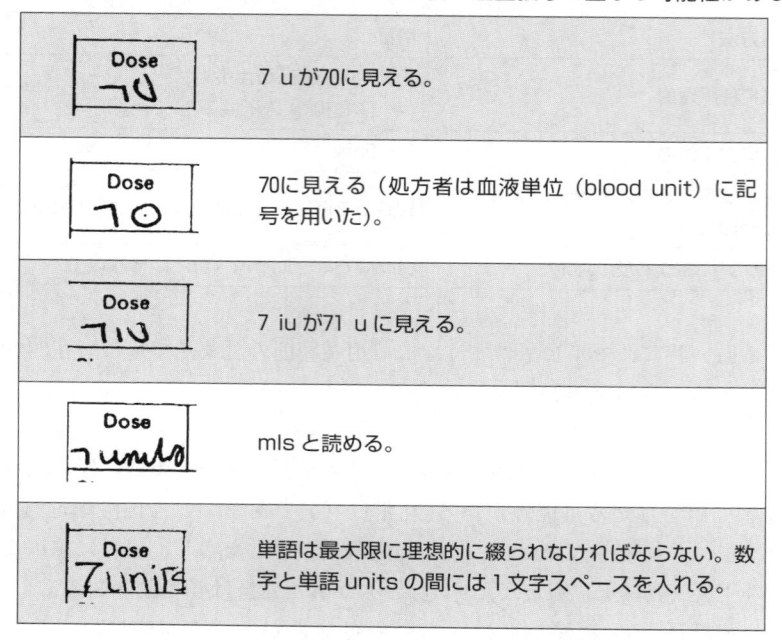

Dose 7u	7 u が70に見える。
Dose 7o	70に見える（処方者は血液単位（blood unit）に記号を用いた）。
Dose 7iu	7 iu が71 u に見える。
Dose 7units	mls と読める。
Dose 7 units	単語は最大限に理想的に綴られなければならない。数字と単語 units の間には1文字スペースを入れる。

じた。

　メトトレキサートを週に17.5mg（2.5mg錠を7錠）を服用しなければならなかった患者が、この錠剤の多さを減らして欲しいと投与方法の変更を求めてきた。GP（一般診療医）は彼女の常用量を維持するために、メトトレキサート10mg錠を2.5mg錠3錠と合わせて週1回処方することとしたが、誤って1日1回10mgと処方してしまった。処方システムにはなんらの警告システムも組み込まれていなかったため、この過誤は感知されず、また、薬局薬剤師によっても見過ごされ、毎日服用として調剤された。1週間のうちに患者の様態は悪化し、その後、消化器出血、汎血球減少症、メトトレキサート毒性で死亡した（Cambridgeshire Health Authority 2000）。

　表14.5に、どのように医薬品の投与スケジュールが変化するかを示す。

　電子処方システムは、医薬品が正しい頻度で処方されるようにプログラム

表14.5 通常とは異なる頻度による医薬品の投与スケジュール

アレンドロネート10mg1日1回	アレンドネート70mg1週1回
リセドロネート5mg1日1回	リセドロネート35mg1週1回
コトリモキサゾール960mg1日2回	コトリモキサゾール960mg1週3回
ゴセレリン3.6mg28日ごとに1回	ゴセレリン10.8mg12週ごとに1回
ペンタミジン600mgを1日1回吸入	ペンタミジン300mg1月1回吸入

することができる。しかし、過誤が起こる可能性は残る。電子処方システムに処方支援がない場合、処方せんが手書きされる場合、処方者に危険な処方過誤が起こったことを警告する仕組みがない場合などは気をつけなくてはならない。処方者が医薬品の通常の投与量と投与回数を意識していない場合、1日1回投与であると思い込んで処方しかねない。

頻繁に使われる医薬品の投与量を指示するために設計された院内の医薬品用チャートでは、使うべきでない用量は、使うべきでないことをはっきりと表示するために、バツ印で消しておくべきである。

略語と一般名

英国医薬品集（BNF）は「医薬品および製剤の名称は承認名を使って明確に書き、略すべきではない」と提唱している（BNF 2008）。

医薬品名を略すことで過誤が生じる可能性があり、使われた略語が一般的でない場合は特に誤って解釈されがちである。

医薬品名の略語として最もよく問題とされているのが「AZT」である（図14.3参照）。Azidothymidineはジドブジン（zidovudine）の化学名で、抗レトロウイルス薬であり、臨床試験中に略語AZTが付けられた。この略語は依然として広く使われ、この医薬品を定期的に処方する人々にはよく知られている。しかし、別の状況ではA、Z、Tを含む他の医薬品の略語、例えば、アザチオプリン（azathioprine、免疫抑制薬）、アジスロマイシン（azithromycin）とアズトレオナム（aztreonam）（いずれも抗生物質）があるため、間違って解釈されてきた。誤解と過誤のリスクを回避するためには、あらゆ

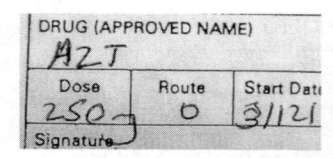

図14.3 医薬品名の略語は誤解を生む可能性がある

る人が略語の意味を確実に理解しているような特定の環境における合意や標準化がない限り、医薬品名を略すべきではない。

医薬品名を略することを積極的にやめ、処方者の略語を薬剤師や看護師が投薬する前に解釈しなければならないような状況を作ってはならない。医薬品名は略してはならない。

承認された一般名の使用が推奨されるが、同じ医薬品であっても異なる銘柄で薬物動態が違うために互換性がない場合は別である。

英国医薬品集は医薬品承認基準書（drug monograph）の中で、ブランド名で処方することが好ましい場合について記載している。例えば、長時間作用型のジルチアゼム製剤について次のように述べている。

> 放出制御製剤は銘柄によって臨床効果が同じにならないことがある。ジルチアゼムの製剤の違いによる混乱を避けるために、処方者はブランド名で処方するべきである（BNF 2008）。

また、医薬品に複数の利用できる製剤があり、医薬品のブランド名を指定するのが望ましい場合がある。モルヒネ硫酸塩やオキシコドンは即放型と放出制御型の両方が入手できる。放出制御型製剤は通常1日2回投与され、即放型製剤は即効性を求めて、より頻回に投与される。これらの医薬品では2つの異なる製剤の間で頻繁に混乱が生じ、間違った製剤が処方されたり、投与されたりしている。これらの製剤を処方する時、一般名に加えてブランド名（例えば、MST Continus か Sevredol、Oxynorm か Oxycontin）を指定すれば混同のリスクを減らすことができ、患者は適切な医薬品を服用することができる。

医薬品・医療製品規制庁（MHRA）は、プラクティショナーに臓器移植に使用される免疫抑制剤、タクロリムスの2つの製剤、Advagraf と Prograf の混同のリスクを認識するように警告した。2つの製剤には互換性が

表14.6 規制医薬品の処方に対して求められる基本的な項目

	処方したい医薬品	処方せんに記載しなければならない項目
医薬品名	硫酸モルヒネ（MST Continus®）	硫酸モルヒネ（MST Continus®）
剤型		徐放錠
含量		30mg 錠
用量・用法	1回1錠　1日2回	1回1錠　1日2回
処方量	2週間分	28　錠
署名	処方者	処方者
日付	日付	日付

なく、間違って処方を受けた患者で重篤な有害作用（生体組織検査で確認できる移植器官の急性拒絶反応を含む）が起きている。こうした難しい医薬品はブランド名で処方することにより、混同のリスクを減らすことができる（MHRA 2008）。

規制薬物（CD）を処方する

　CDの処方は、最も高度な資格を有する処方者でさえも時に困難を感じるものである。CDの処方は他の医薬品の処方と異なり、処方せん中の一部の記載項目が法律に定められている。しかし、それは難しいものではない。
　すべての処方は医薬品名、用量、用法、処方者の署名、処方日が正しく記載されていなければならず、これはCDの処方においても同様である。
　CDの処方で加えなければならない追加項目は、医薬品の**剤形**（例えば、カプセル、アンプル、液体、パッチ、放出制御型製剤）と**含量**、投与される製剤の**処方量**であり、それぞれを言葉と数字で記載する（表14.6参照）。
　処方量は投与する医薬品のミリグラム数ではなく、医薬品の剤形に関するもの（上の例では何錠あるいは何 ml）とするべきである。
　プライマリーケアにおける電子処方システムは、法的条件に従ってCDの処方を作成するだろう。しかし、処方せんを手書きする時、処方者は求めら

れる追加項目を記載する責任がある。すべての必要な項目が処方せんに記載されない限り、薬剤師はCDを調剤することができない。不完全または違法な処方せんは医薬品を提供してもらえない患者に迷惑をかけることになる。

結論として、患者のリスクを最小化するために、処方者は自分の患者に最適な治療方針を選択する責任を有するだけでなく、自分の意図を明確な方法で確実に他のプラクティショナーに伝える責任をもつ。

参考文献

British National Formulary (2008). *Guidance on prescribing*. London: BMJ Group and RPS Publishing.

Cambridgeshire Health Authority (2000). Methotrexate toxicity. An inquiry into the death of a Cambridgeshire patient in April 2000. http://www.blacktriangle.org/ methotrexate-toxicity.pdf (accessed 8 April 2009).

Charatan, F. (1999). Family compensated for death after illegible prescription. *BMJ 319*: 1456.

Dean, B., Barber, N., Schachter, M. (2000). What is a prescribing error? *Qual Health Care 9*: 232-237.

Institute for Safe Medication Practices (2005). *ISMP's List of Confused Drug Names*. http://www.ismp.org/tools/confuseddrugnames.pdf (accessed 8 April 2009).

Medicines and Healthcare products Regulatory Agency (2008). Prograf and Advagraf (tacrolimus): serious medication errors. *Drug Safety Update 2*(5).

National Patient Safety Agency (2007). *Safety in Doses: Medication Safety Incidents in the NHS*. London: NPSA.

Independent and Supplementary Prescribing：An Essential Guide, Second Edition

独立処方と補助的処方　英国で広がる医療専門職の役割

2015年9月16日　第一刷発行

編著者	モリー・コートニー（Molly Cortenay）、マット・グリフィス（Matt Griffiths）
訳　者	土橋　朗　東京薬科大学薬学部　教授
	倉田香織　東京薬科大学薬学部　助手
発　行	株式会社薬事日報社（http://www.yakuji.co.jp/）
	〒101-8648　東京都千代田区神田和泉町1番地
	電話 03-3862-2141（代表）　FAX 03-3866-8408
印刷・製本	昭和情報プロセス株式会社
カバーデザイン	株式会社ファントムグラフィックス

©2015 Printed in Japan
ISBN 978-4-8408-1317-4
定価はカバーに表示してあります。
乱丁・落丁本がございましたらお取り替えいたします。